中村ユキ

# てんやわんやの
# トーシツ・ライフ

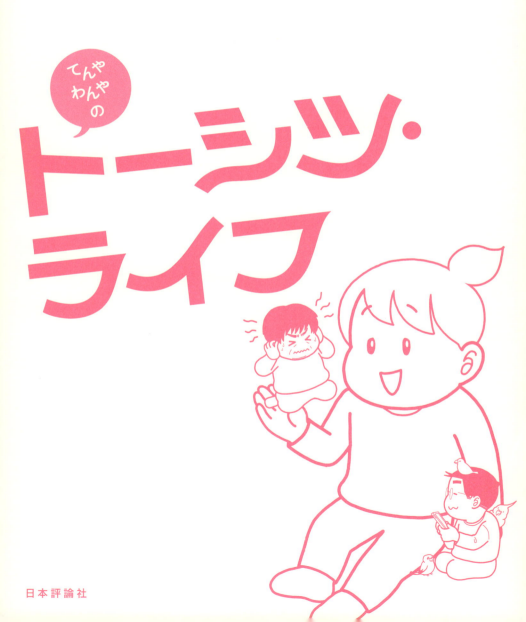

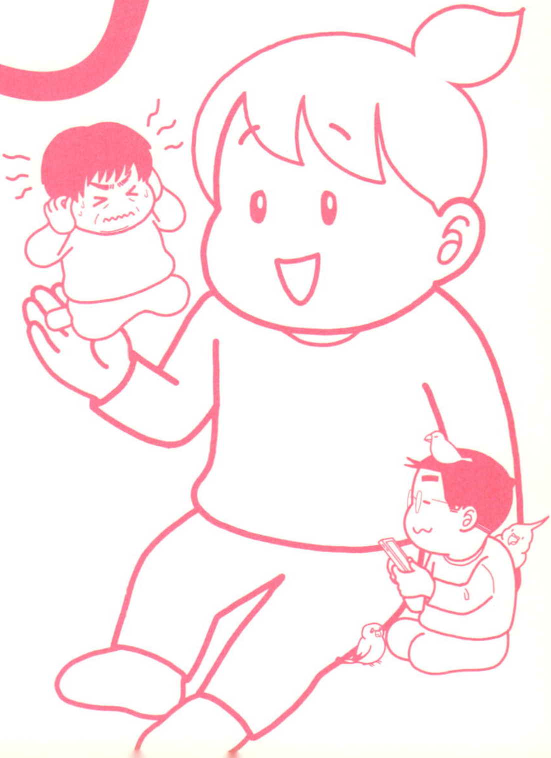

日本評論社

CONTENTS


**毎日がてんやわんや**……003

最近の中村家《わがや》／トラウマ／お引っ越し／病院探し
居場所の大切さ／暗中模索／体調が悪い時のカオ／対応法
母娘《おやこ》だから…／クスリの限界／一番のクスリは…
家族の揺れるココロ／眠れない／気づき／発想の転換
連携ノート／相談の時／母の急逝／後悔と……とらえなおし
じわり じわり／ありがとう

コラム **「選べる自由」が「納得」につながる**……051

**ルポ あたりまえの医療って!?**
**──まきび病院を訪ねて**……053

全開！まきび病院／安心してくつろげる療養環境／あったかいご飯
ルールやマニュアルではないんです／まきび集会／印象的な出来事
眠れなくても大丈夫／聞いた話アレコレ／「カギ」はなくても…
まきび病院が大切にしていること／おわりに…

**『非告知投薬』みんなで議論しませんか？**……085

**相談する時の工夫いろいろ**……091

**家族ってなんだろう…**……096

**父の訃報と娘の訣別**……105

**水中毒に気をつけよう！**……114

**わが家のメンタルヘルス**……124

**ストレスで沈みかけた夏**……132

**ストレスと上手に付き合おう**……136

**病まないための工夫いろいろ**……136

**わが家流回避術**……142

**毎日が高森デー**……146

**オシャレスイッチ**……152

**10年後のご報告**……159

**あとがき**……165

本書は、日本評論社刊のムック『統合失調症のひろば』（創刊号〜13号）に掲載された連載「毎日がてんやわんや」、同ムック『急性期治療を考える』に掲載された中村ユキ作品に一部改変・改題、描き下ろしを加え、再構成したものです。

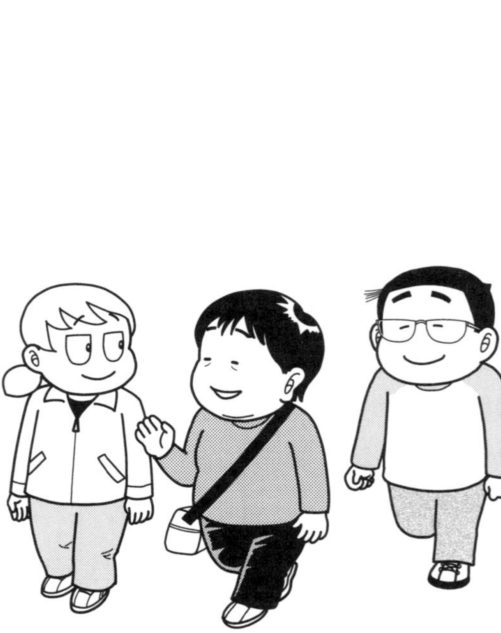

# 〈最近の中村家《わがや》〉

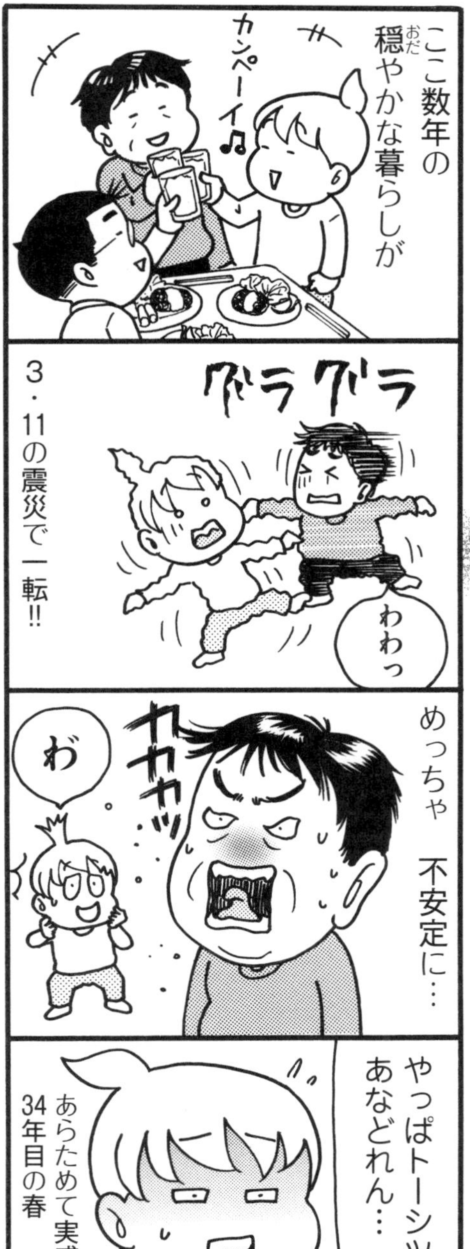
ここ数年の穏《おだ》やかな暮らしが
カンペーイ♫
3・11の震災で一転!!
グラグラ
わわっ
めっちゃ 不安定に…
カカカッ
お
やっぱトーシツはあなどれん…
あらためて実感した34年目の春

# 毎日がてんやわんや

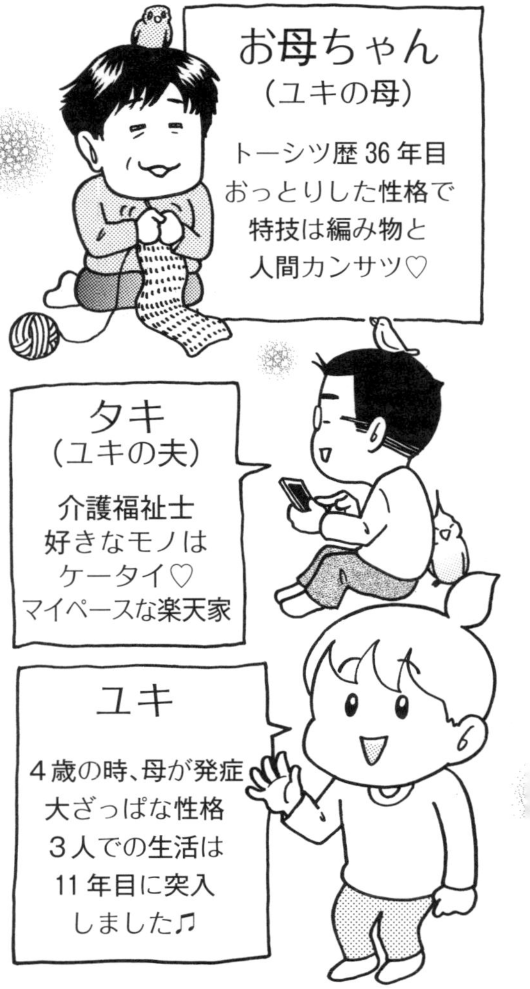
お母ちゃん
（ユキの母）
トーシツ歴36年目
おっとりした性格で
特技は編み物と
人間カンサツ♡
タキ
（ユキの夫）
介護福祉士
好きなモノは
ケータイ♡
マイペースな楽天家
ユキ
4歳の時、母が発症
大ざっぱな性格
3人での生活は
11年目に突入
しました♫

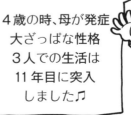

# 〈トラウマ〉

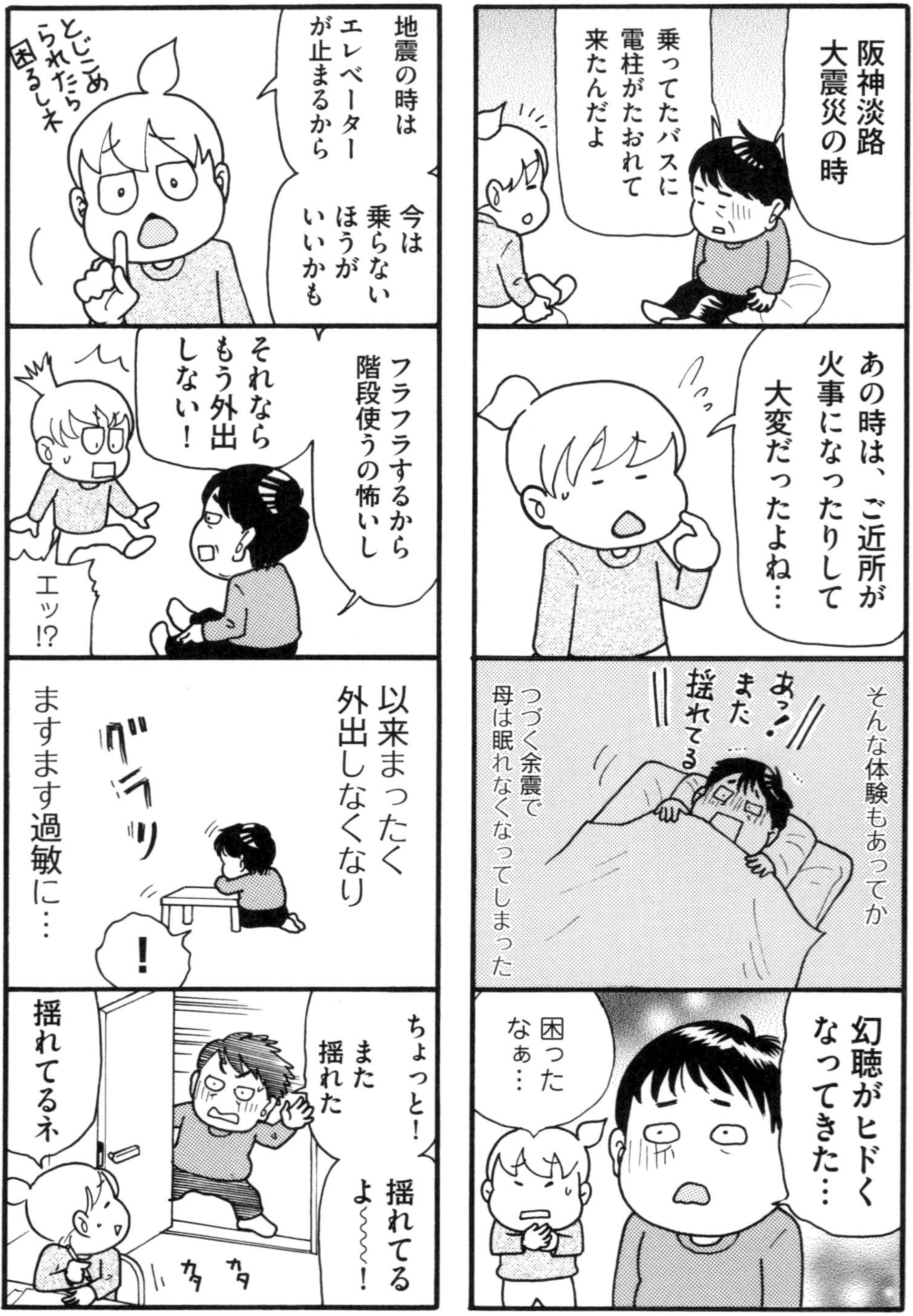

阪神淡路大震災の時
乗ってたバスに電柱がたおれて来たんだよ
あの時は、ご近所が火事になったりして大変だったよね…
そんな体験もあってか
あっ！また揺れてる
つづく余震で母は眠れなくなってしまった
幻聴がヒドくなってきた…
困ったなぁ…
地震の時はエレベーターが止まるから
今は乗らないほうがいいかも
とじこめられたら困るしネ
フラフラするから階段使うの怖いし
それならもう外出しない！
エッ!?
以来まったく外出しなくなり
グラリ
！
ますます過敏に…
ちょっと！
また揺れた
揺れてるよ〜〜〜！
揺れてるネ
カタ カタ

〈お引っ越し〉

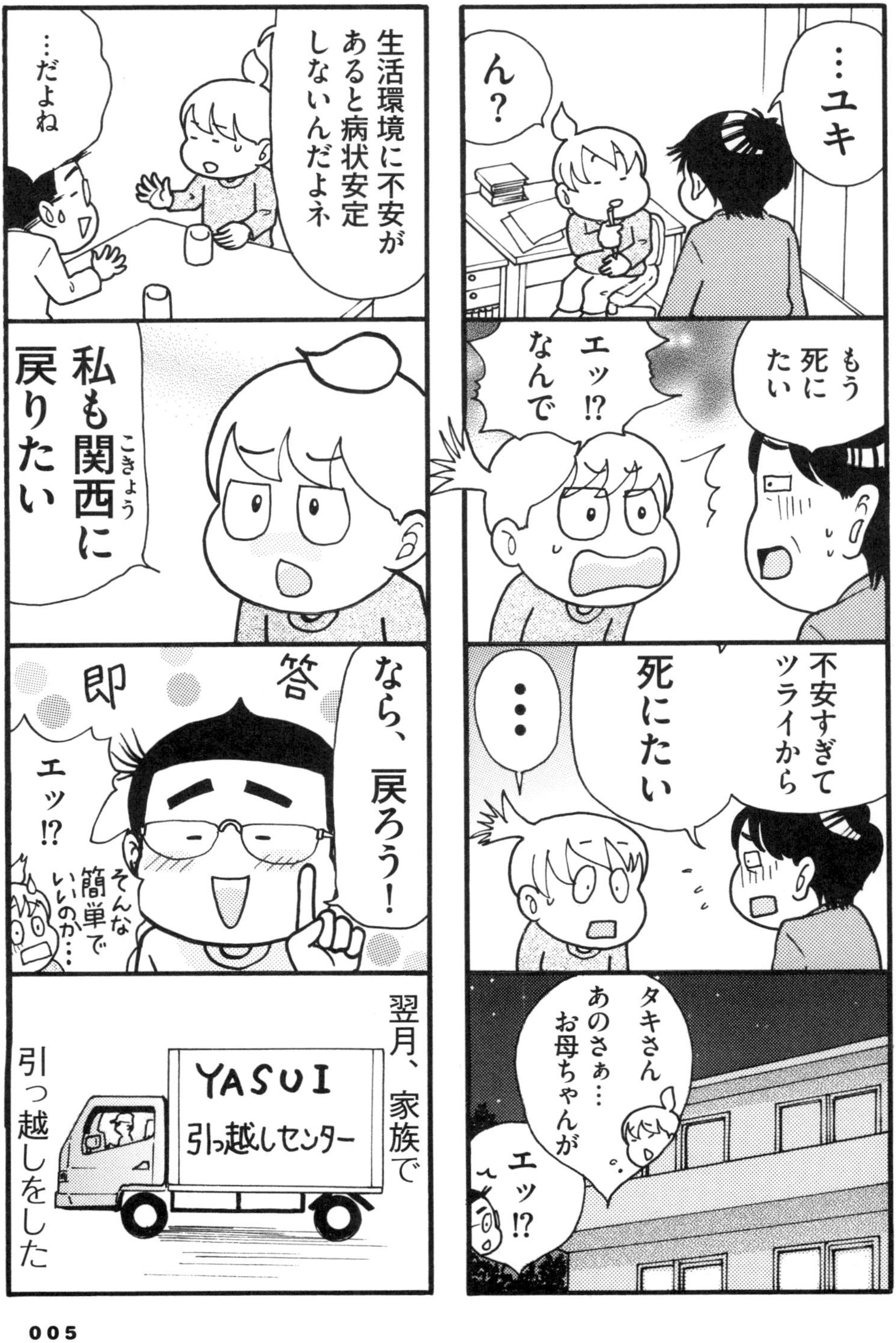
…ユキ
ん？
もう死にたい
エッ⁉なんで
不安すぎてツライから
死にたい
…
タキさんあのさぁ…お母ちゃんが
エッ⁉
生活環境に不安があると病状安定しないんだよネ
…だよね
私も関西《こきょう》に戻りたい
なら、戻ろう！
即答
エッ⁉
そんな簡単でいいのか…
翌月、家族で
引っ越しをした
YASUI
引っ越しセンター

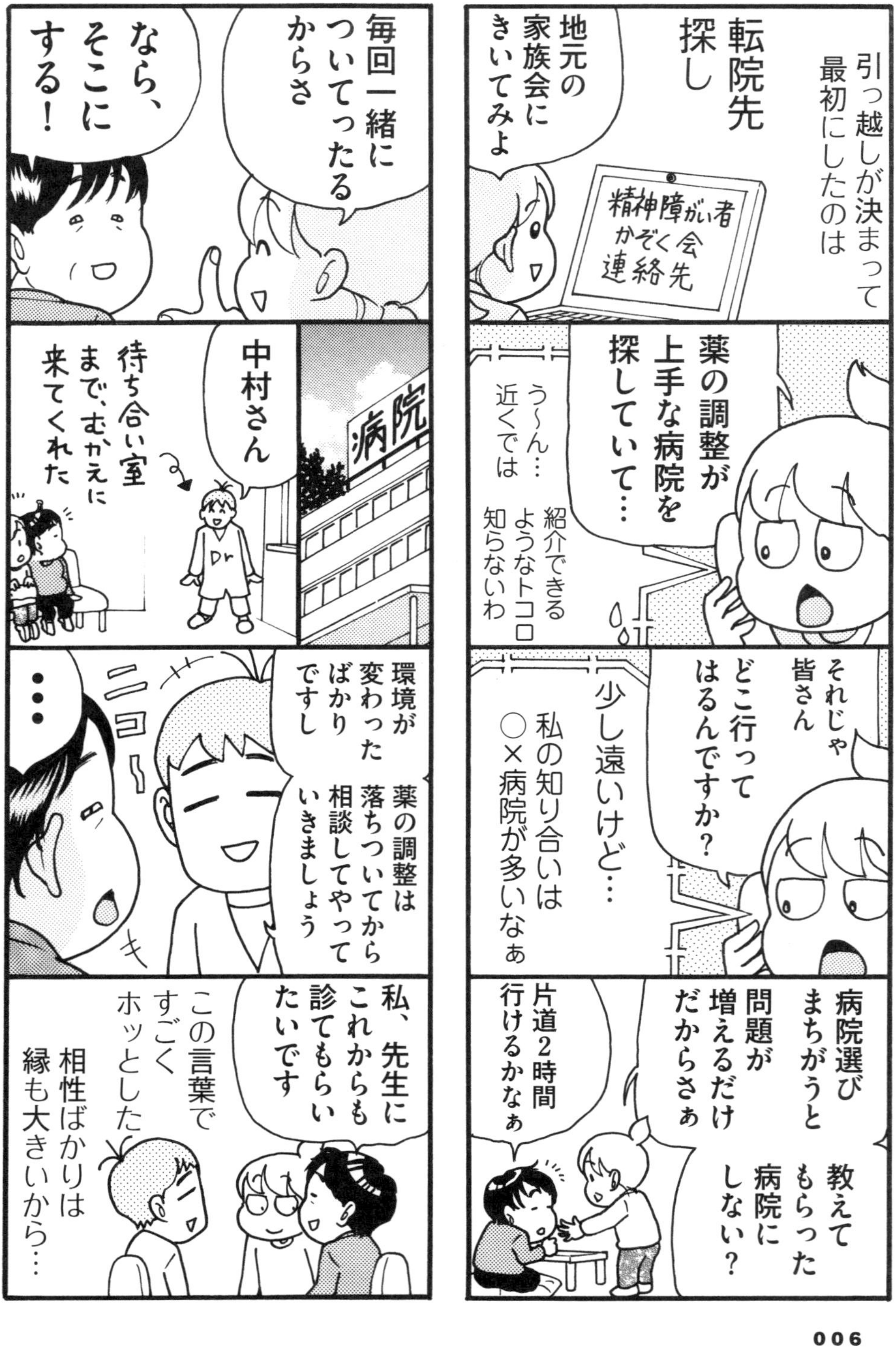
引っ越しが決まって最初にしたのは
転院先探し
地元の家族会にきいてみよ
精神障がい者かぞく会連絡先
薬の調整が上手な病院を探していて…
う〜ん…近くでは
紹介できるようなトコロ知らないわ
それじゃ皆さんどこ行ってはるんですか?
少し遠いけど…
私の知り合いは○×病院が多いなぁ
病院選びまちがうと問題が増えるだけだからさぁ
教えてもらった病院にしない?
片道2時間行けるかなぁ
毎回一緒についてったるからさ
なら、そこにする!
病院
中村さん
待ち合い室まで、むかえに来てくれた
Dr
…
ニコ〜
環境が変わったばかりですし
薬の調整は落ちついてから相談してやっていきましょう
私、先生にこれからも診てもらいたいです
この言葉ですごくホッとした
相性ばかりは縁も大きいから…

## 〈居場所の大切さ〉

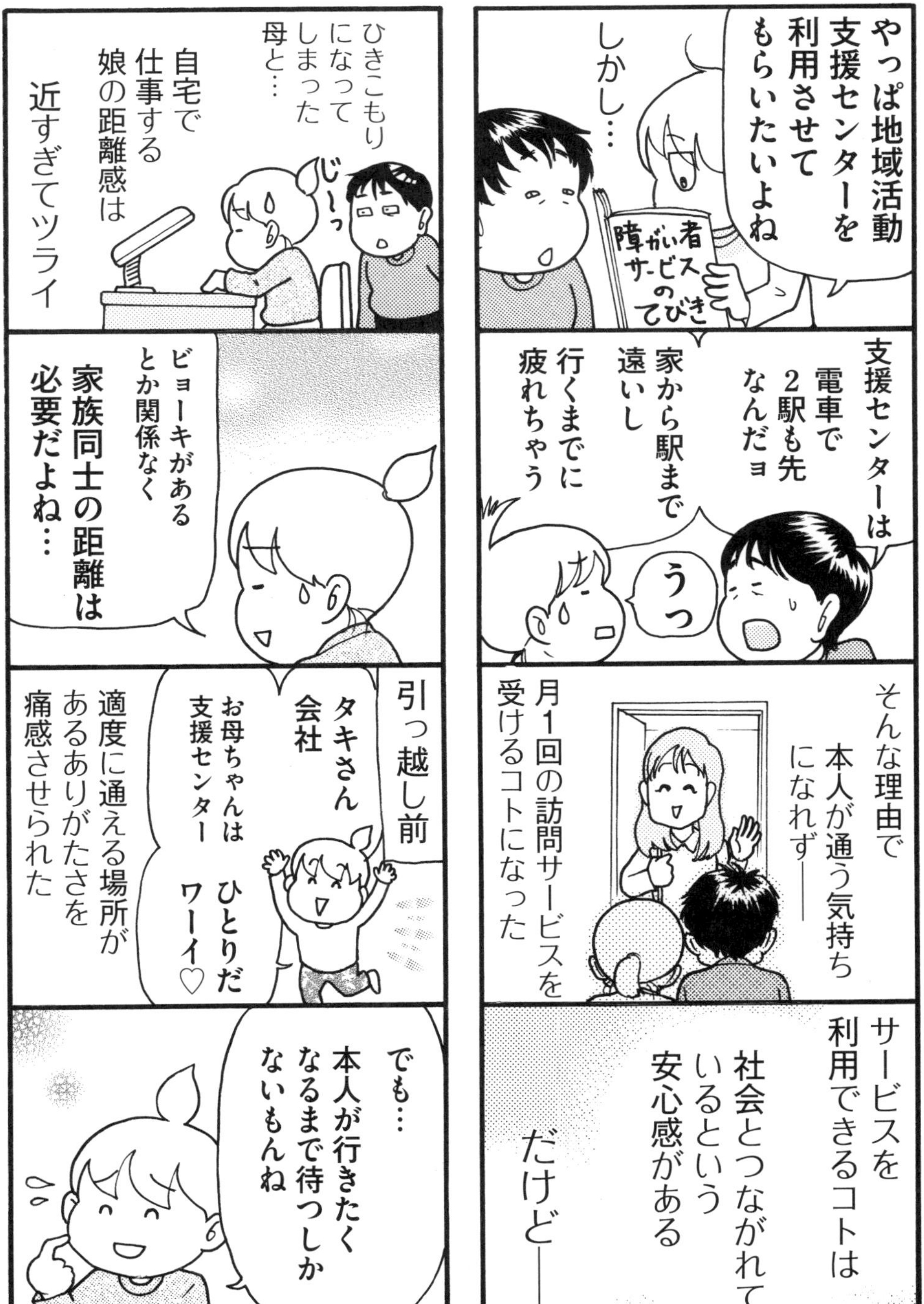

やっぱ地域活動支援センターを利用させてもらいたいよね
しかし…
障がい者サービスのてびき
支援センターは電車で2駅も先なんだョ
家から駅まで遠いし行くまでに疲れちゃう
うっ
そんな理由で本人が通う気持ちになれず――
月1回の訪問サービスを受けるコトになった
サービスを利用できるコトは社会とつながれているという安心感がある
だけど――
ひきこもりになってしまった母と…
じーっ
自宅で仕事する娘の距離感は
近すぎてツライ
ビョーキがあるとか関係なく家族同士の距離は必要だよね…
引っ越し前
タキさん会社
お母ちゃんは支援センター
ひとりだワーイ♡
適度に通える場所があるありがたさを痛感させられた
でも…本人が行きたくなるまで待つしかないもんね

## 〈暗中模索〉

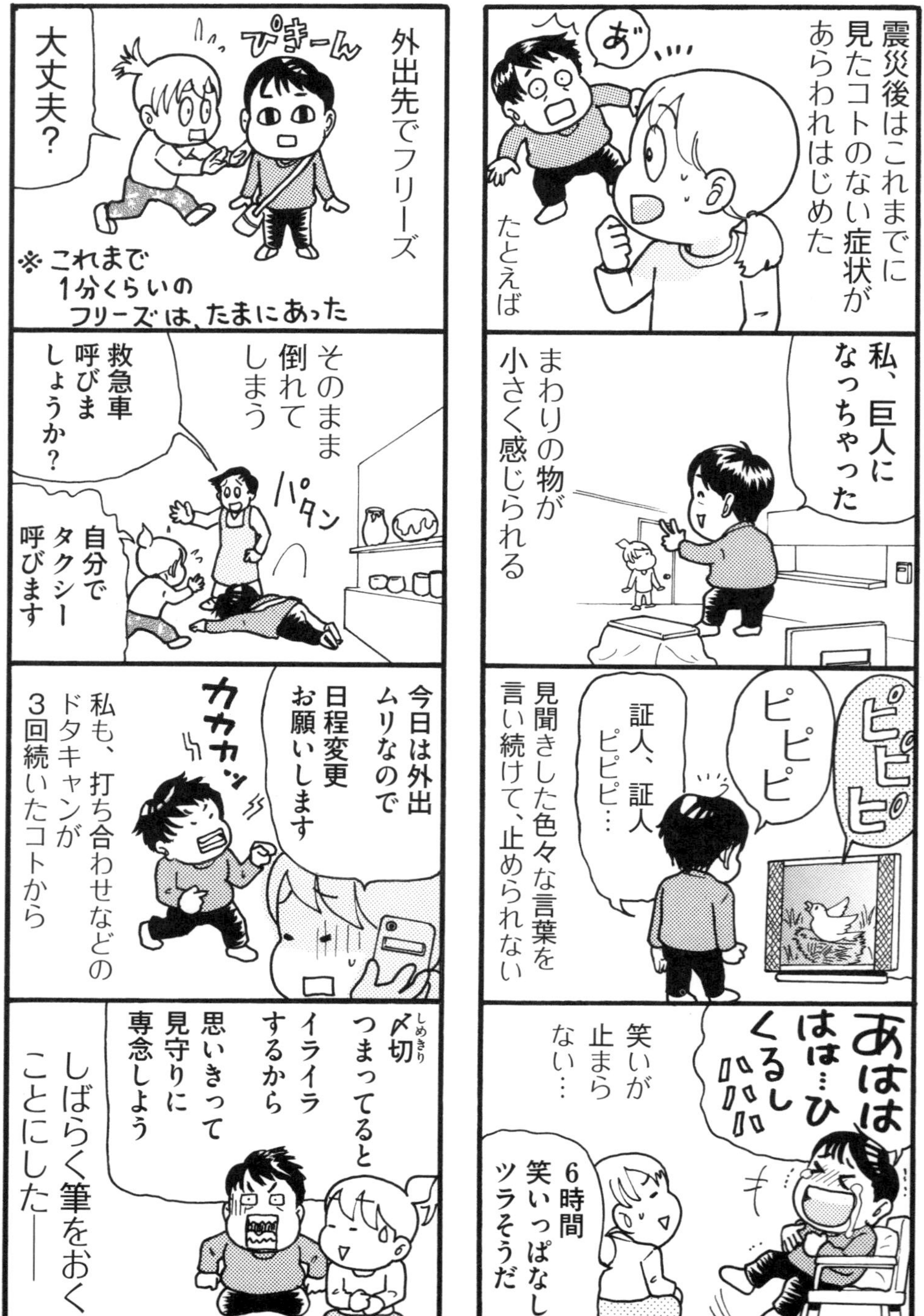
震災後はこれまでに見たコトのない症状があらわれはじめた
たとえば
あ゛
私、巨人になっちゃった
まわりの物が小さく感じられる
ピピピ
ピピピ
証人、証人ピピピ…
見聞きした色々な言葉を言い続けて、止められない
あはははは…ひくるし
笑いが止まらない…
6時間笑いっぱなしツラそうだ
外出先でフリーズ
ぴきーん
大丈夫?
※これまで1分くらいのフリーズは、たまにあった
そのまま倒れてしまう
パタン
救急車呼びましょうか?
自分でタクシー呼びます
今日は外出ムリなので日程変更お願いします
カカカッ
私も、打ち合わせなどのドタキャンが3回続いたコトから
〆切《しめきり》つまってるとイライラするから思いきって見守りに専念しよう
しばらく筆をおくことにした——

〈体調が悪い時のカオ〉 〈対応法〉

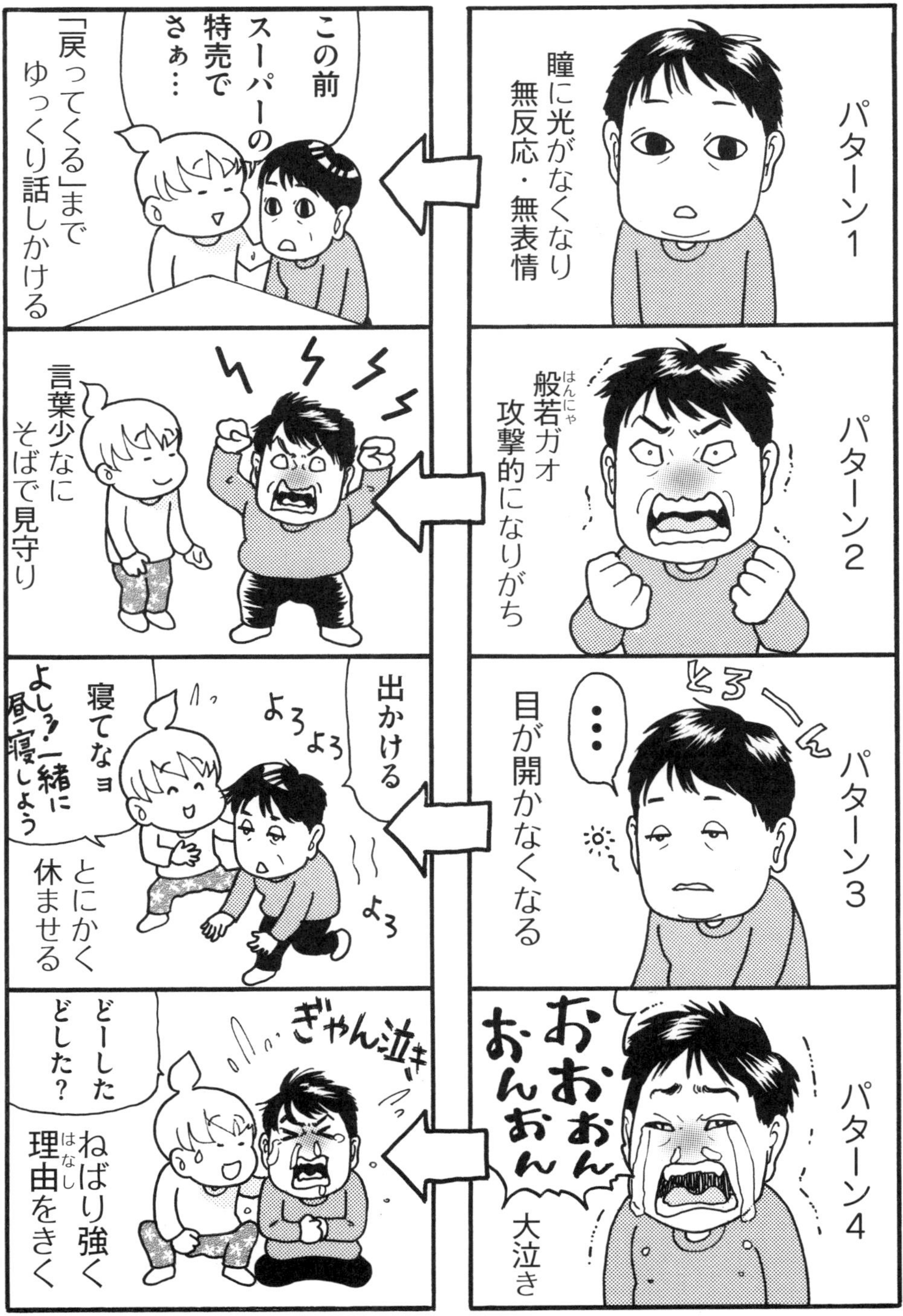
パターン1
瞳に光がなくなり
無反応・無表情
この前
スーパーの
特売で
さぁ…
「戻ってくる」まで
ゆっくり話しかける
パターン2
般若《はんにゃ》ガオ
攻撃的になりがち
言葉少なに
そばで見守り
パターン3
とろーん
…
目が開かなくなる
出かける
よろよろ
よろ
寝てなヨ
よしっ!一緒に
昼寝しよう
とにかく
休ませる
パターン4
おおおんおんおんおん
大泣き
ぎゃん泣き
どーした
どした?
ねばり強く
理由《はなし》をきく

## 〈母娘《おやこ》だから…〉

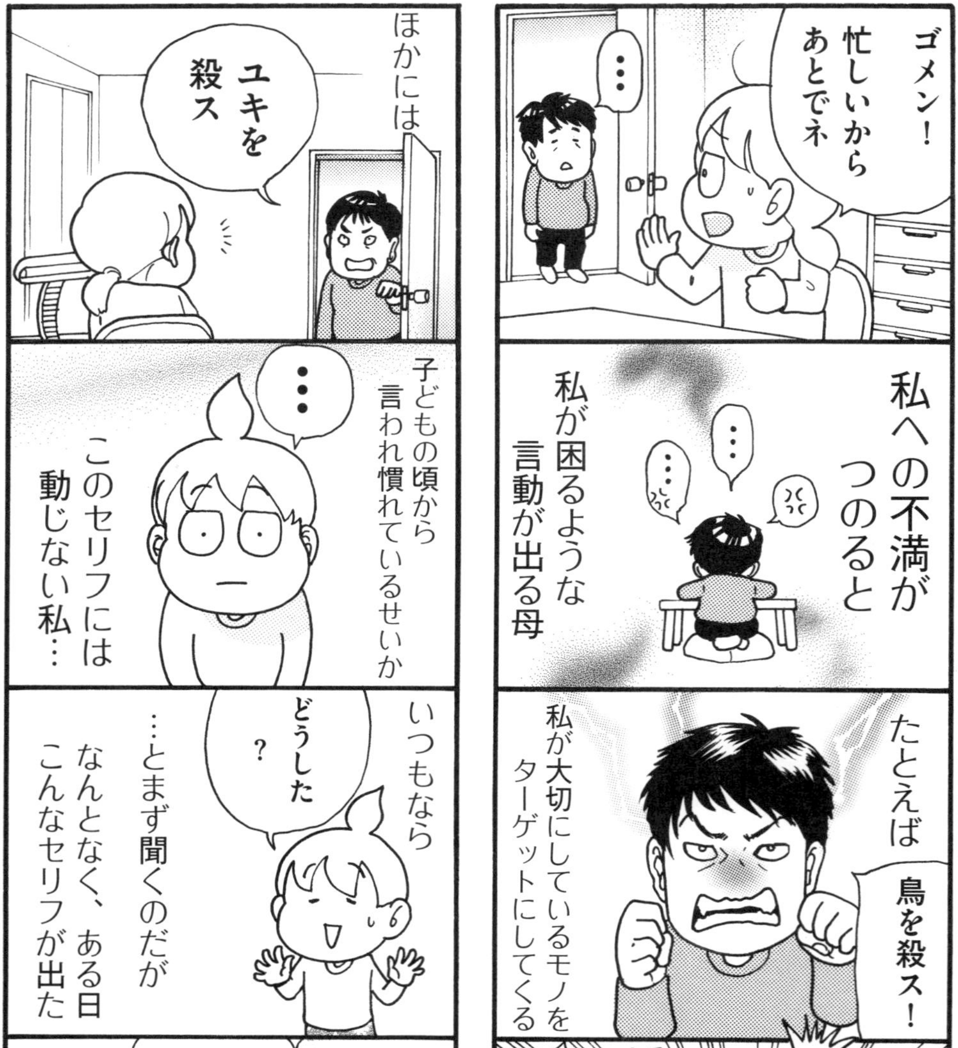
ゴメン！忙しいからあとでネ
…
私への不満がつのると
私が困るような言動が出る母
…
…
たとえば
私が大切にしているモノをターゲットにしてくる
鳥を殺ス！
毅然ッ!!
それは許さない!!
ほかには
ユキを殺ス
…
子どもの頃から言われ慣れているせいか
このセリフには動じない私…
いつもなら
どうした？
…とまず聞くのだが
なんとなく、ある日こんなセリフが出た
お母ちゃんは私に死んでほしいの？いなくなったほうがいいかな？
…

絶対にダメなコトには、NO!!と言う

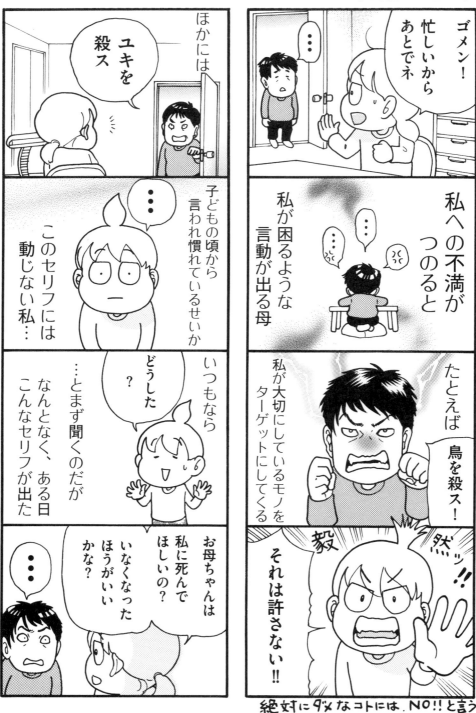

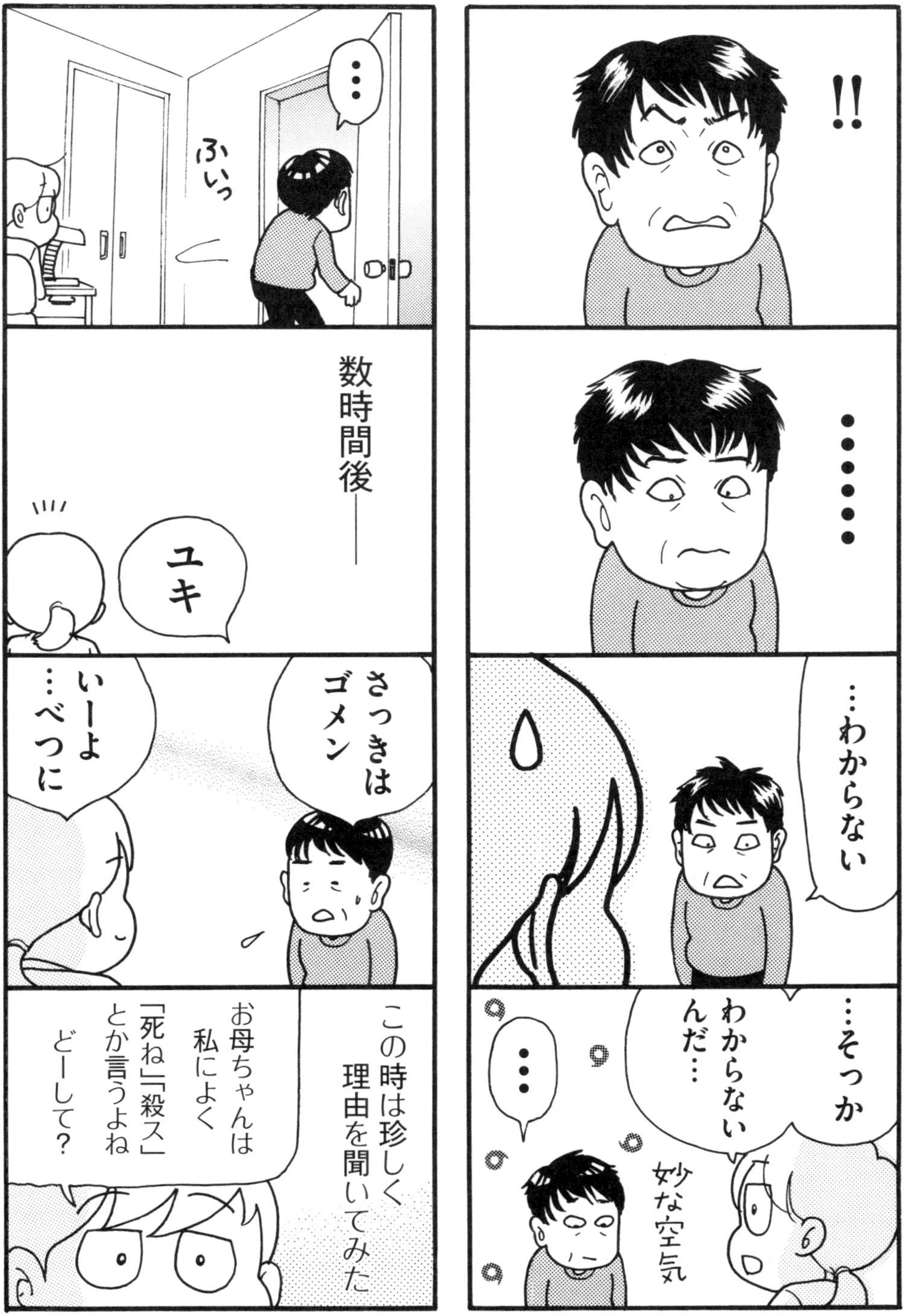
!!
……
…わからない
…そっか
わからないんだ…
…
妙な空気
…
ふいっ
数時間後――
ユキ
さっきはゴメン
いーよ…べつに
この時は珍しく理由を聞いてみた
お母ちゃんは私によく「死ね」「殺ス」とか言うよね どーして?

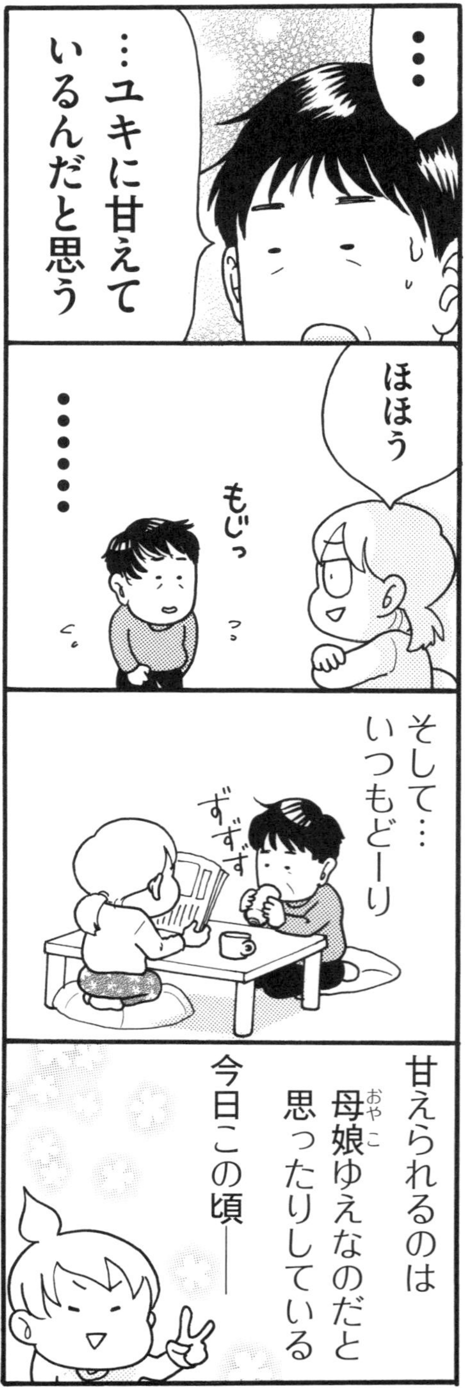
…
…ユキに甘えているんだと思う
ほほう
もじっ
……
そして…いつもどーり
ずずず
甘えられるのは母娘《おやこ》ゆえなのだと思ったりしている今日この頃——

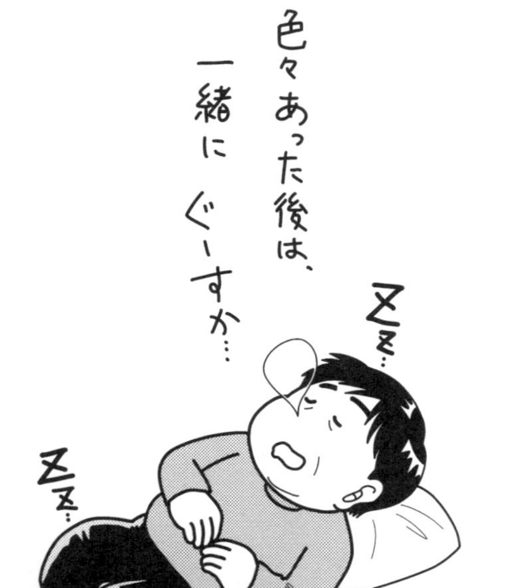
色々あった後は、
一緒にぐーすか…
Zz…
Zz…

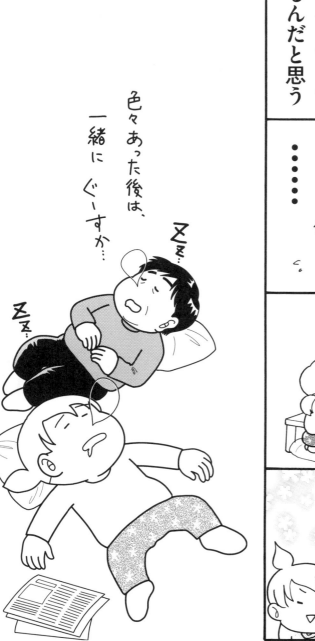

## 〈クスリの限界〉

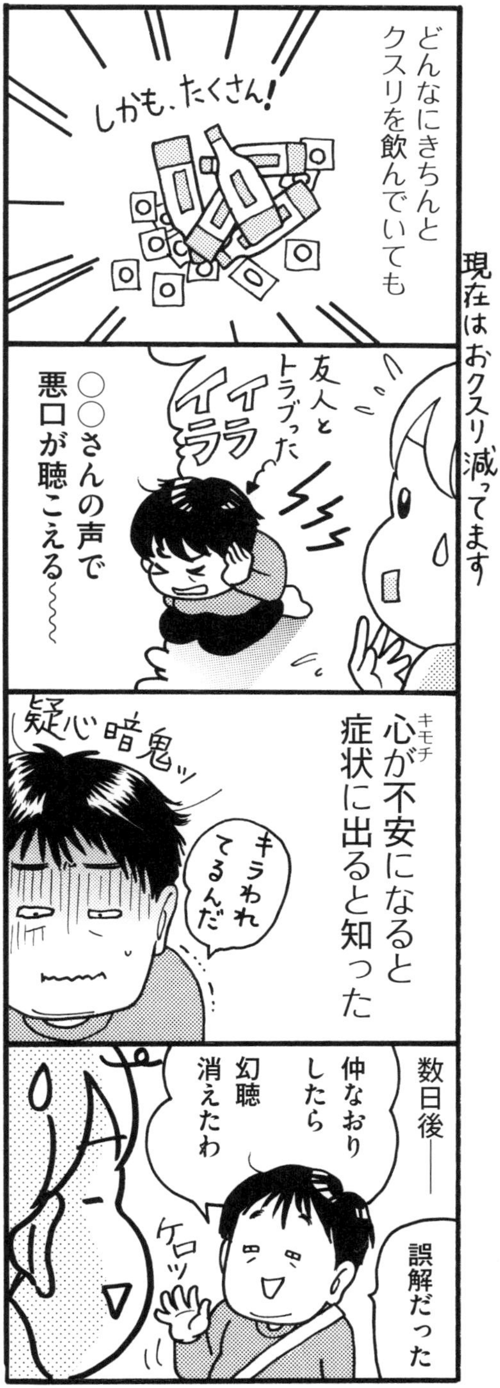
どんなにきちんとクスリを飲んでいても
しかも、たくさん!
○○さんの声で悪口が聴こえる〜〜〜
友人とトラブった
イライラ
心《キモチ》が不安になると症状に出ると知った
疑心暗鬼ッ
キラわれてるんだ
数日後——
仲なおりしたら幻聴消えたわ
ケロッ
誤解だった
現在はおクスリ減ってます

## 〈一番のクスリは…〉

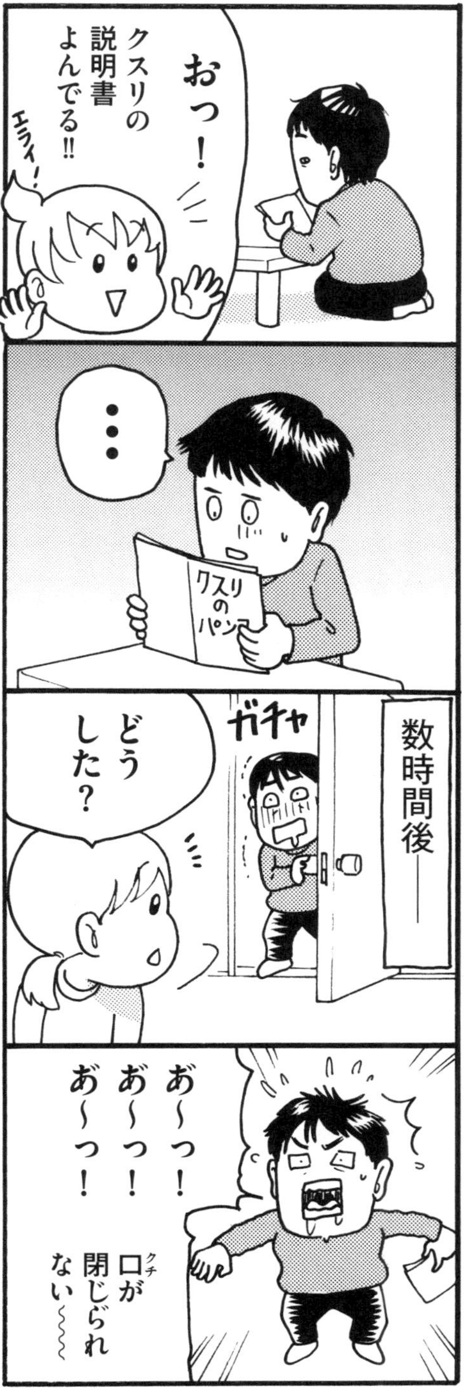
おっ!
クスリの説明書よんでる!!
エライ!
…
数時間後——
ガチャ
どうした?
あ〜っ!あ〜っ!あ〜っ!
口《クチ》が閉じられない〜〜〜

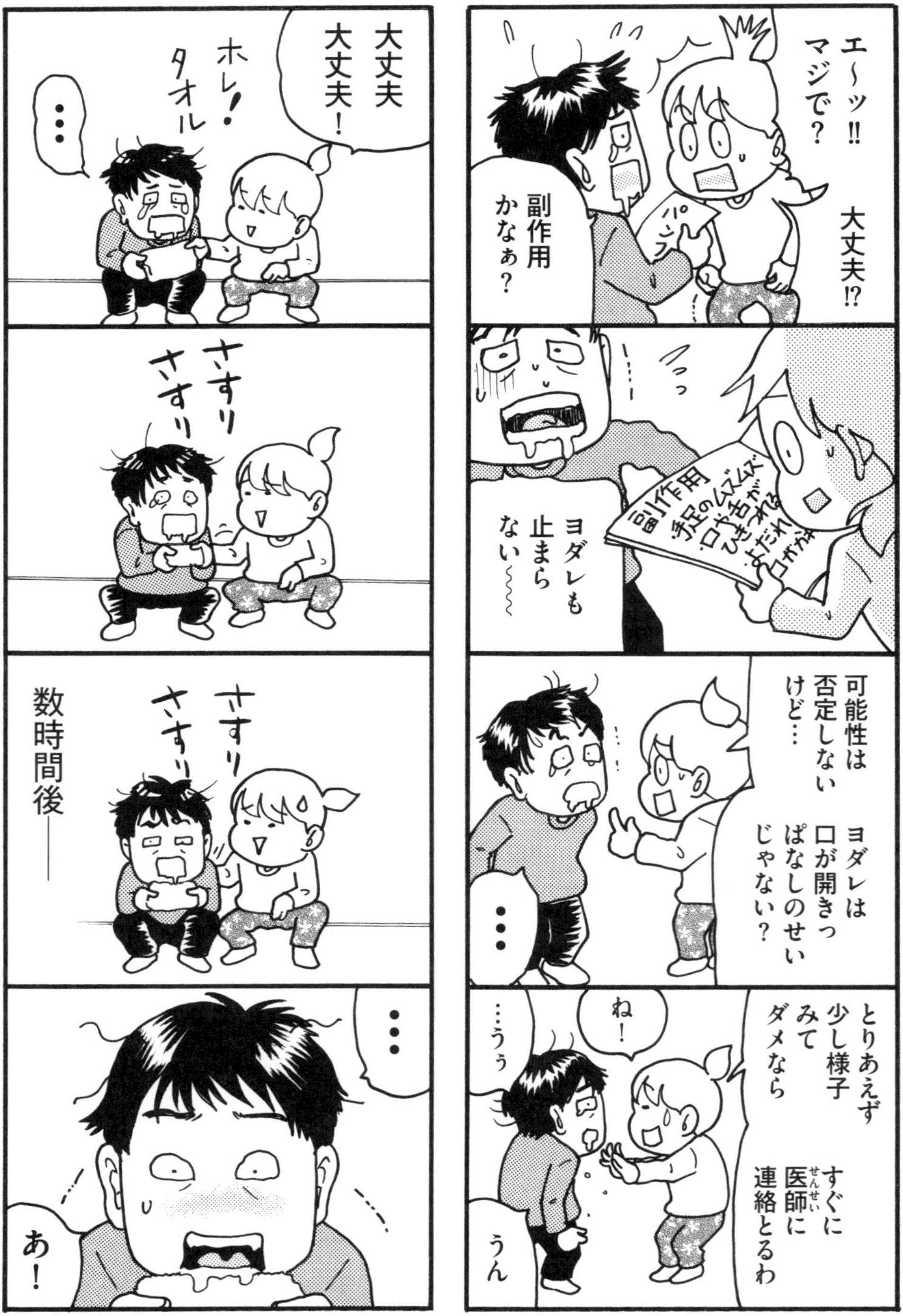
エ〜ッ!!
マジで？
大丈夫!?
副作用かなぁ？
パンフ
副作用
ヨダレも止まらない〜〜〜
可能性は否定しないけど…
ヨダレは口が開きっぱなしのせいじゃない？
…
とりあえず少し様子みてダメなら
すぐに医師《せんせい》に連絡とるわ
ね！
…うぅ
うん
大丈夫大丈夫！
ホレ！タオル
…
さすりさすり
さすりさすり
数時間後——
…
あ！

## 〈家族の揺れるココロ〉

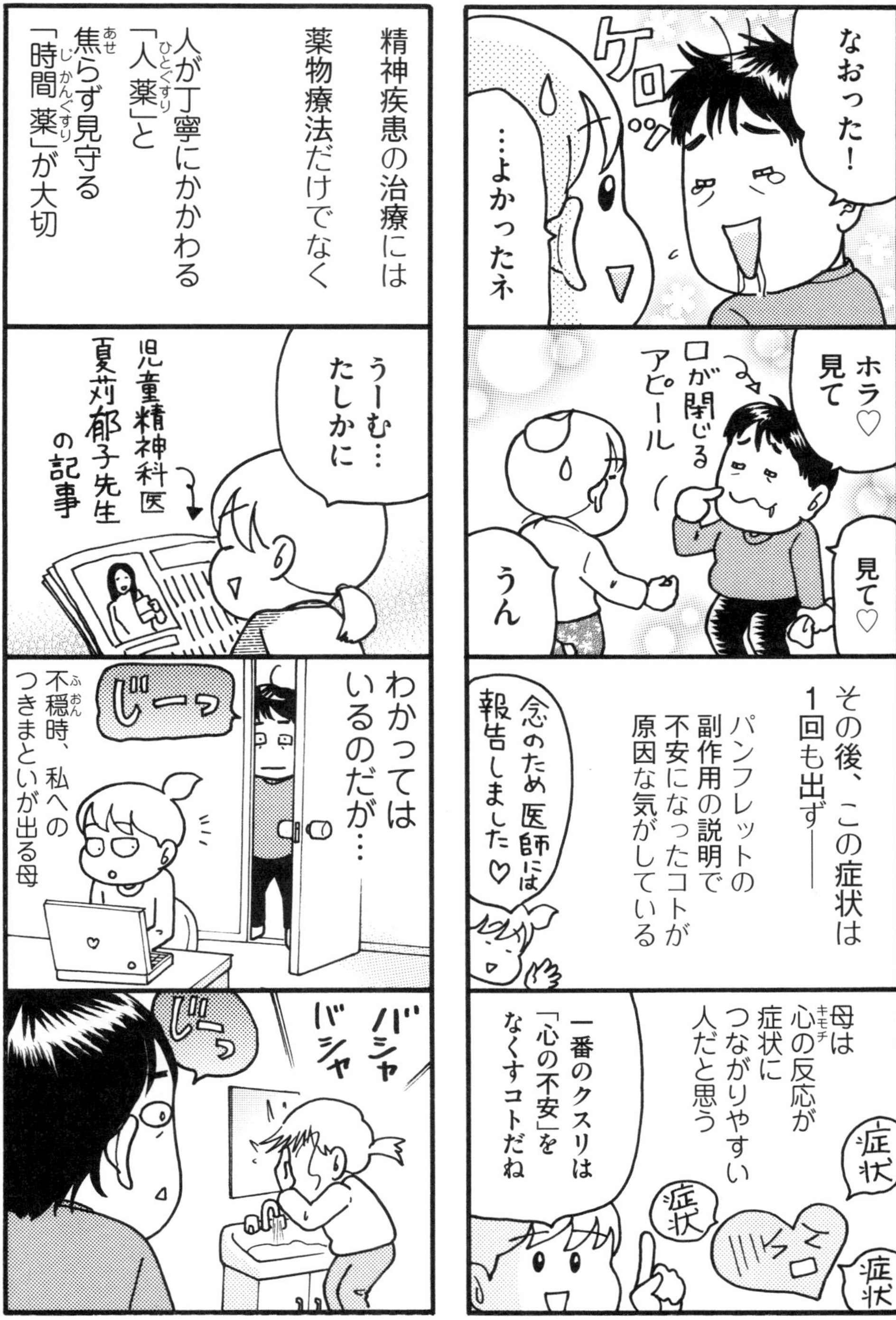


副作用の説明は大切だけど、仕方やタイミングが難しいと思った出来事です

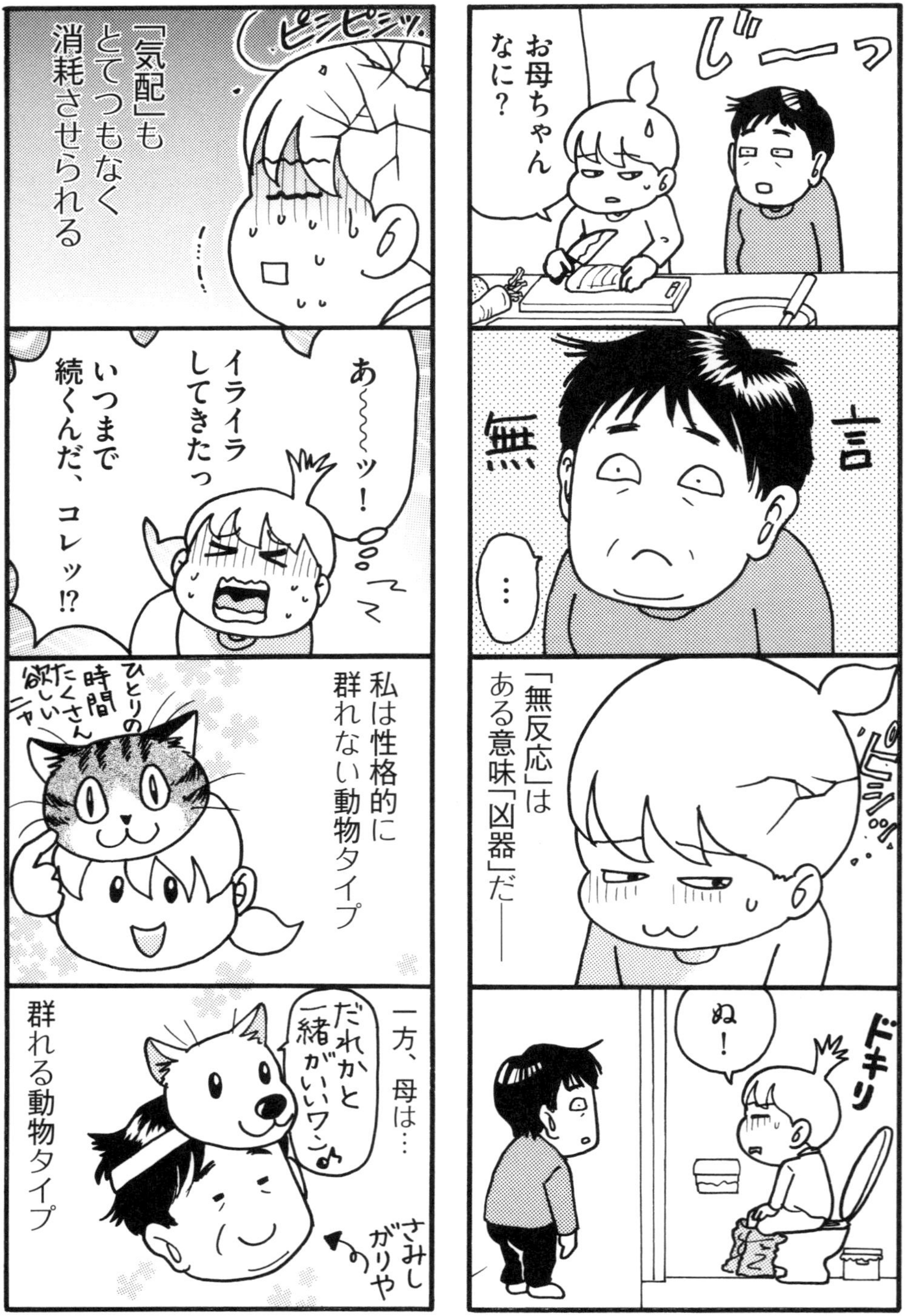
じ〜っ
お母ちゃん
なに？
無
言
…
「無反応」は
ある意味「凶器」だ——
ドキリ
ぬ！
ピシピシッ
「気配」も
とてつもなく
消耗させられる
…
あ〜〜〜ッ！
イライラ
してきたっ
いつまで
続くんだ、コレッ!?
私は性格的に
群れない動物タイプ
ひとりの
時間
たくさん
欲しい
ニャ
一方、母は…
だれかと
一緒がいいワン♪
群れる動物タイプ
さみし
がりや

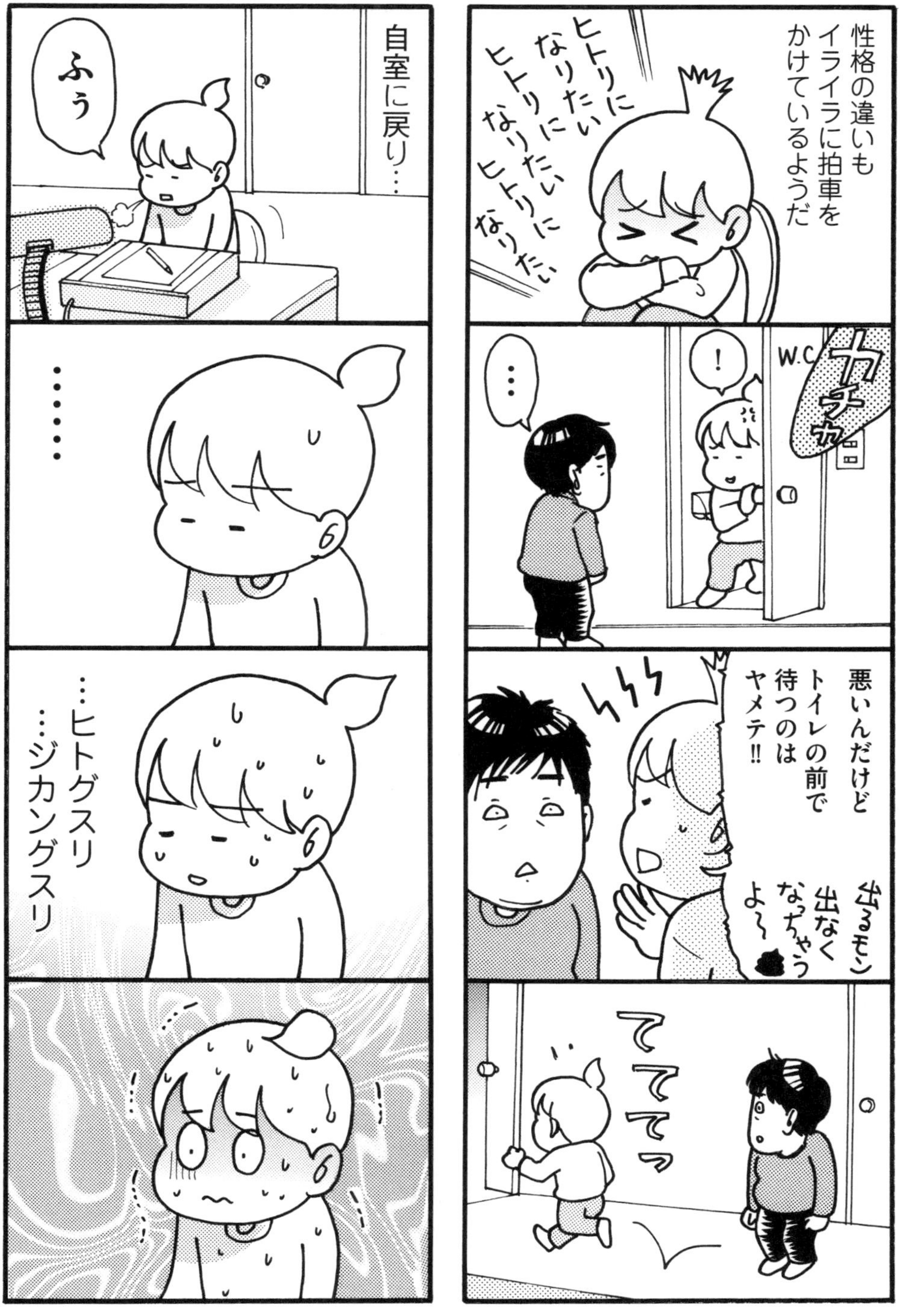

性格の違いも
イライラに拍車を
かけているようだ
ヒトリに
なりたい
ヒトリに
なりたい
ヒトリに
なりたい
W.C
ガチャ
！
…
悪いんだけど
トイレの前で
待つのは
ヤメテ!!
出るモン
出なく
なっちゃう
よ〜
てててっ
自室に戻り…
ふぅ
……
…ヒトグスリ
…ジカングスリ

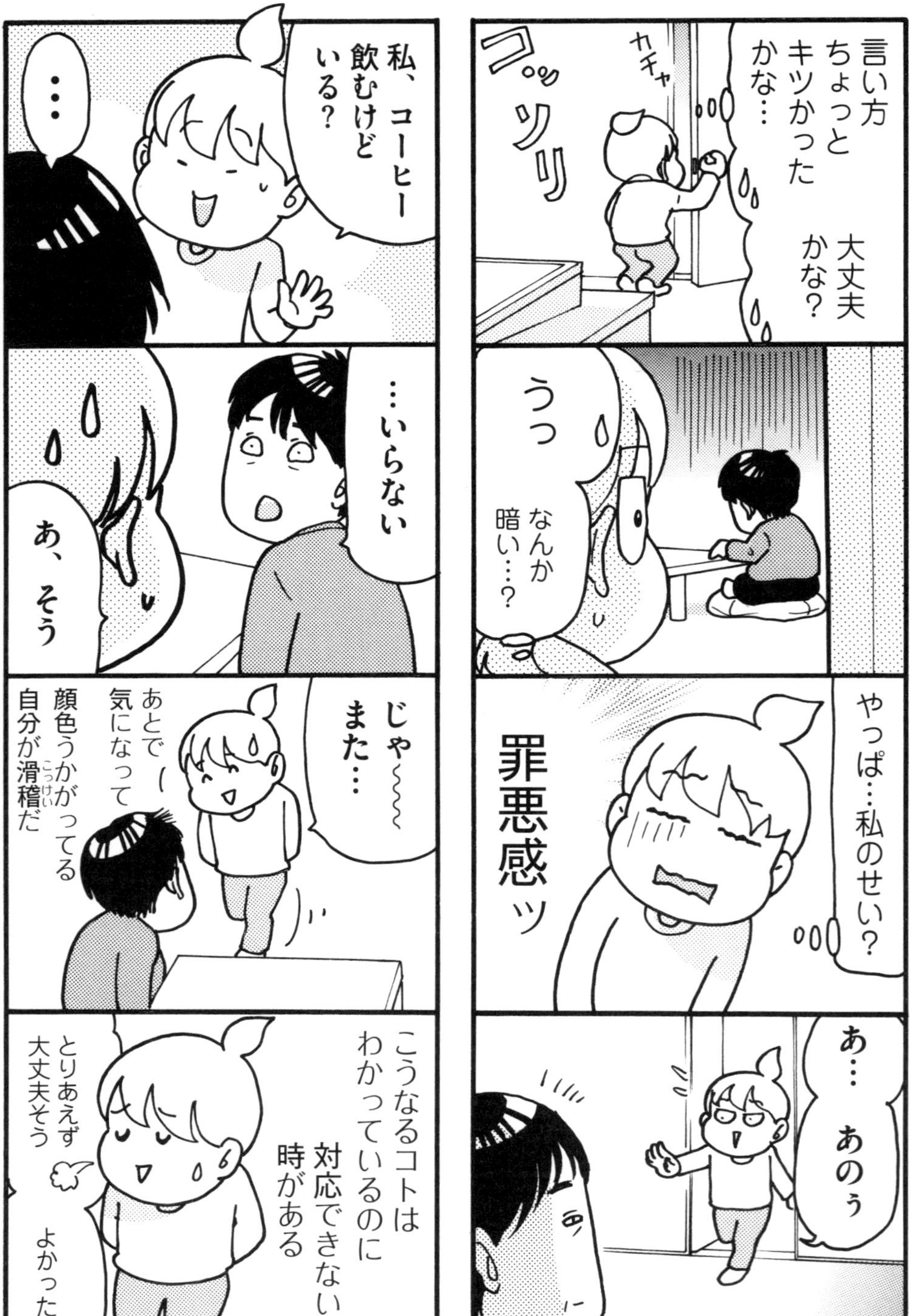
言い方ちょっとキツかったかな…
大丈夫かな?
カチャ
コッソリ
うっ
なんか暗い…?
やっぱ…私のせい?
罪悪感ッ
あ… あのぅ
私、コーヒー飲むけどいる?
…
…いらない
あ、そう
じゃ〜〜〜また…
あとで気になって顔色うかがってる自分が滑稽《こっけい》だ
こうなるコトはわかっているのに対応できない時がある
とりあえず大丈夫そう
よかった

## 〈眠れない〉

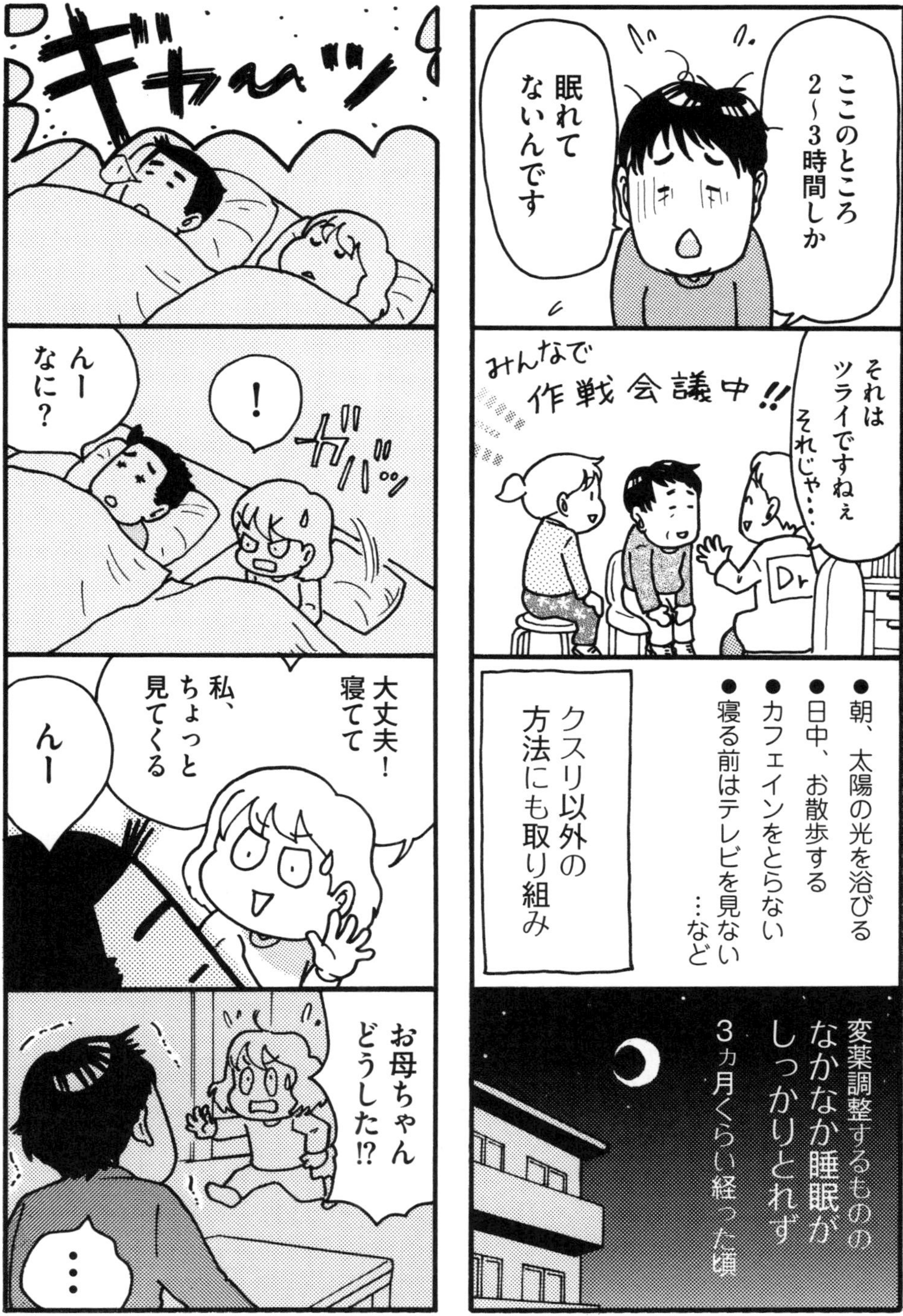
ここのところ2〜3時間しか
眠れてないんです
それはツライですねぇ
それじゃ…
みんなで作戦会議中!!
●朝、太陽の光を浴びる
●日中、お散歩する
●カフェインをとらない
●寝る前はテレビを見ない
…など
クスリ以外の方法にも取り組み
変薬調整するもののなかなか睡眠がしっかりとれず3カ月くらい経った頃
ギャひぃッ!
!
んーなに?
ガバッ
大丈夫!寝てて
私、ちょっと見てくる
んー
お母ちゃんどうした!?
…

作戦会議は母の主治医がよく使うコトバで、私も気に入ってます♡

## 〈気づき〉

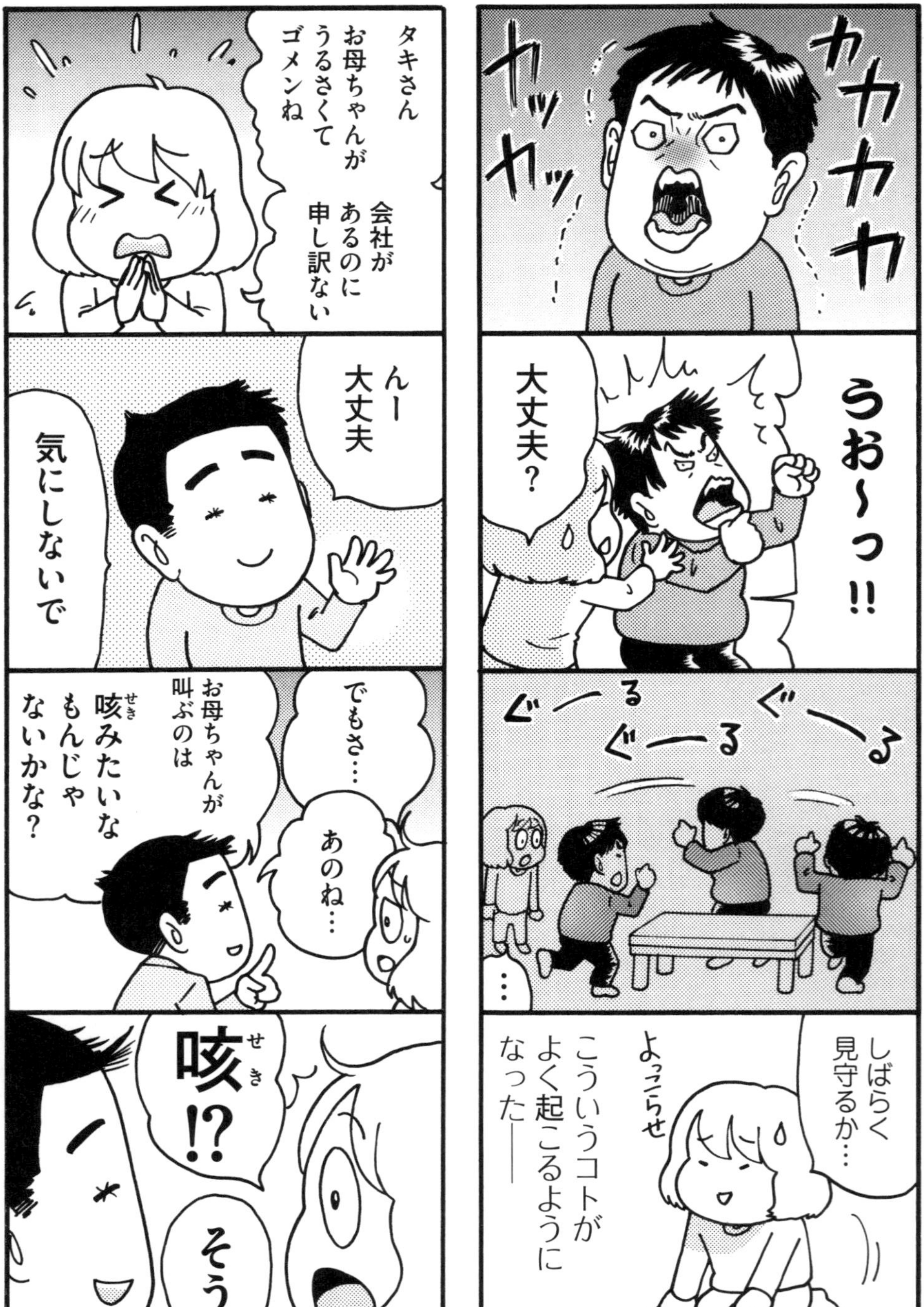
カカカカ
ヤッヤッ
うお〜っ!!
大丈夫？
ぐーる
ぐーる
ぐーる
…
しばらく見守るか…
よっこらせ
こういうコトがよく起こるようになった——
タキさん お母ちゃんがうるさくてゴメンね
会社があるのに申し訳ない
んー大丈夫
気にしないで
でもさ…
あのね…
お母ちゃんが叫ぶのは咳《せき》みたいなもんじゃないかな？
咳《せき》!?
そう

〈発想の転換〉

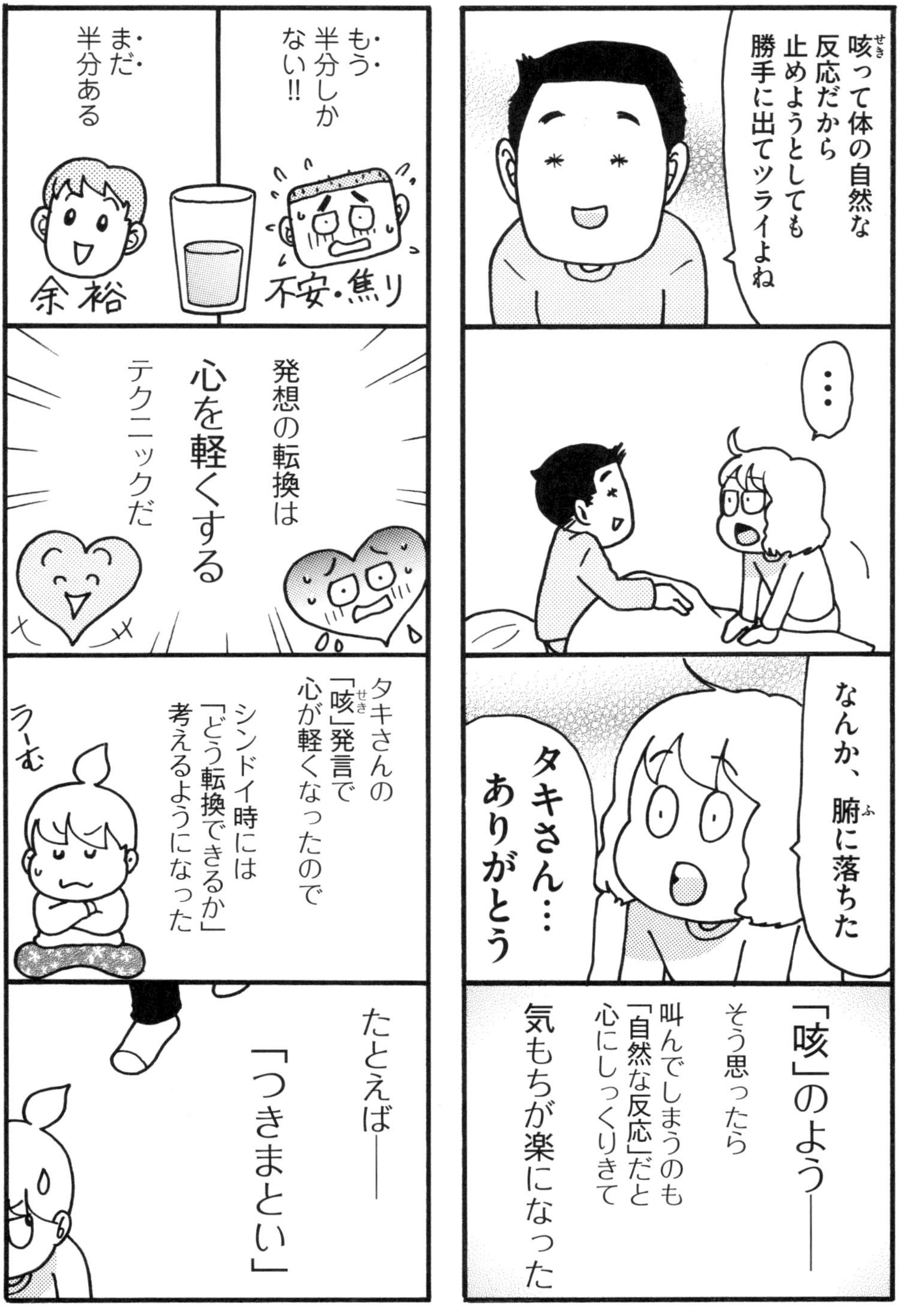
咳《せき》って体の自然な反応だから止めようとしても勝手に出てツライよね
…
なんか、腑《ふ》に落ちた
タキさん…ありがとう
「咳」のよう――
そう思ったら
叫んでしまうのも「自然な反応」だと心にしっくりきて
気もちが楽になった
もう半分しかない!!
不安・焦り
まだ半分ある
余裕
発想の転換は
心を軽くする
テクニックだ
タキさんの「咳《せき》」発言で心が軽くなったので
シンドイ時には「どう転換できるか」考えるようになった
うーむ
たとえば――
「つきまとい」

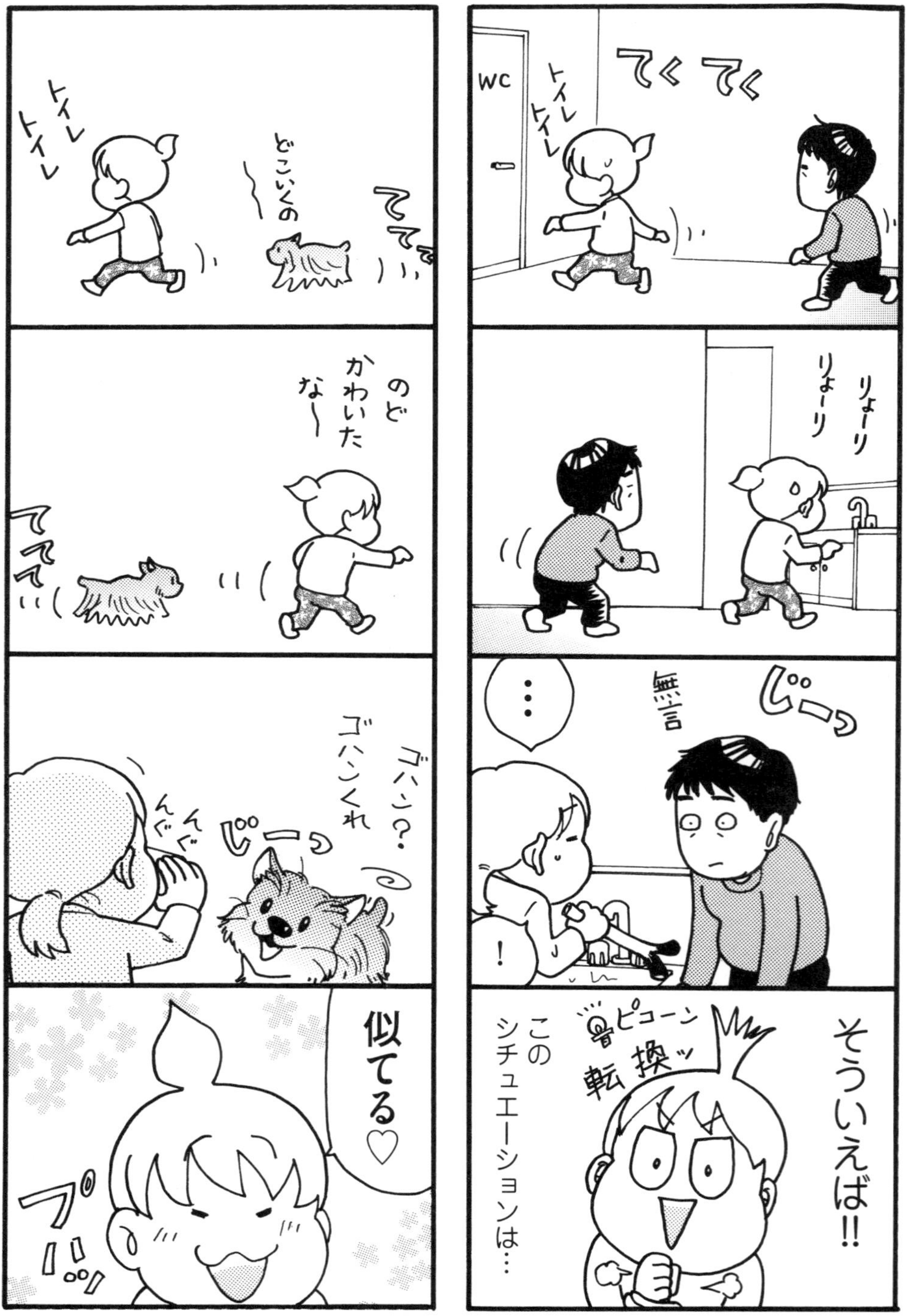
WC
トイレ
トイレ
てくてく
りょーり
りょーり
…
無言
じーっ
!
そういえば!!
ピコーン
転換ッ
このシチュエーションは…
トイレ
トイレ
どこいくの~
ててて
のど
かわいた
な~
ててて
ゴハン?
ゴハンくれ
じーっ
んぐんぐ
似てる♡
プハッ

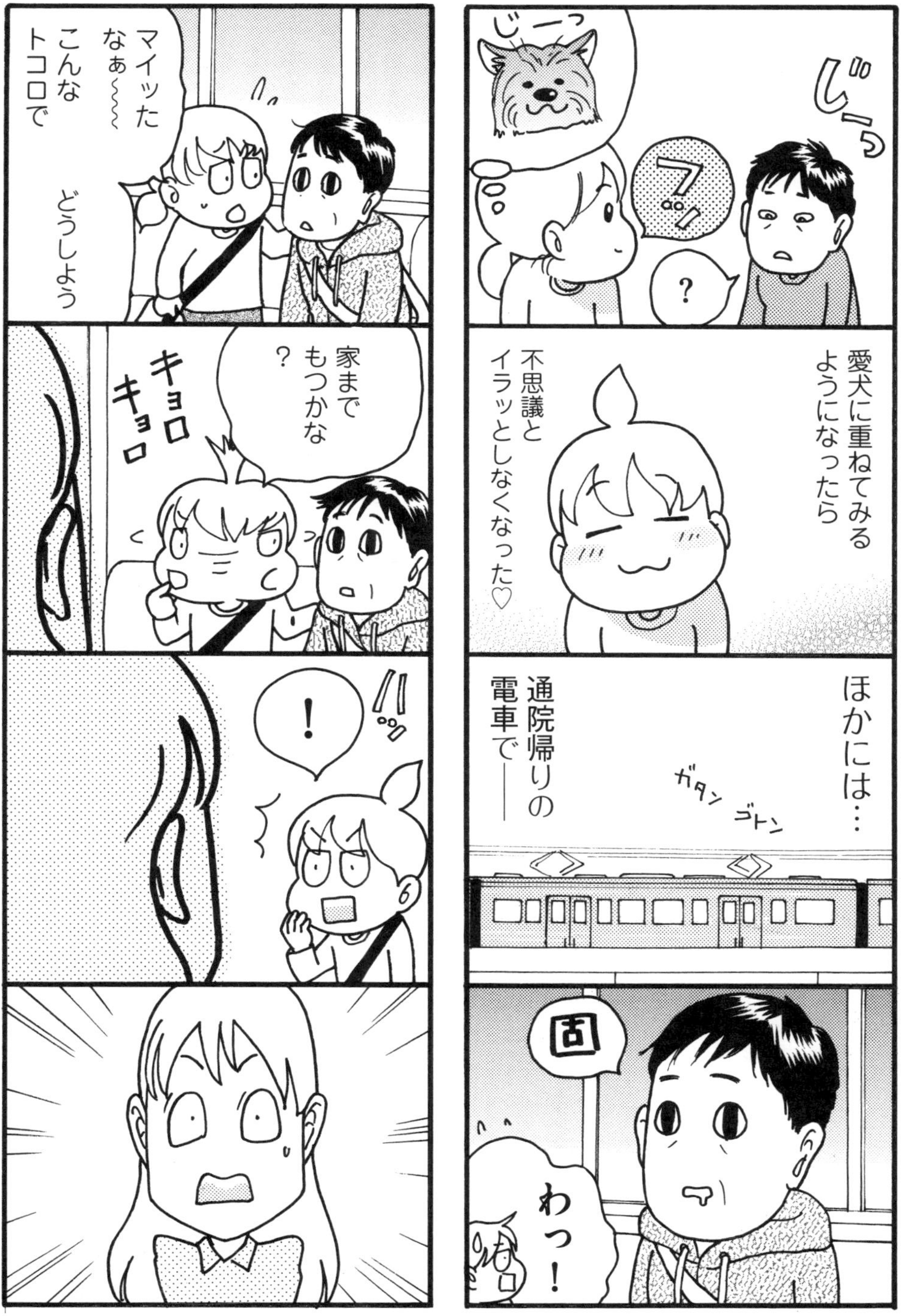
じーっ
じーっ
？
愛犬に重ねてみるようになったら
不思議とイラッとしなくなった♡
ほかには…
通院帰りの電車で――
ガタン ゴトン
固
わっ！
マイッたなぁ〜〜〜
こんなトコロで
どうしよう
家までもつかな？
キョロキョロ
！
ハッ

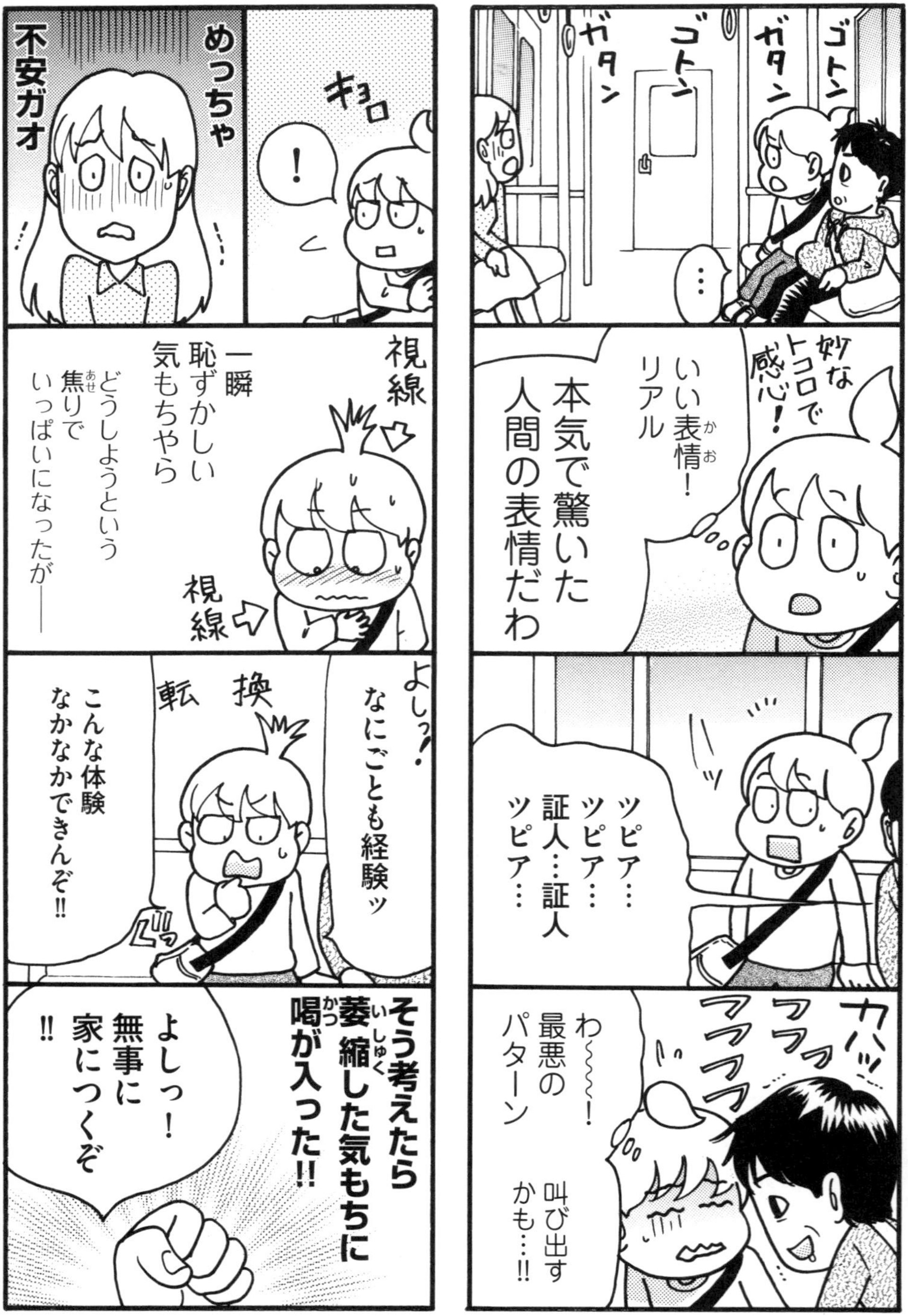
ゴトン
ガタン
ゴトン
ガタン
…
妙なトコロで感心！
いい表情《かお》！リアル
本気で驚いた人間の表情だわ
ツピア… ツピア… 証人…証人 ツピア…
カハッ
フフフ
フフフフ
わ〜〜〜！
最悪のパターン
叫び出すかも…!!
キョロ
！
めっちゃ不安ガオ
視線
視線
一瞬恥ずかしい気もちやら
どうしようという焦《あせ》りでいっぱいになったが――
よしっ！
なにごとも経験ッ
転換
こんな体験なかなかできんぞ!!
そう考えたら萎縮《いしゅく》した気もちに喝《かつ》が入った!!
よしっ！無事に家につくぞ!!

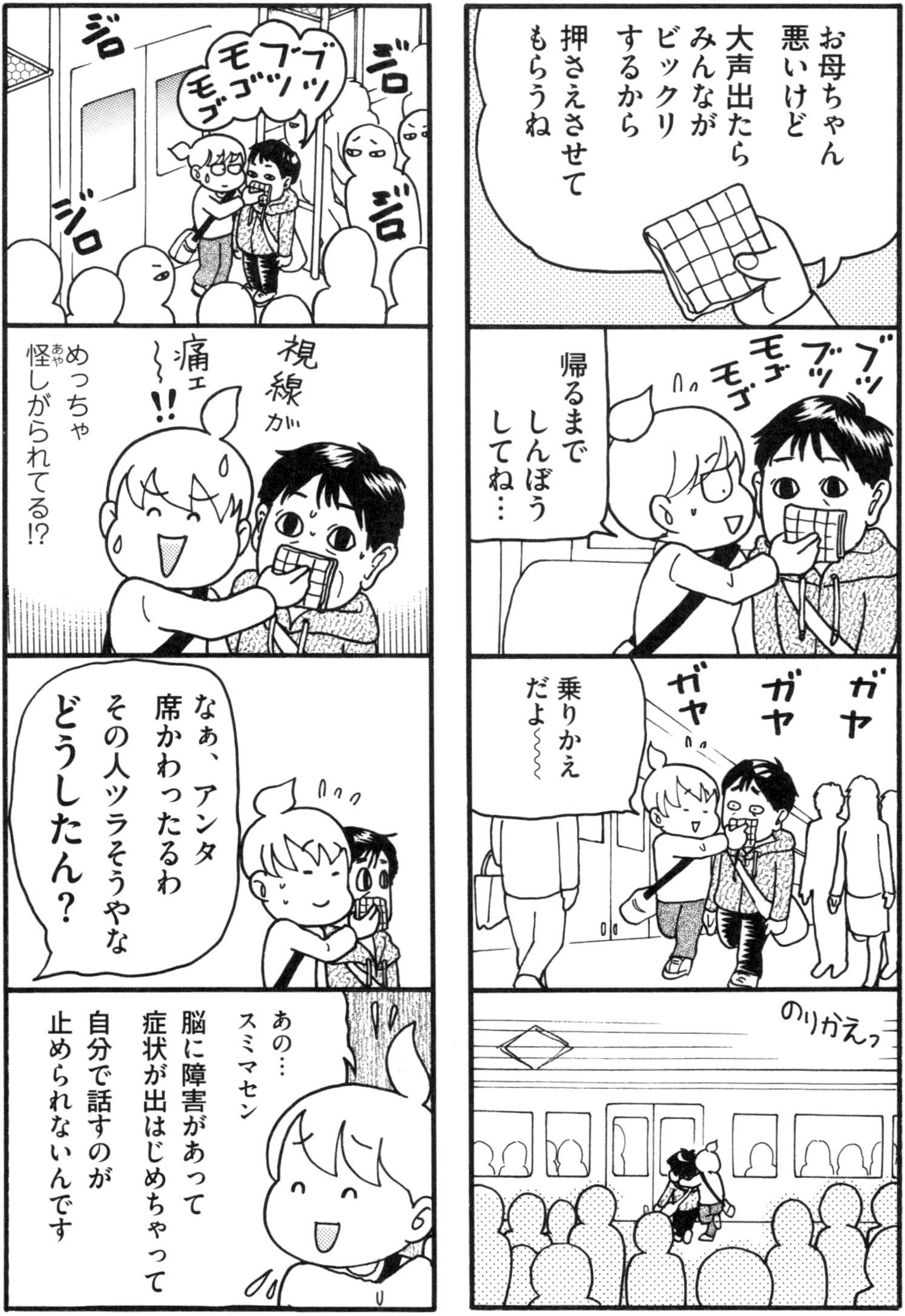
お母ちゃん
悪いけど
大声出たら
みんながビックリするから
押さえさせてもらうね
ブッブッ
モゴモゴ
帰るまでしんぼうしてね…
ガヤガヤガヤ
乗りかえだよ〜〜
のりかえっ
ブッブッ
モゴモゴ
ジロ
ジロ
ジロ
ジロ
視線が
痛ェ〜!!
めっちゃ怪《あや》しがられてる!?
なぁ、アンタ
席かわったるわ
その人ツラそうやな
どうしたん?
あの…スミマセン
脳に障害があって
症状が出はじめちゃって
自分で話すのが
止められないんです

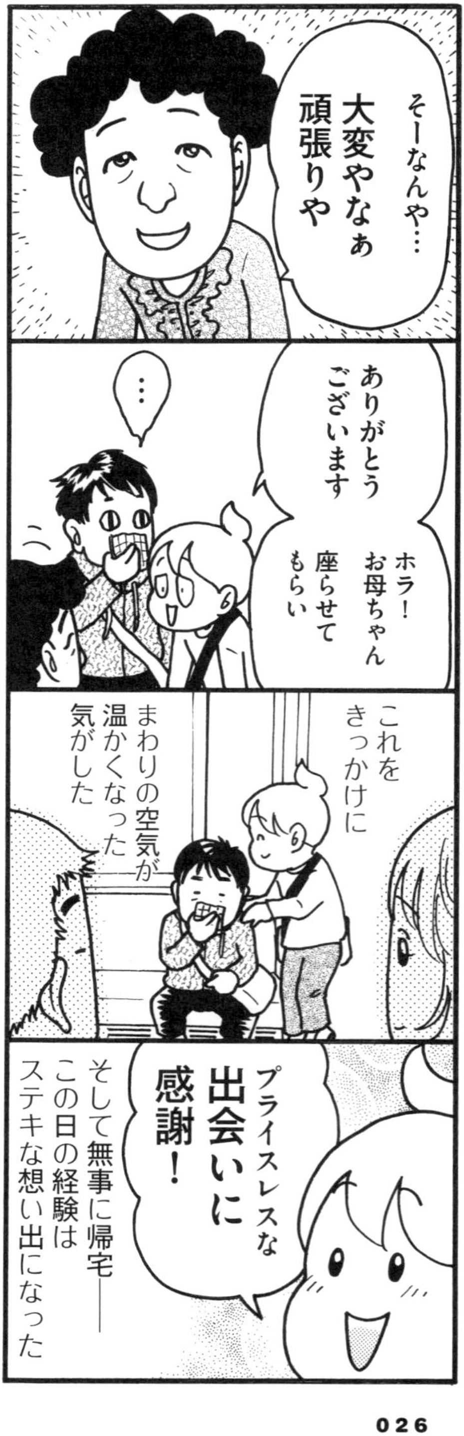
そーなんや…
大変やなぁ
頑張りや
ありがとう
ございます
ホラ！
お母ちゃん
座らせて
もらい
…
これを
きっかけに
まわりの空気が
温かくなった
気がした
プライスレスな
出会いに
感謝！
そして無事に帰宅――
この日の経験は
ステキな想い出になった

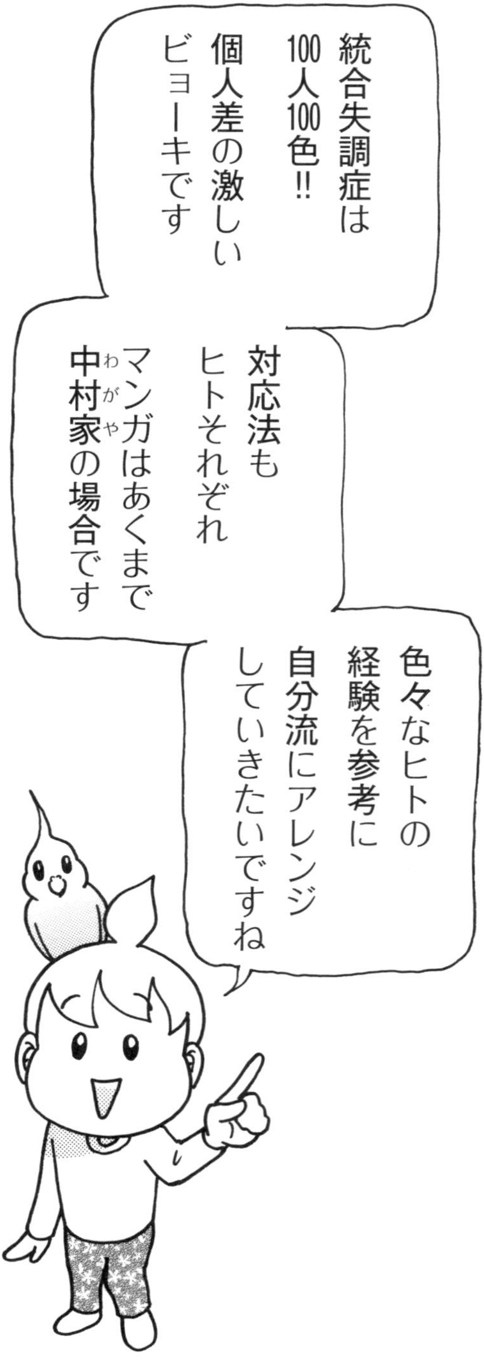
統合失調症は
100人100色!!
個人差の激しい
ビョーキです
対応法も
ヒトそれぞれ
マンガはあくまで
中村家《わがや》の場合です
色々なヒトの
経験を参考に
自分流にアレンジ
していきたいですね

# 毎日がてんやわんや

## 〈連携ノート〉

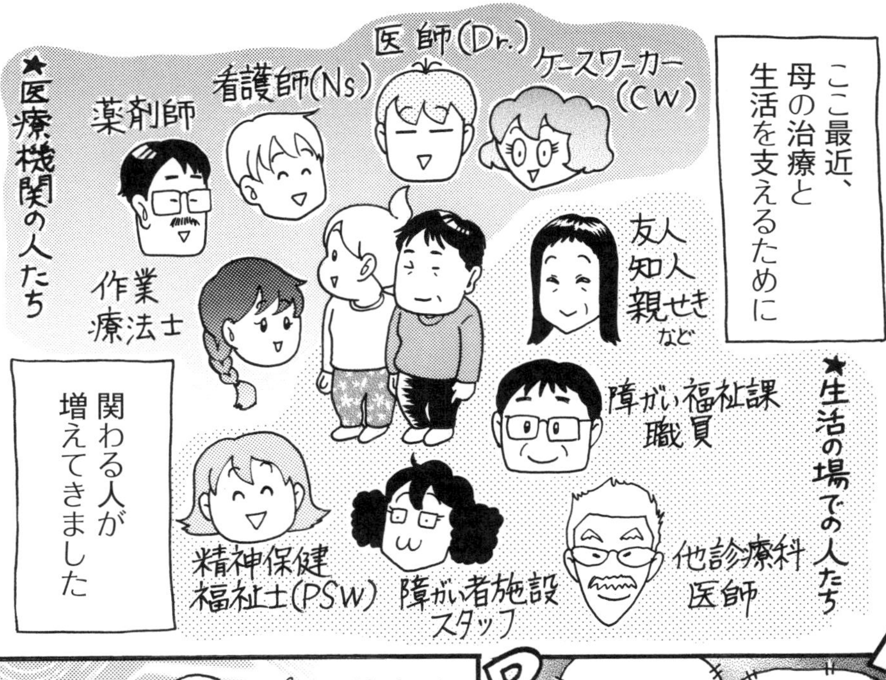
ここ最近、母の治療と生活を支えるために
★医療機関の人たち
医師(Dr.)
ケースワーカー(CW)
看護師(Ns)
薬剤師
作業療法士
友人 知人 親せき など
関わる人が増えてきました
障がい福祉課職員
★生活の場での人たち
精神保健福祉士(PSW)
障がい者施設スタッフ
他診療科医師

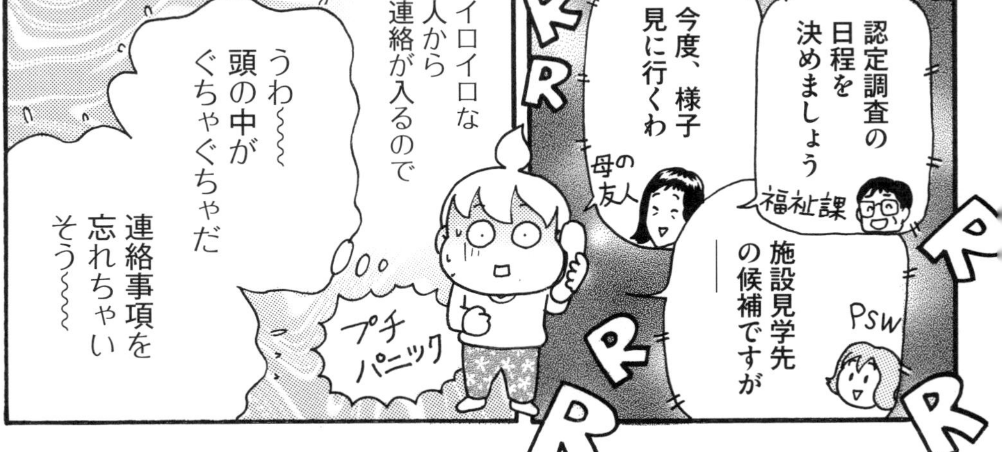
R R R R R R R R
認定調査の日程を決めましょう
福祉課
施設見学先の候補ですが
PSW
今度、様子見に行くわ
母の友人
イロイロな人から連絡が入るので
うわ〜〜〜 頭の中がぐちゃぐちゃだ
連絡事項を忘れちゃいそう〜〜〜
プチパニック

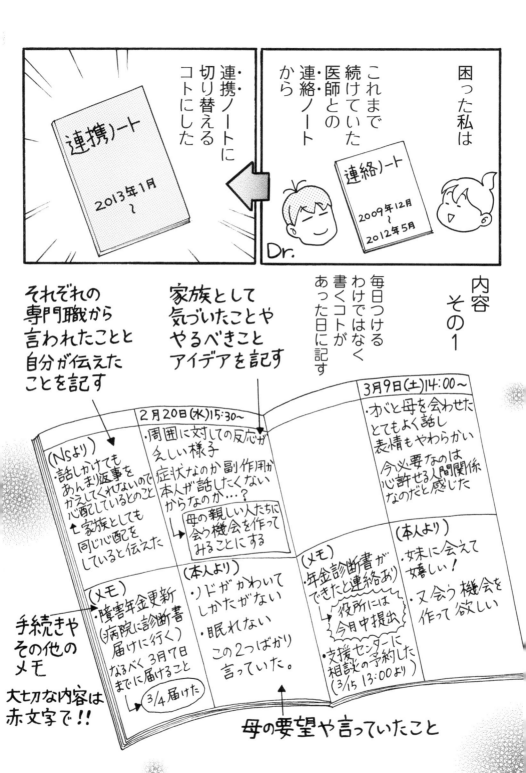

内容その1

毎日つけるわけではなく書くコトがあった日に記す

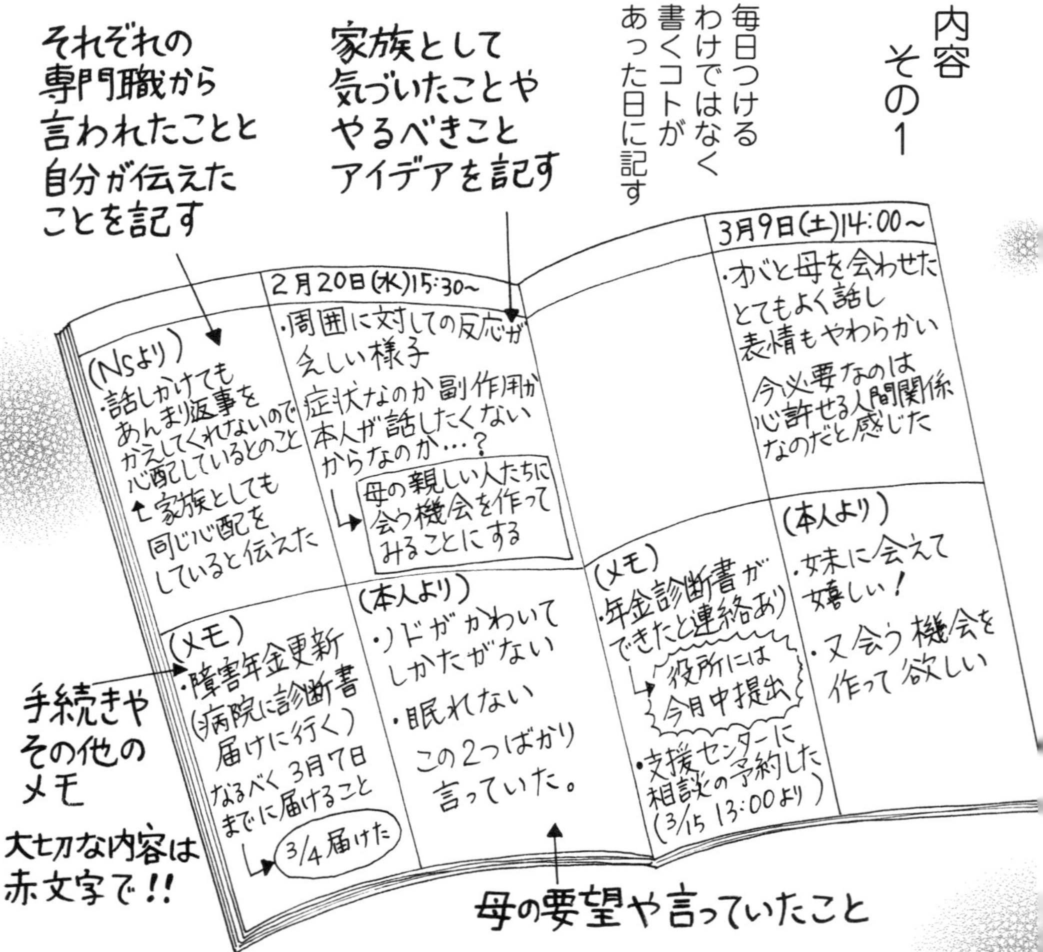

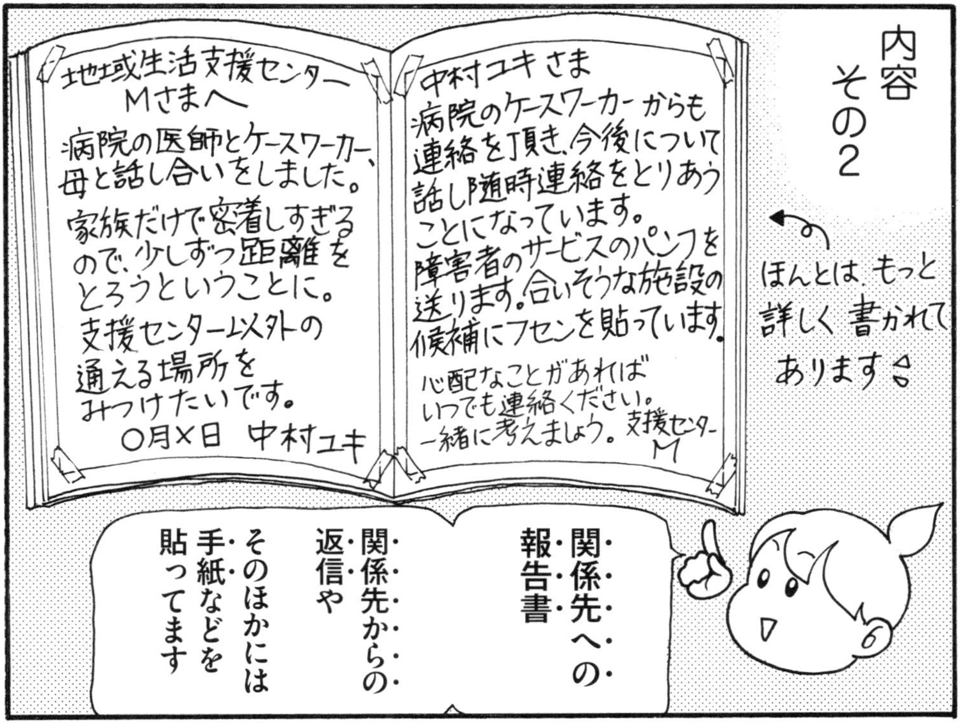
内容 その2
地域生活支援センター
Mさまへ
病院の医師とケースワーカー、
母と話し合いをしました。
家族だけで密着しすぎる
ので、少しずつ距離を
とろうということに。
支援センター以外の
通える場所を
みつけたいです。
○月×日 中村ユキ
中村ユキさま
病院のケースワーカーからも
連絡を頂き、今後について
話し随時連絡をとりあう
ことになっています。
障害者のサービスのパンフを
送ります。合いそうな施設の
候補にフセンを貼っています。
心配なことがあれば
いつでも連絡ください。
一緒に考えましょう。支援センター
M
ほんとは、もっと
詳しく書かれて
あります
関係先への報告書
関係先からの返信や
そのほかには手紙などを貼ってます

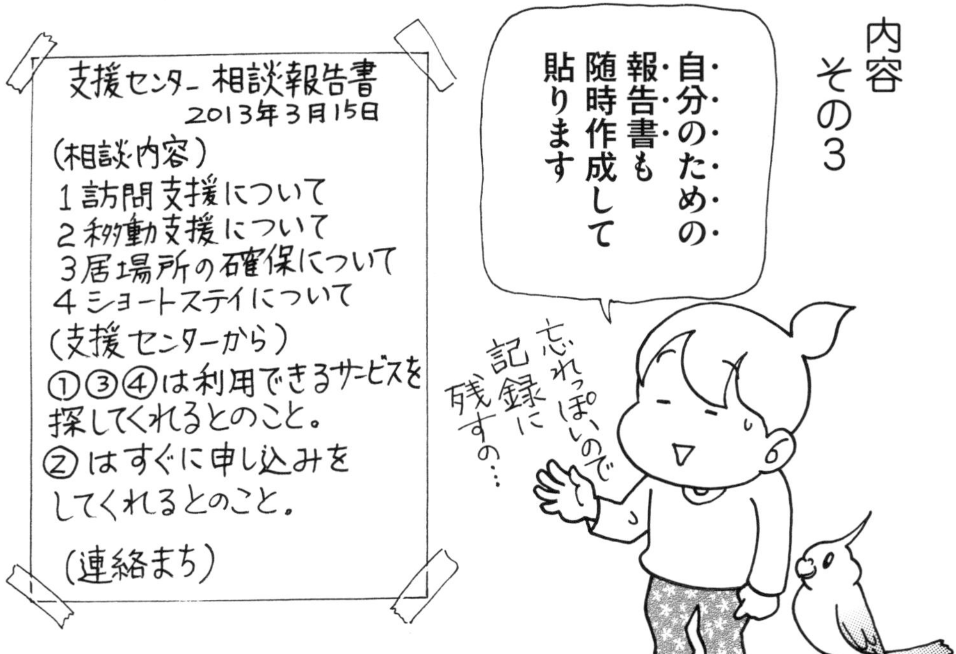
内容 その3
支援センター 相談報告書
2013年3月15日
(相談内容)
1 訪問支援について
2 移動支援について
3 居場所の確保について
4 ショートステイについて
(支援センターから)
①③④は利用できるサービスを
探してくれるとのこと。
②はすぐに申し込みを
してくれるとのこと。
(連絡まち)
自分のための報告書も随時作成して貼ります
忘れっぽいので記録に残すの…

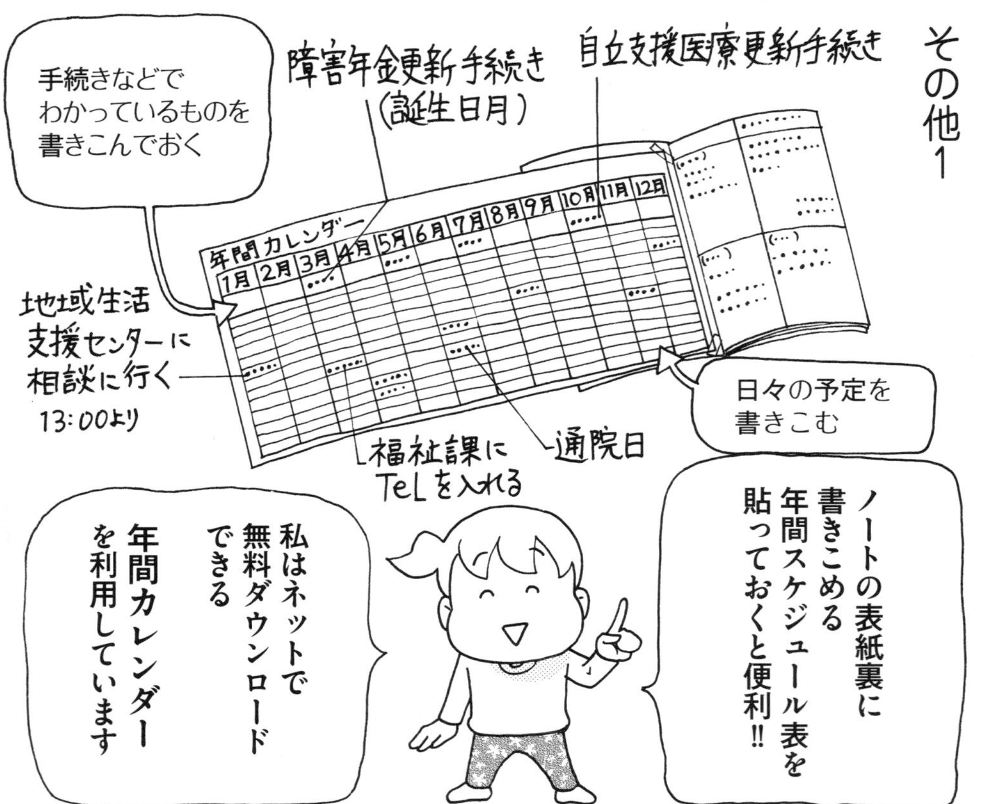
その他1
自立支援医療更新手続き
障害年金更新手続き
（誕生日月）
手続きなどで
わかっているものを
書きこんでおく
年間カレンダー
1月 2月 3月 4月 5月 6月 7月 8月 9月 10月 11月 12月
地域生活
支援センターに
相談に行く
13:00より
福祉課に
TeLを入れる
通院日
日々の予定を
書きこむ
ノートの表紙裏に
書きこめる
年間スケジュール表を
貼っておくと便利!!
私はネットで
無料ダウンロード
できる
年間カレンダー
を利用しています

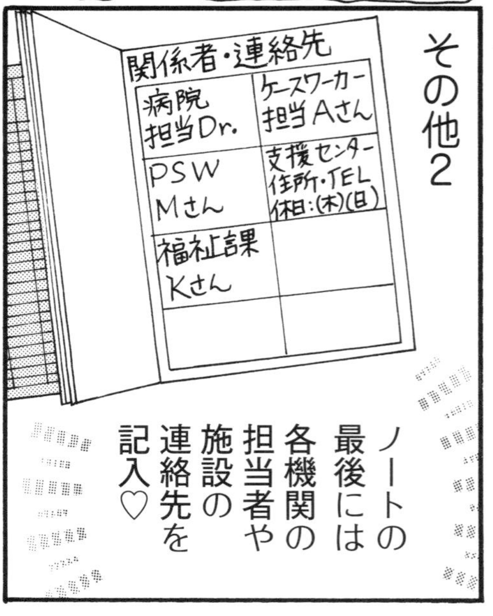
その他2
関係者・連絡先
病院
担当Dr.
ケースワーカー
担当Aさん
PSW
Mさん
支援センター
住所・TEL
休日:(木)(日)
福祉課
Kさん
ノートの
最後には
各機関の
担当者や
施設の
連絡先を
記入♡

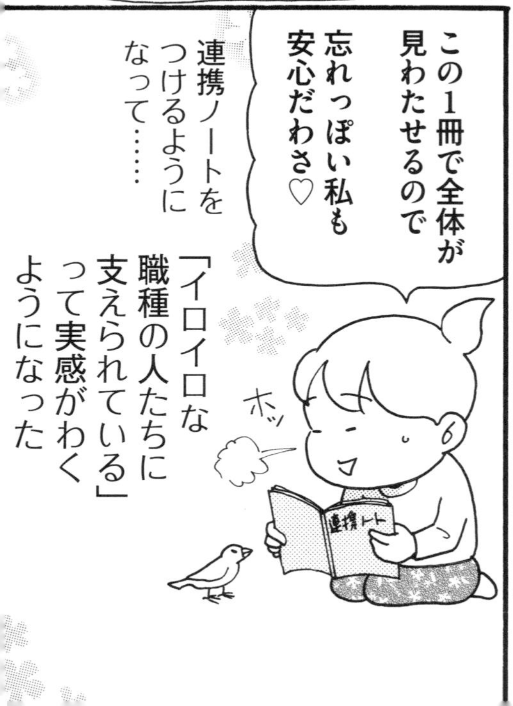
この1冊で全体が
見わたせるので
忘れっぽい私も
安心だわさ♡
ホッ
連携ノート
連携ノートを
つけるように
なって……
「イロイロな
職種の人たちに
支えられている」
って実感がわく
ようになった

〈相談の時〉

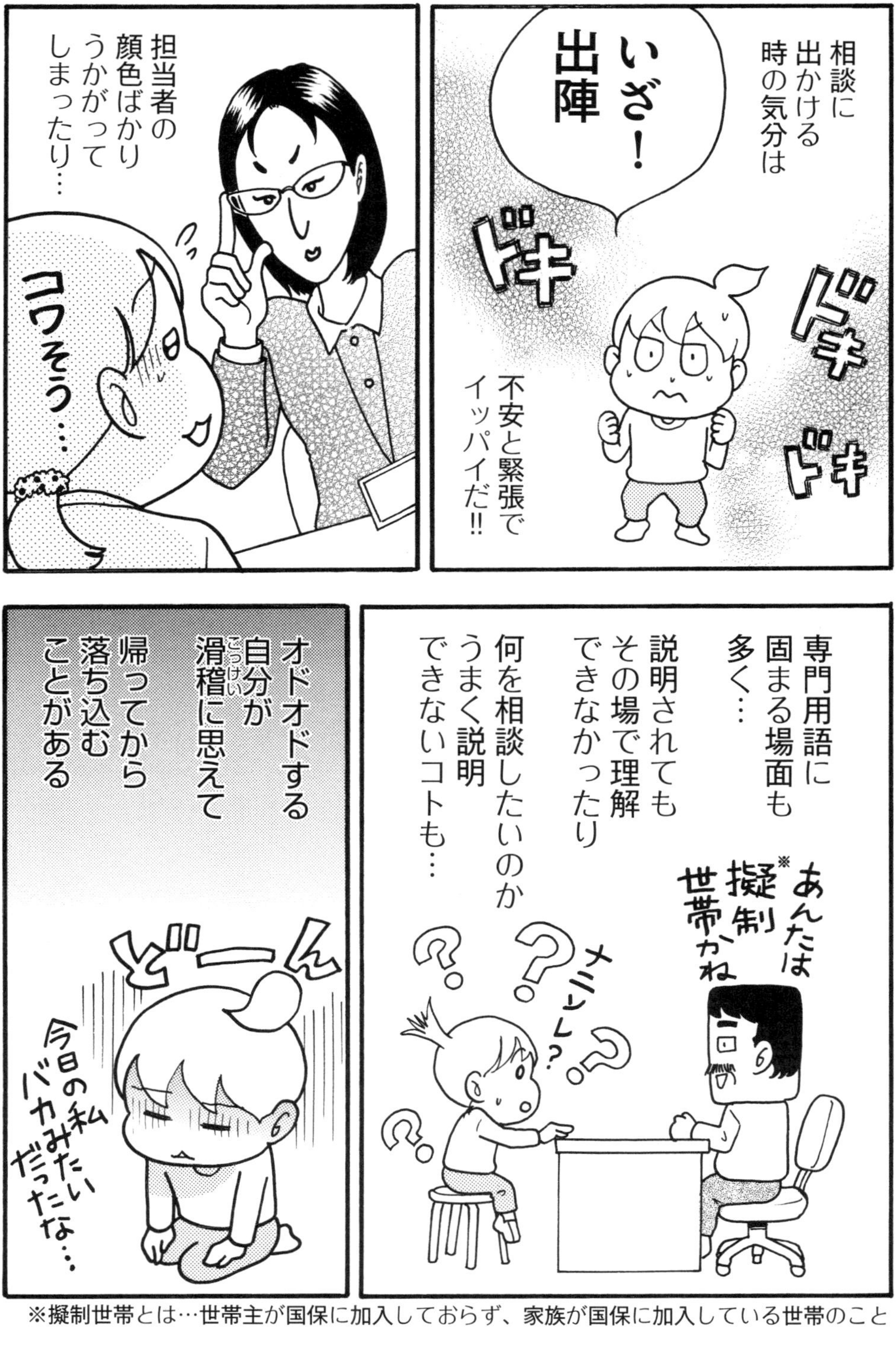
相談に出かける時の気分は
いざ! 出陣
ドキドキ
ドキドキ
ドキ
不安と緊張でイッパイだ!!
担当者の顔色ばかりうかがってしまったり…
コワそう…
専門用語に固まる場面も多く…
説明されてもその場で理解できなかったり
何を相談したいのかうまく説明できないコトも…
あんたは擬制※世帯かね
ナニソレ?
オドオドする自分が滑稽《こっけい》に思えて帰ってから落ち込むことがある
どーん
今日の私バカみたいだったな…

※擬制世帯とは…世帯主が国保に加入しておらず、家族が国保に加入している世帯のこと

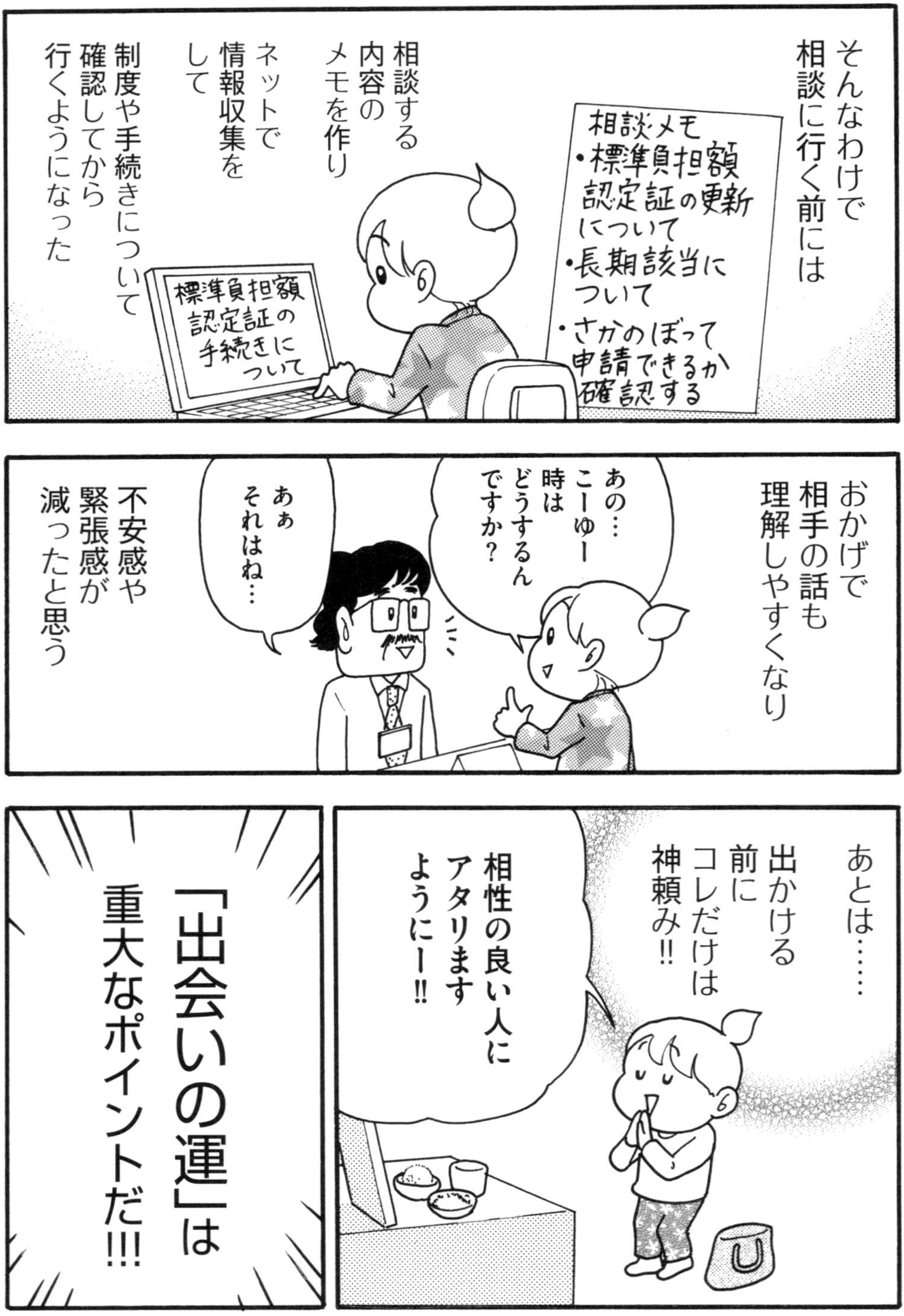
そんなわけで相談に行く前には
相談メモ
・標準負担額認定証の更新について
・長期該当について
・さかのぼって申請できるか確認する
相談する内容のメモを作り
ネットで情報収集をして
制度や手続きについて確認してから行くようになった
標準負担額認定証の手続きについて
おかげで相手の話も理解しやすくなり
あの… こーゆー時はどうするんですか?
あぁ それはね…
不安感や緊張感が減ったと思う
あとは……
出かける前にコレだけは神頼み!!
相性の良い人にアタリますようにー!!
「出会いの運」は重大なポイントだ!!!

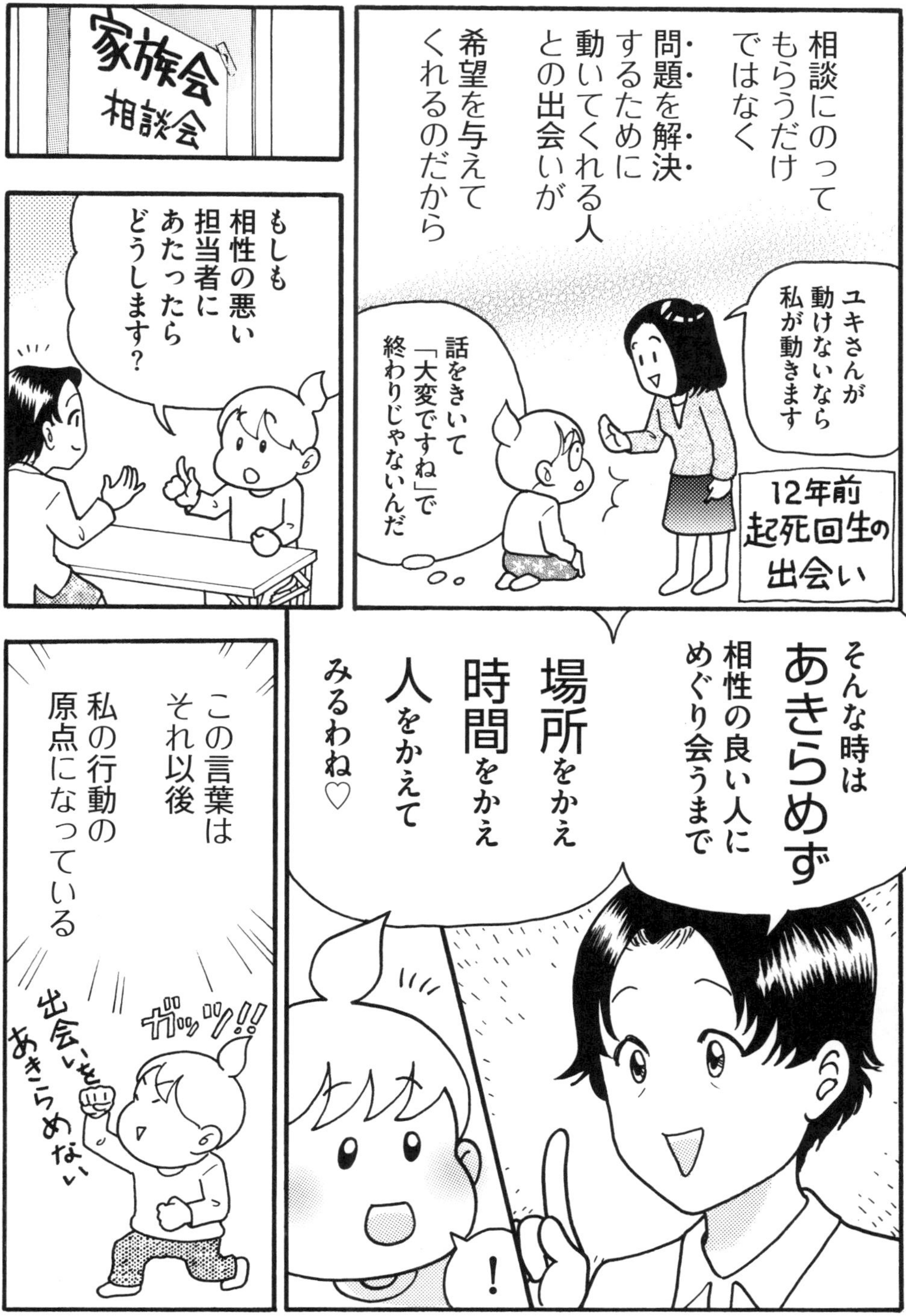
相談にのってもらうだけではなく問題を解決するために動いてくれる人との出会いが希望を与えてくれるのだから
ユキさんが動けないなら私が動きます
話をきいて「大変ですね」で終わりじゃないんだ
12年前 起死回生の出会い
家族会 相談会
もしも相性の悪い担当者にあたったらどうします？
そんな時はあきらめず相性の良い人にめぐり会うまで
場所をかえ時間をかえ人をかえてみるわね♡
!
この言葉はそれ以後私の行動の原点になっている
ガッツ!!
出会いをあきらめない

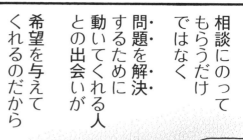

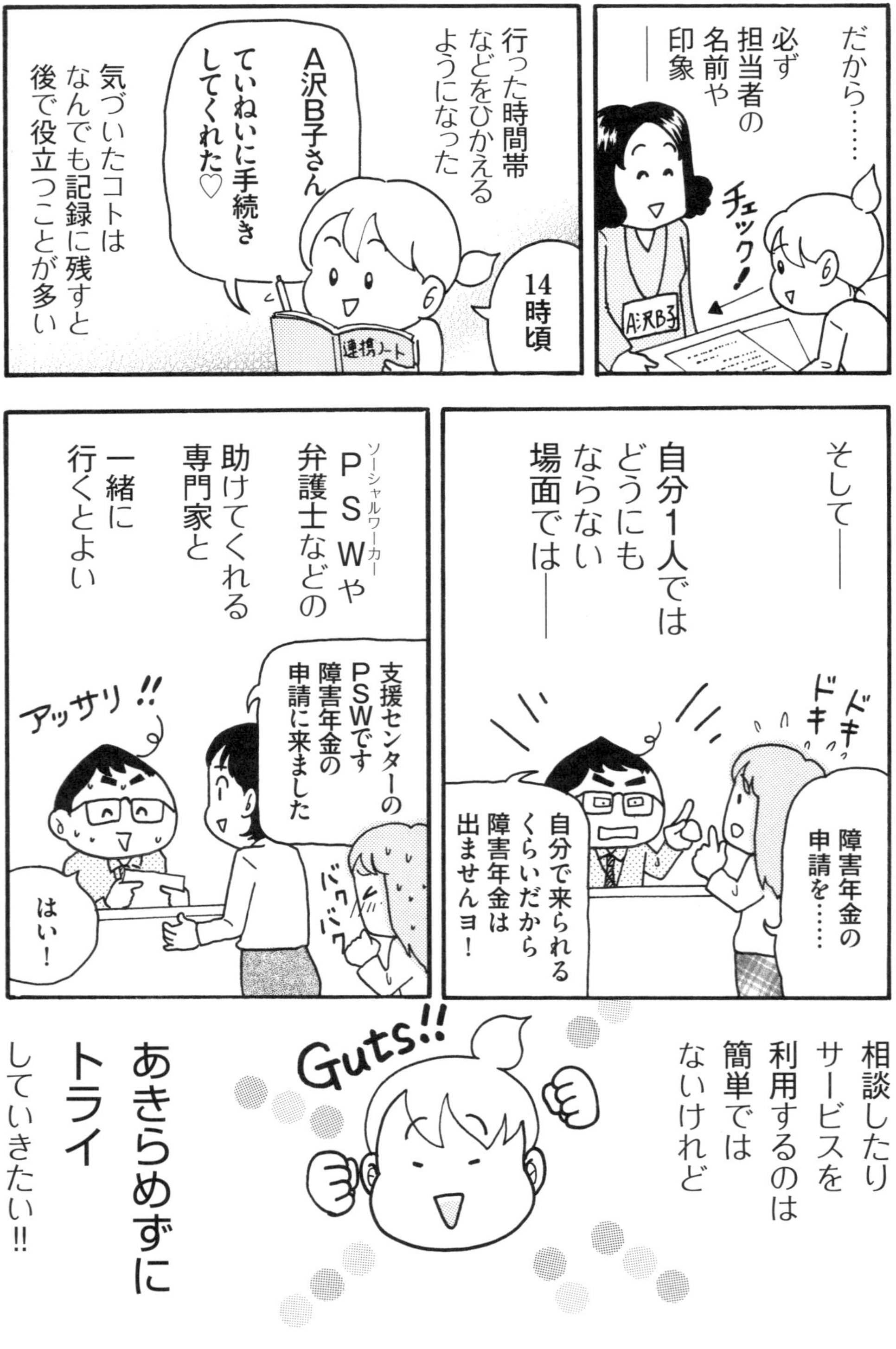
だから……
必ず担当者の名前や印象——
チェック!
A:沢B子
行った時間帯などをひかえるようになった
14時頃
A沢B子さんていねいに手続きしてくれた♡
連携ノート
気づいたコトはなんでも記録に残すと後で役立つことが多い
そして——
自分1人ではどうにもならない場面では——
障害年金の申請を……
ドキドキ
自分で来られるくらいだから障害年金は出ませんヨ!
PSW《ソーシャルワーカー》や弁護士などの助けてくれる専門家と一緒に行くとよい
支援センターのPSWです障害年金の申請に来ました
アッサリ!!
はい!
相談したりサービスを利用するのは簡単ではないけれど
Guts!!
あきらめずにトライしていきたい!!

# 毎日がてんやわんや

## 〈母の急逝〉

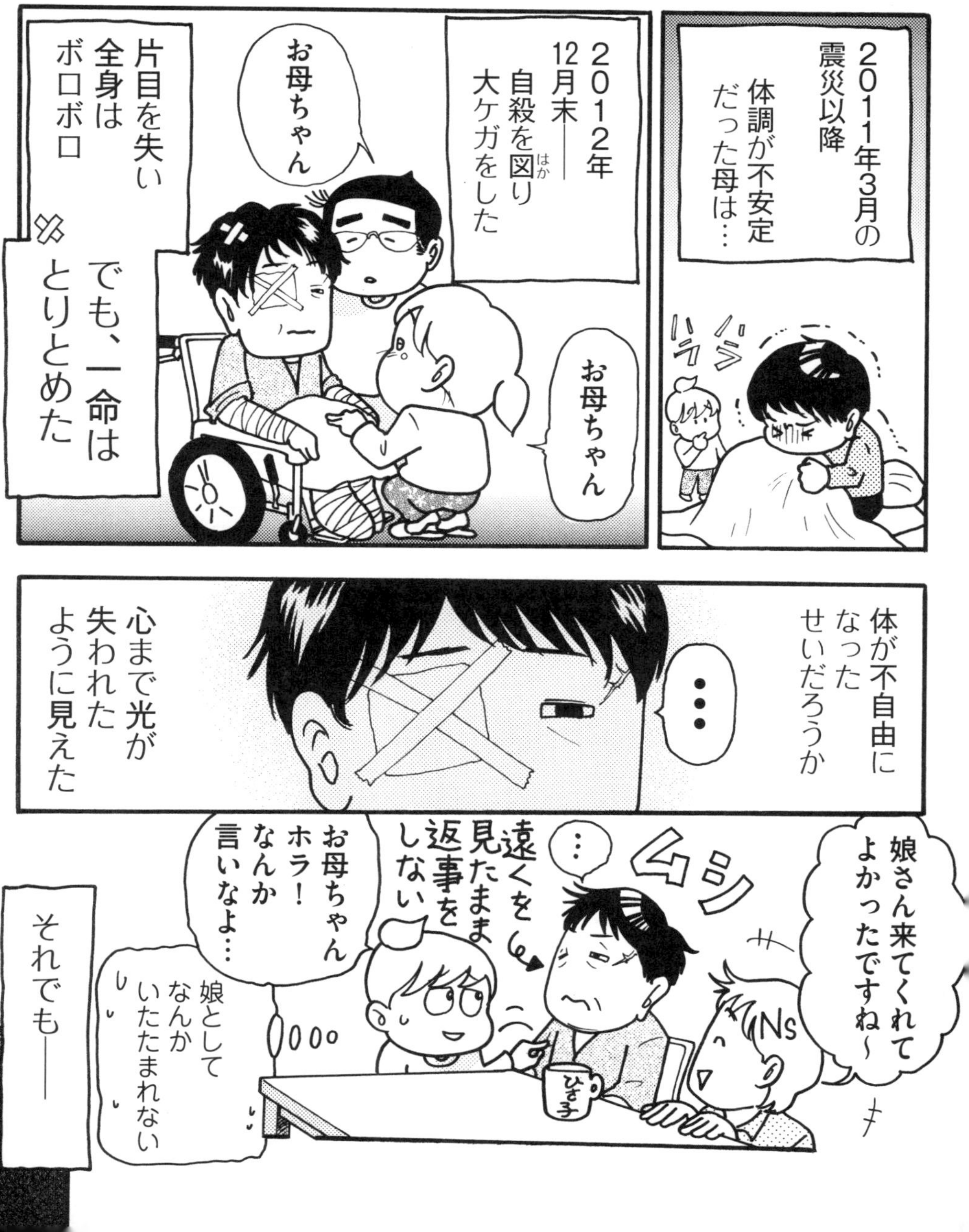

2011年3月の震災以降
体調が不安定だった母は…
ハラハラ
2012年12月末――
自殺を図《はか》り大ケガをした
お母ちゃん
お母ちゃん
片目を失い全身はボロボロ
でも、一命はとりとめた
体が不自由になったせいだろうか
…
心まで光が失われたように見えた
娘さん来てくれてよかったですね〜
Ns
ムシ
…
遠くを見たまま返事をしない
お母ちゃんホラ！なんか言いなよ…
娘としてなんかいたたまれない
ひさ子
それでも――

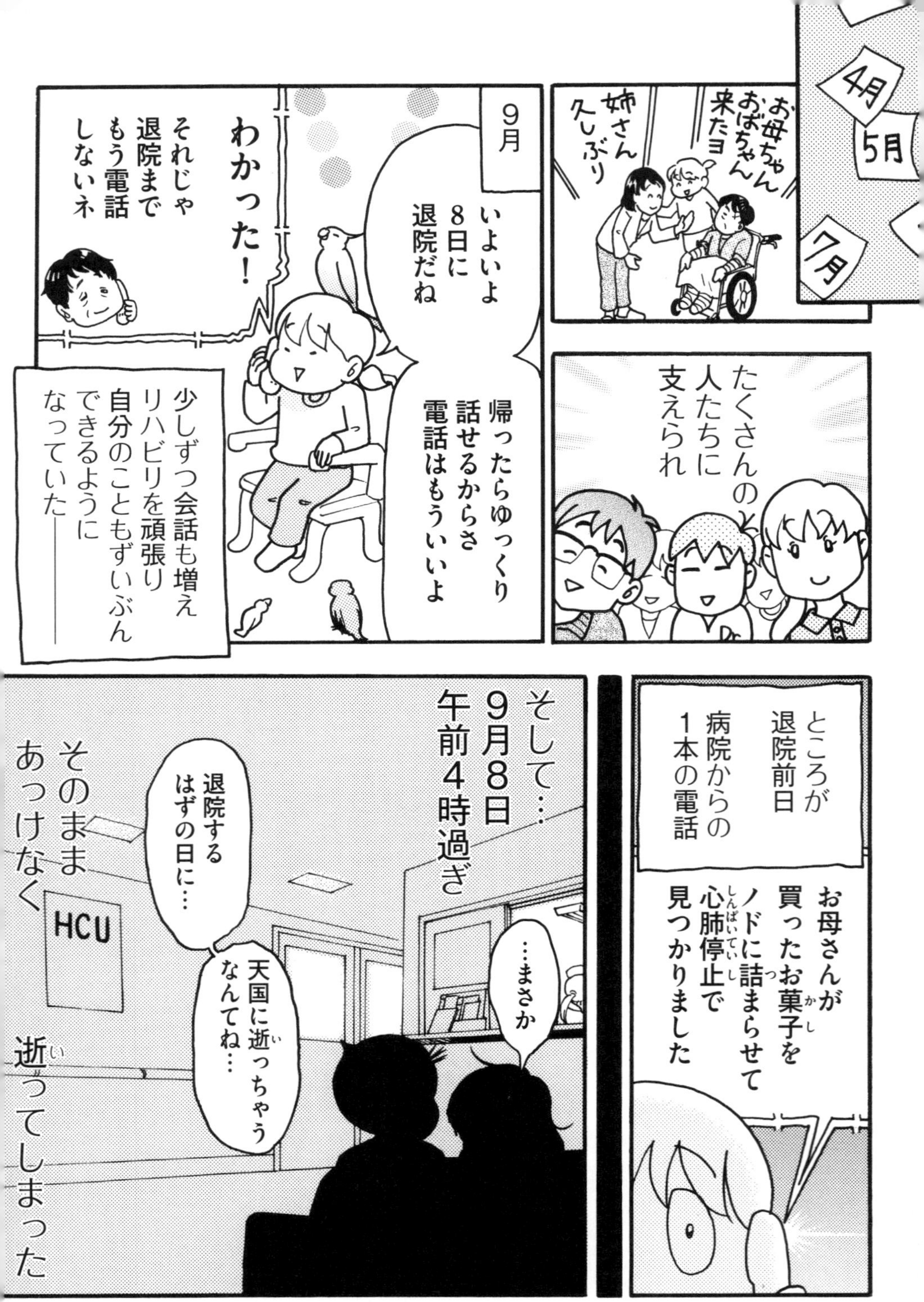
4月
5月
7月
お母ちゃんおばちゃん来たヨ
姉さん久しぶり
たくさんの人たちに支えられ
9月
いよいよ8日に退院だね
帰ったらゆっくり話せるからさ電話はもういいよ
わかった!
それじゃ退院までもう電話しないネ
少しずつ会話も増えリハビリを頑張り自分のこともずいぶんできるようになっていた——
ところが退院前日病院からの1本の電話
お母さんが買ったお菓子《かし》をノドに詰《つ》まらせて心肺停止《しんぱいていし》で見つかりました
そして…9月8日午前4時過ぎ
…まさか
退院するはずの日に…
天国に逝《い》っちゃうなんてね…
HCU
そのままあっけなく逝《い》ってしまった

※母の急逝についてのご報告をホームページでも書かせていただいています。
『ゆきたき HP』(http://yukitakihp2.main.jp/)

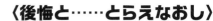

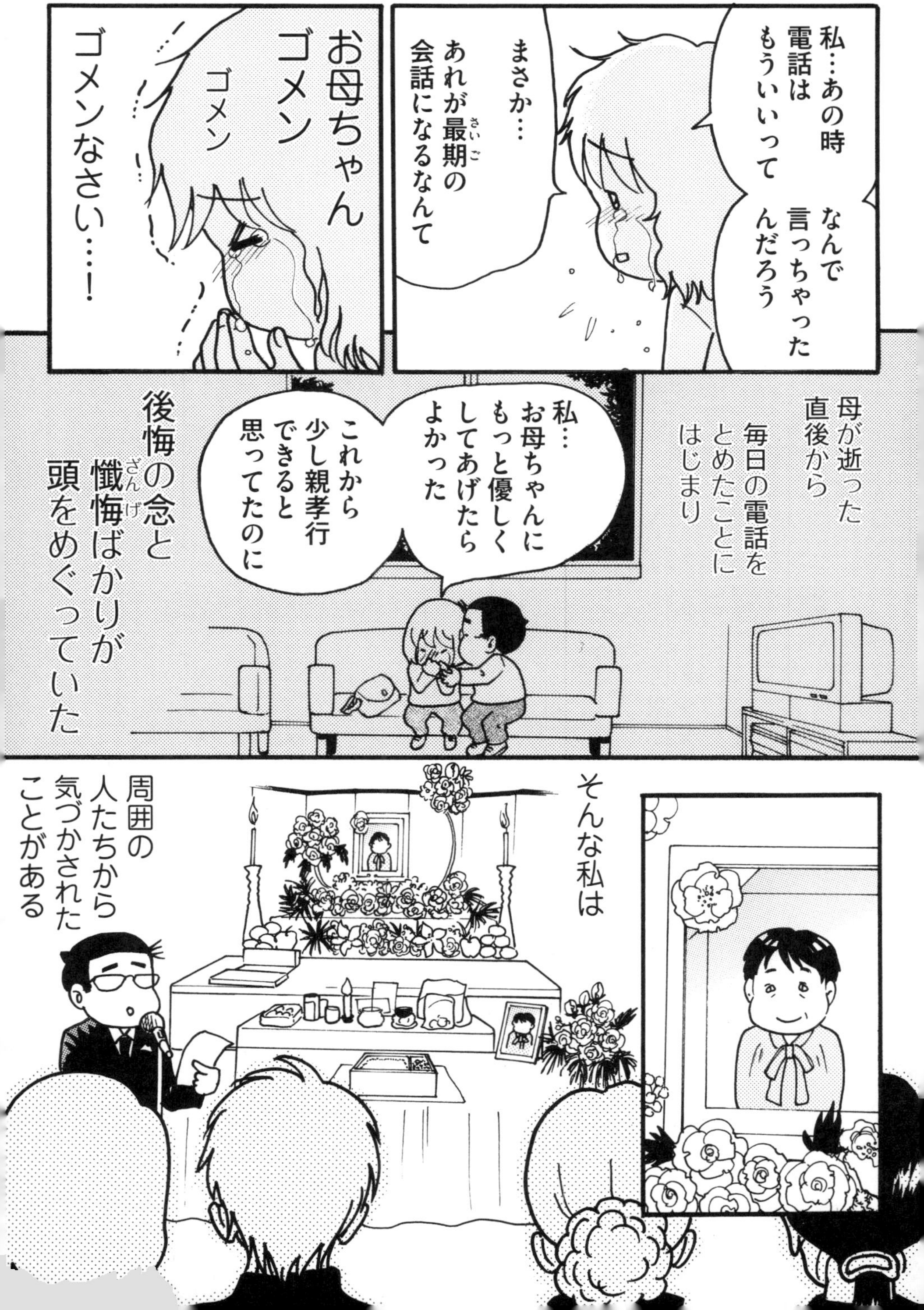
私…あの時
電話は
もういいって
なんで
言っちゃった
んだろう
まさか…
あれが最期《さいご》の
会話になるなんて
お母ちゃん
ゴメン
ゴメン
ゴメンなさい…!
母が逝った
直後から
毎日の電話を
とめたことに
はじまり
私…
お母ちゃんに
もっと優しく
してあげたら
よかった
これから
少し親孝行
できると
思ってたのに
後悔の念と
懺悔《ざんげ》ばかりが
頭をめぐっていた
そんな私は
周囲の
人たちから
気づかされた
ことがある

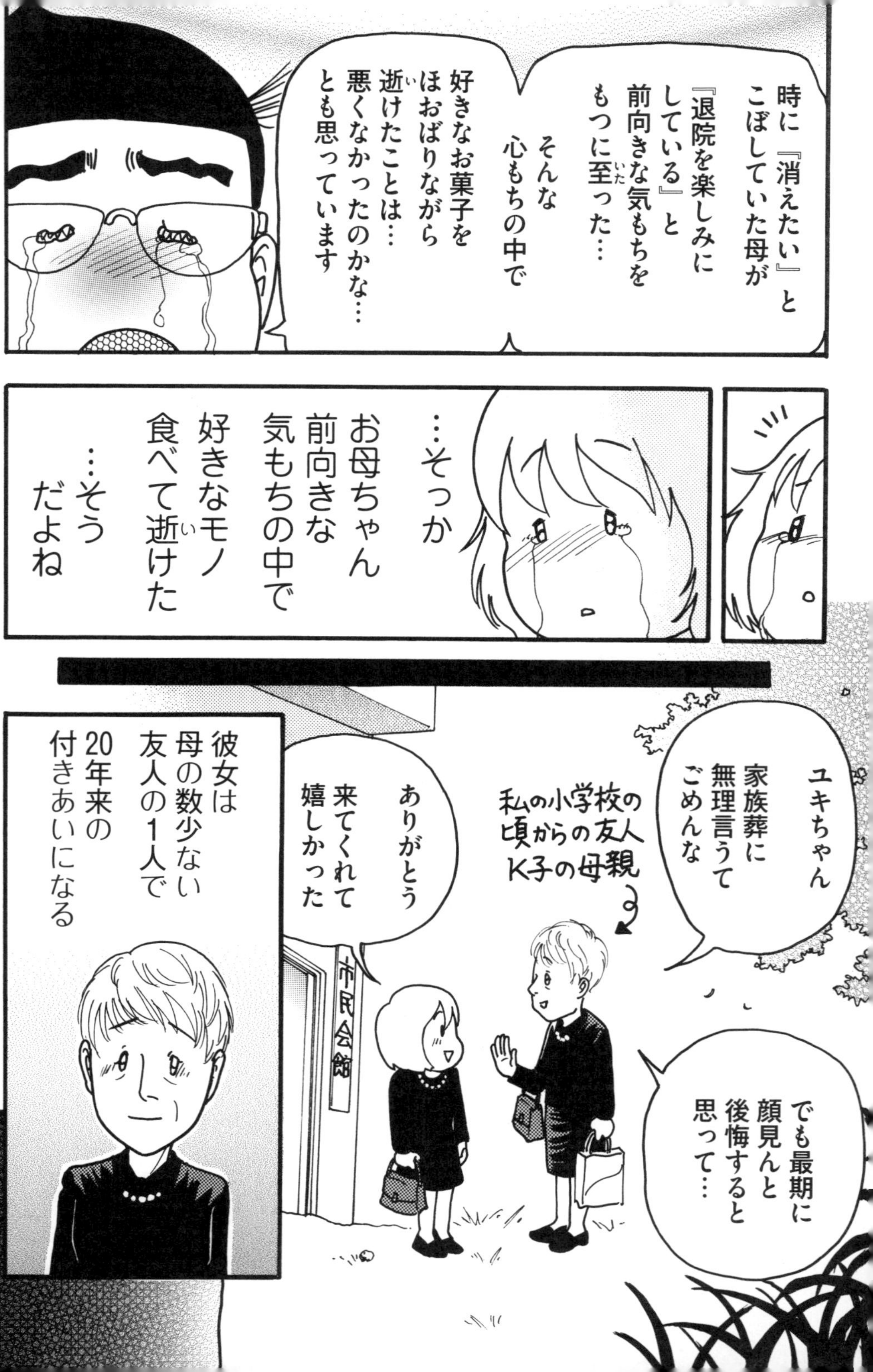
時に『消えたい』とこぼしていた母が『退院を楽しみにしている』と前向きな気もちをもつに至《いた》った…
そんな心もちの中で
好きなお菓子をほおばりながら逝《い》けたことは…悪くなかったのかな…とも思っています
…そっか お母ちゃん前向きな気もちの中で好きなモノ食べて逝《い》けた …そうだよね
ユキちゃん 家族葬に無理言うてごめんな
私の小学校の頃からの友人 K子の母親
ありがとう 来てくれて嬉しかった
でも最期に顔見んと後悔すると思って…
市民会館
彼女は母の数少ない友人の1人で20年来の付きあいになる

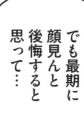

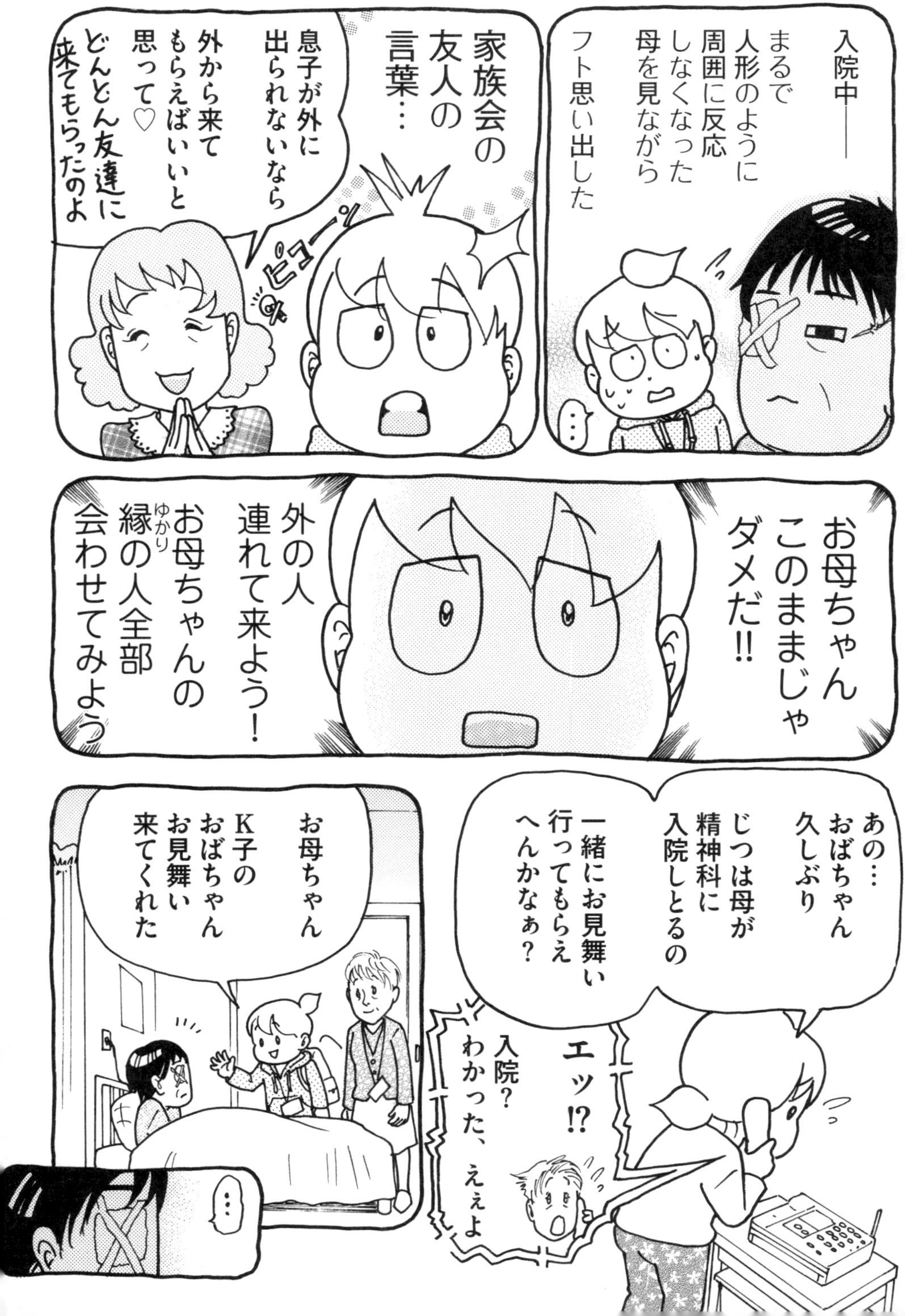
入院中――
まるで人形のように周囲に反応しなくなった母を見ながら
フト思い出した
…
家族会の友人の言葉…
息子が外に出られないなら外から来てもらえばいいと思って♡どんどん友達に来てもらったのよ
ピューッ
お母ちゃんこのままじゃダメだ!!
外の人連れて来よう! お母ちゃんの縁《ゆかり》の人全部会わせてみよう
あの…おばちゃん久しぶり じつは母が精神科に入院しとるの 一緒にお見舞い行ってもらえへんかなぁ?
エッ!?
入院? わかった、ええよ
お母ちゃん K子のおばちゃんお見舞い来てくれた
…

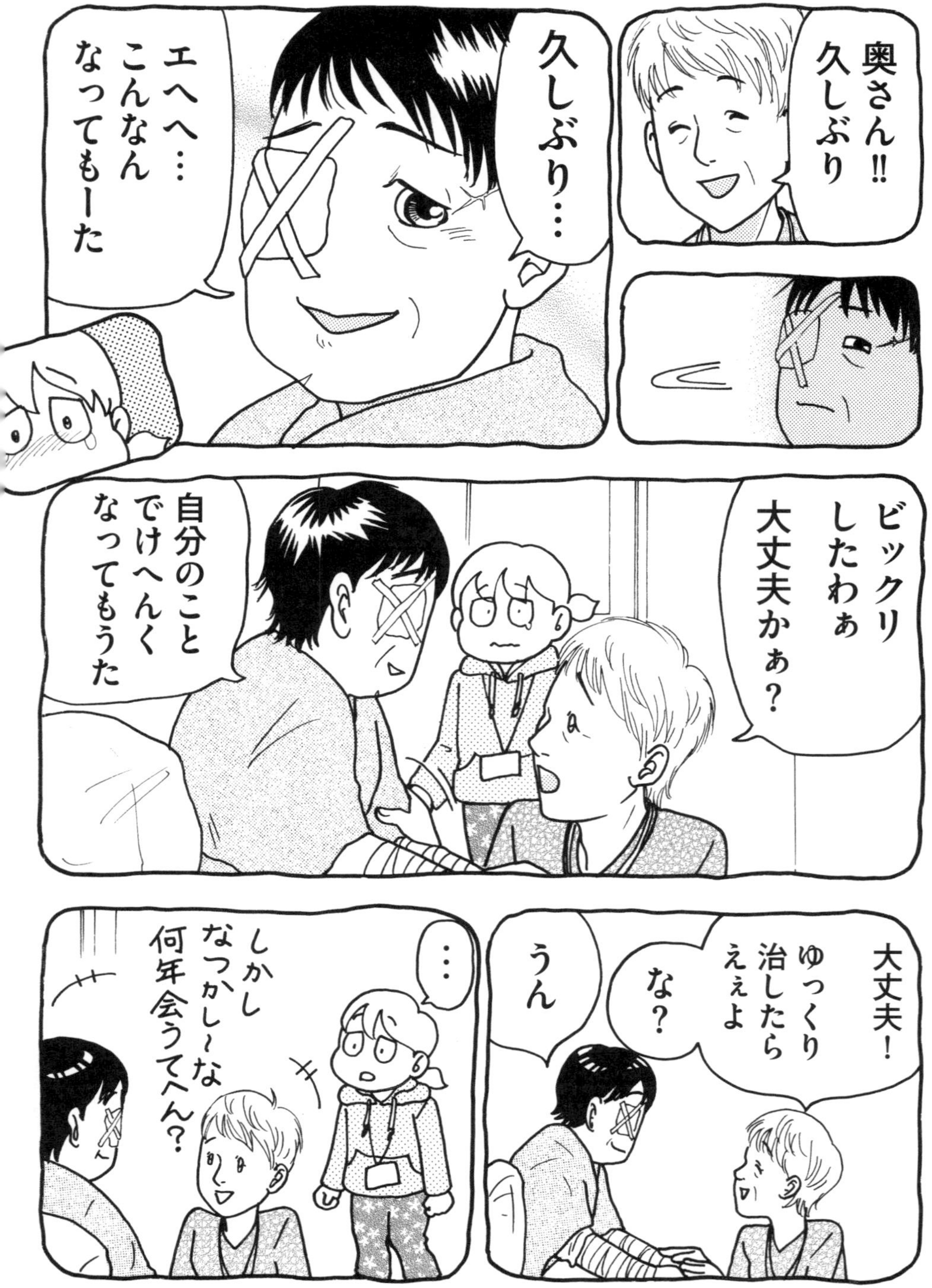
奥さん!!
久しぶり
久しぶり…
エヘヘ…
こんなん
なってもーた
ビックリ
したわぁ
大丈夫かぁ？
自分のこと
でけへんく
なってもうた
大丈夫！
ゆっくり
治したら
ええよ
な？
うん
…
しかし
なつかし～な
何年会うてへん？

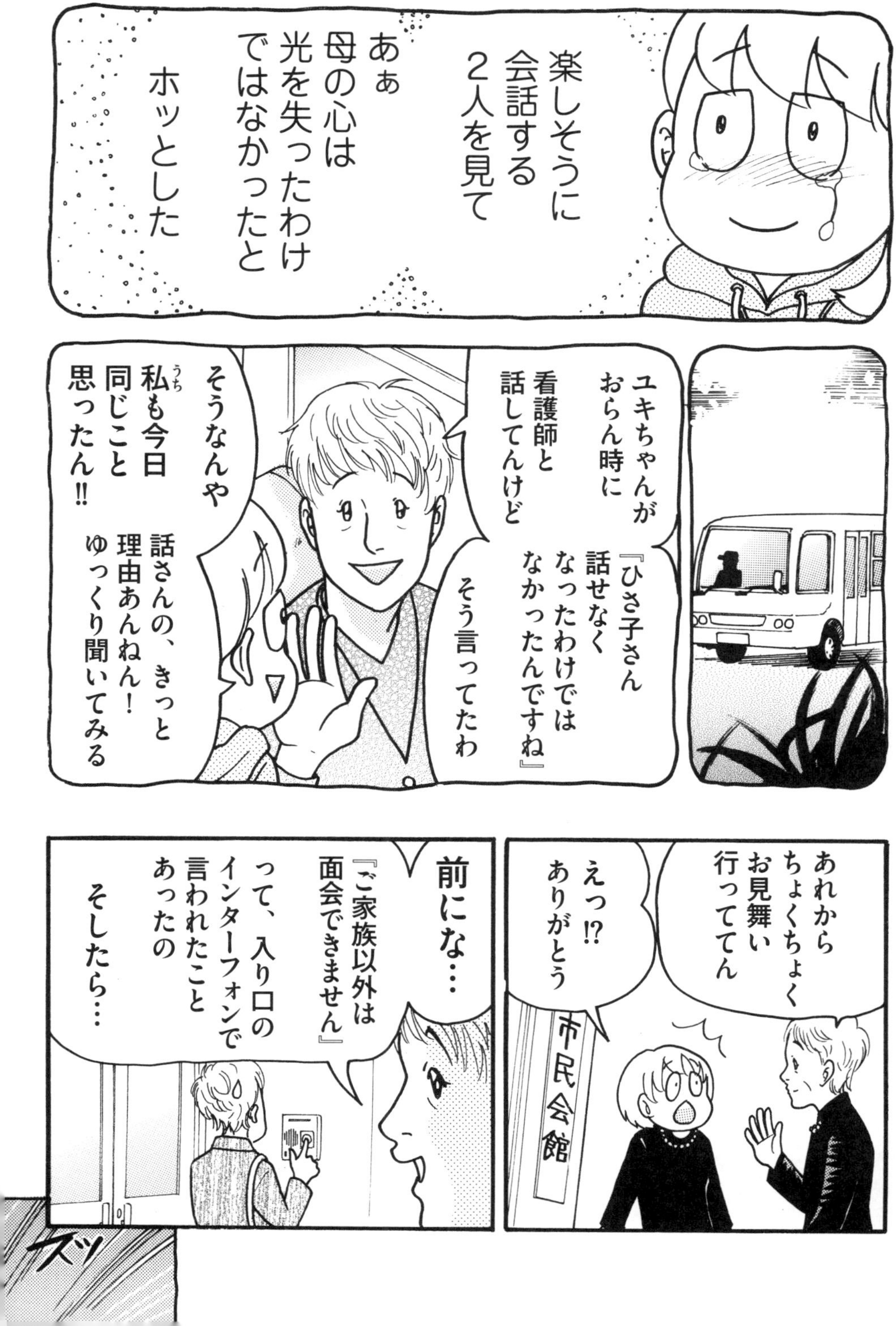
楽しそうに会話する2人を見て
あぁ 母の心は光を失ったわけではなかったと
ホッとした
ユキちゃんがおらん時に看護師と話してんけど
『ひさ子さん話せなくなったわけではなかったんですね』
そう言ってたわ
そうなんや 私《うち》も今日同じこと思ったん!!
話さんの、きっと理由あんねん! ゆっくり聞いてみる
あれからちょくちょくお見舞い行っててん
えっ!? ありがとう
市民会館
前にな…
『ご家族以外は面会できません』って、入り口のインターフォンで言われたことあったの
そしたら…
ズッ

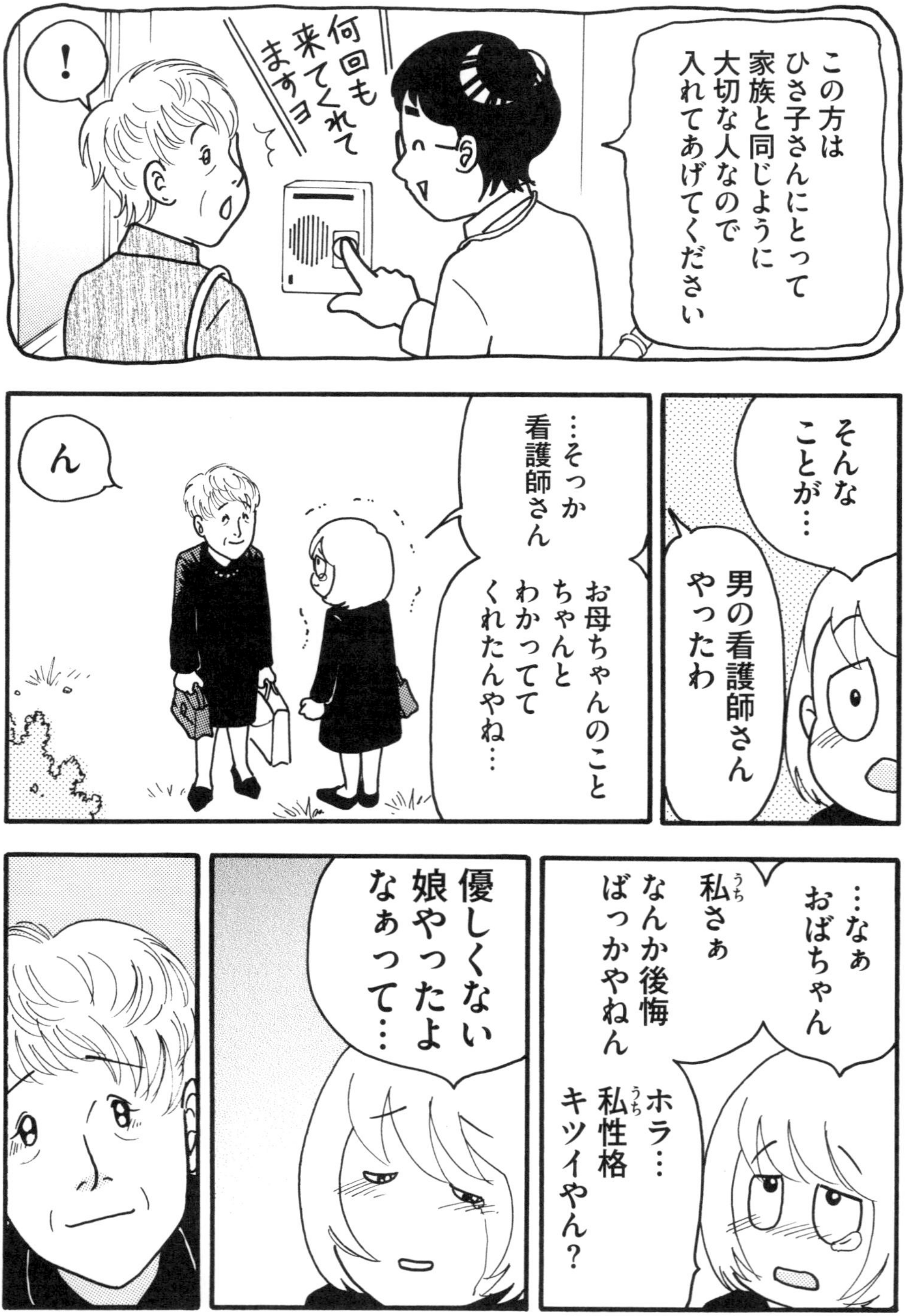
この方は
ひさ子さんにとって
家族と同じように
大切な人なので
入れてあげてください
何回も
来てくれて
ますヨ
!
そんな
ことが…
男の看護師さん
やったわ
…そっか
看護師さん
お母ちゃんのこと
ちゃんと
わかってて
くれたんやね…
ん
…なぁ
おばちゃん
私《うち》さぁ
なんか後悔
ばっかやねん
ホラ…
私《うち》性格
キツイやん？
優しくない
娘やったよ
なぁって…

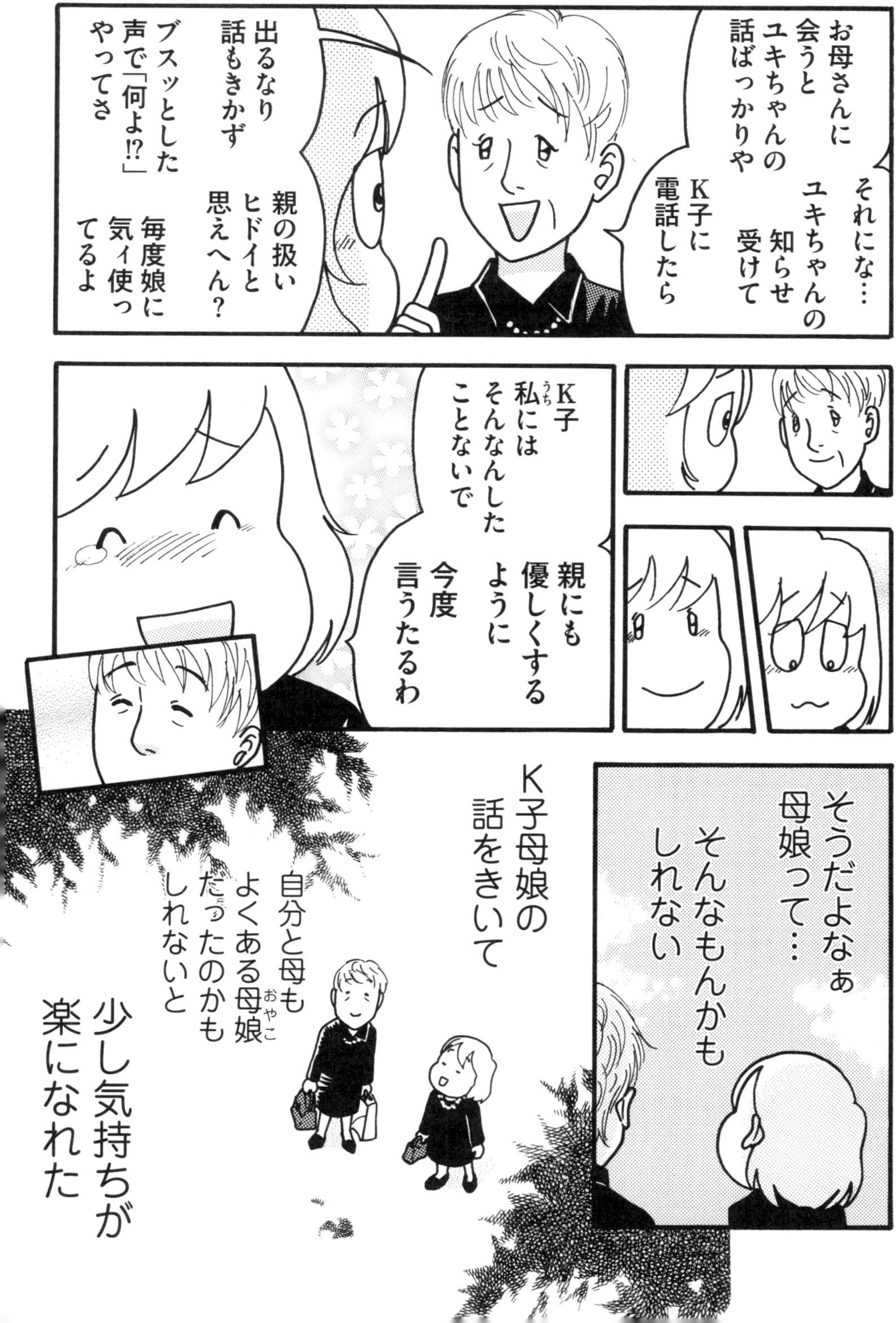

お母さんに会うとユキちゃんの話ばっかりや
それにな…ユキちゃんの知らせ受けてK子に電話したら
出るなり話もきかずブスッとした声で「何よ!?」やってさ
親の扱いヒドイと思えへん? 毎度娘に気ィ使ってるよ
K子私《うち》にはそんなんしたことないで
親にも優しくするように今度言うたるわ
そうだよなぁ母娘って…そんなもんかもしれない
K子母娘の話をきいて
自分と母もよくある母娘《おやこ》だったのかもしれないと
少し気持ちが楽になれた

〈じわり じわり〉

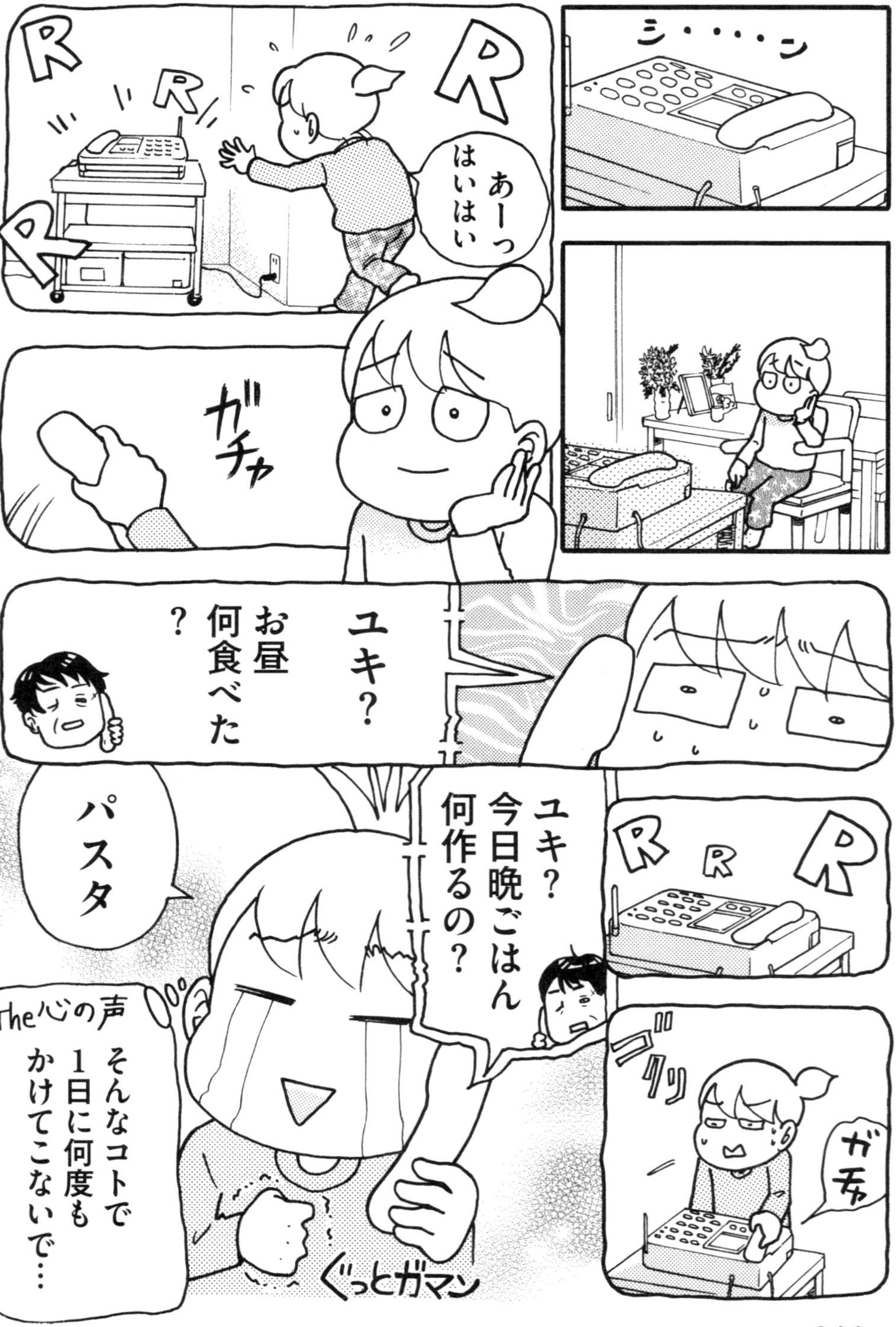
R
R
R
R
あーっ はいはい
シ・・・・ン
ガチャ
ユキ? お昼 何食べた?
R
R
R
ユキ? 今日晩ごはん 何作るの?
パスタ
ゴクリ
ガチャ
The心の声
そんなコトで 1日に何度も かけてこないで…
ぐっとガマン

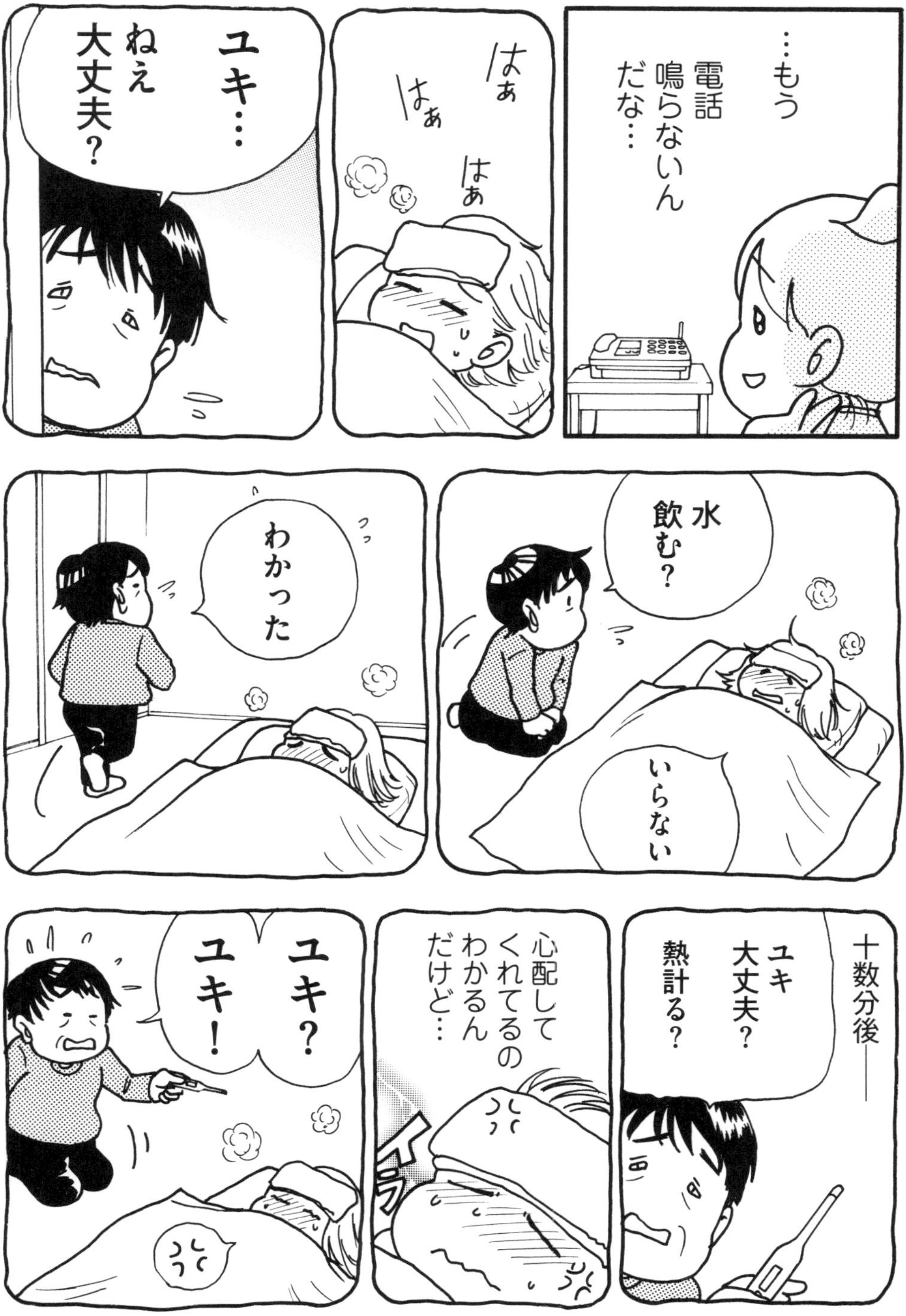
…もう電話鳴らないんだな…
はぁ
はぁ
はぁ
ユキ…ねえ大丈夫？
水飲む？
いらない
わかった
十数分後――
ユキ大丈夫？熱計る？
心配してくれてるのわかるんだけど…
イラ
ユキ？ユキ！

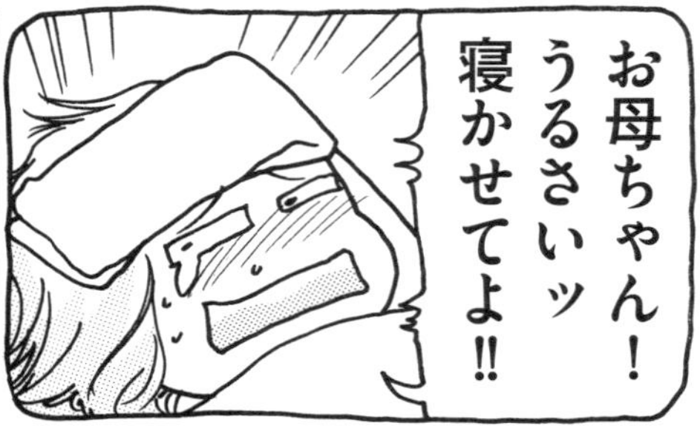
お母ちゃん！
うるさいッ
寝かせてよ!!

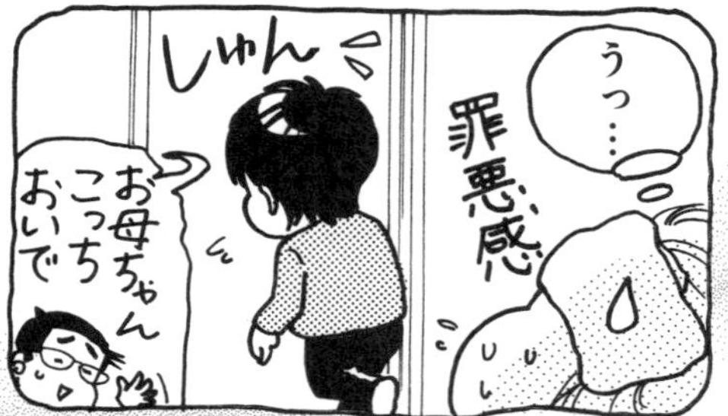
しゅん
うっ…
罪悪感
お母ちゃん
こっち
おいで

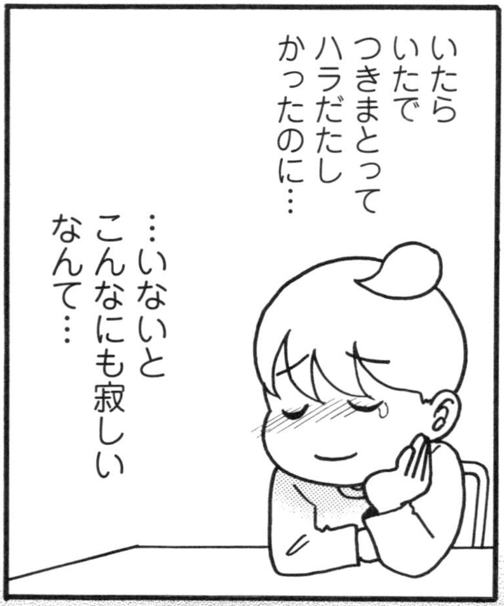
いたら
いたで
つきまとって
ハラだたし
かったのに…
…いないと
こんなにも寂しい
なんて…

失った悲しみは
「あとから
じわり
じわりと
くるんだよ」
そう聞いて
いたけれど…
こういうコト
なのだろう

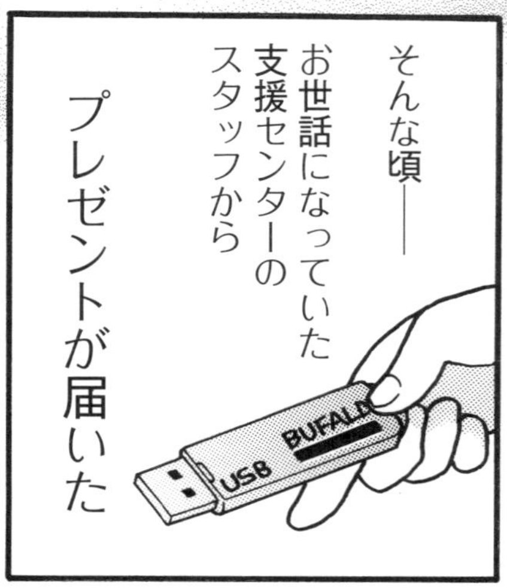
そんな頃——
お世話になっていた
支援センターの
スタッフから
プレゼントが届いた
USB
BUFALO

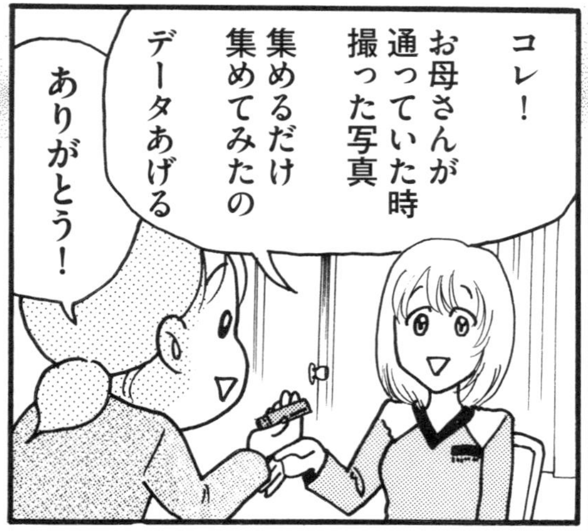
コレ！
お母さんが
通っていた時
撮った写真
集めるだけ
集めてみたの
データあげる
ありがとう！

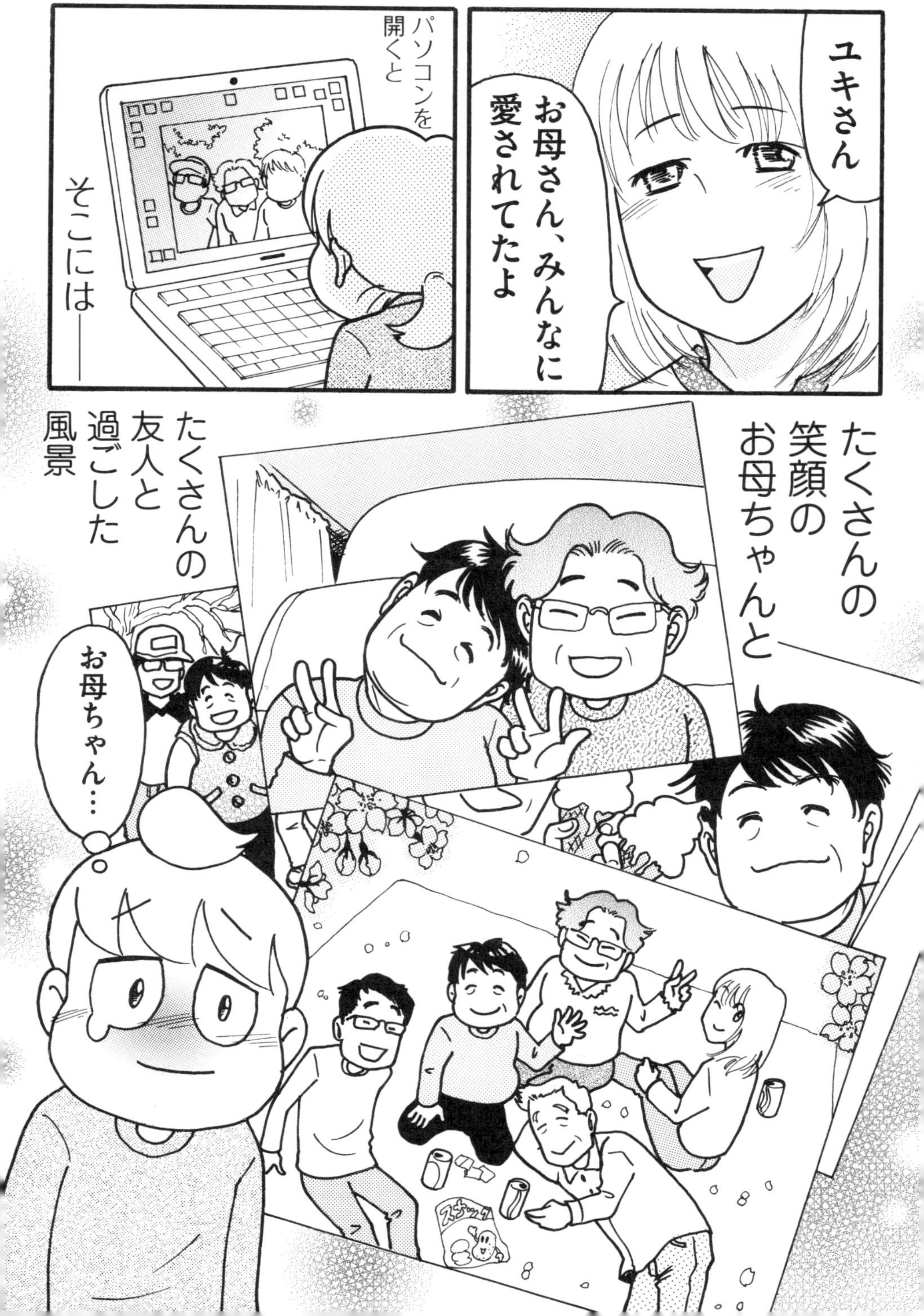
ユキさん
お母さん、みんなに愛されてたよ
パソコンを開くと
そこには――
たくさんの笑顔のお母ちゃんと――
たくさんの友人と過ごした風景
お母ちゃん…

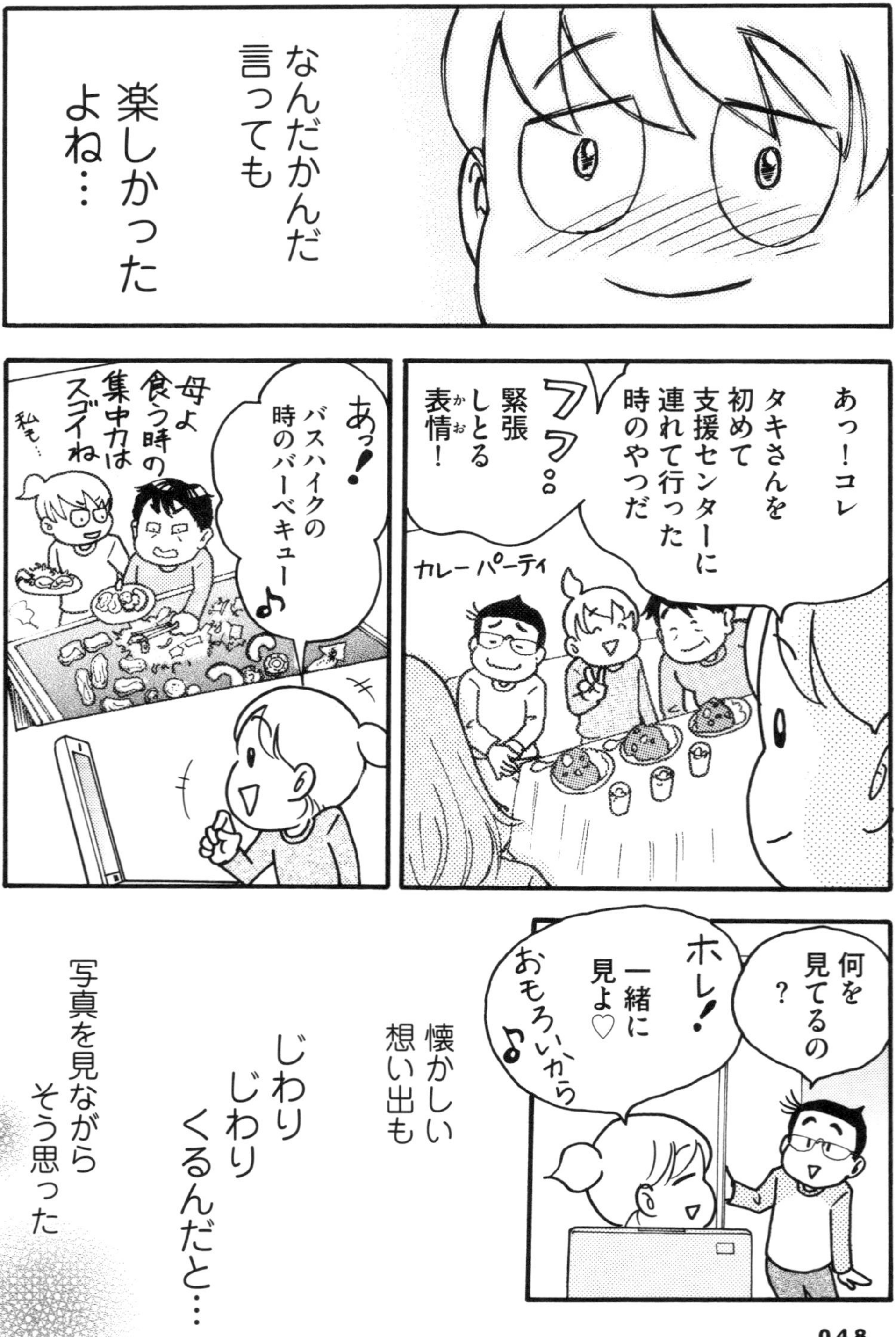
なんだかんだ言っても楽しかったよね…
あっ！コレ タキさんを初めて支援センターに連れて行った時のやつだ
フフ。緊張しとる表情《かお》！
カレーパーティ
あっ！バスハイクの時のバーベキュー♪
母よ 食う時の集中力はスゴイね
私も…
何を見てるの？
ホレ！一緒に見よ♡
おもろいから♪
懐かしい想い出も
じわりじわりくるんだと…
写真を見ながらそう思った

## 〈ありがとう〉

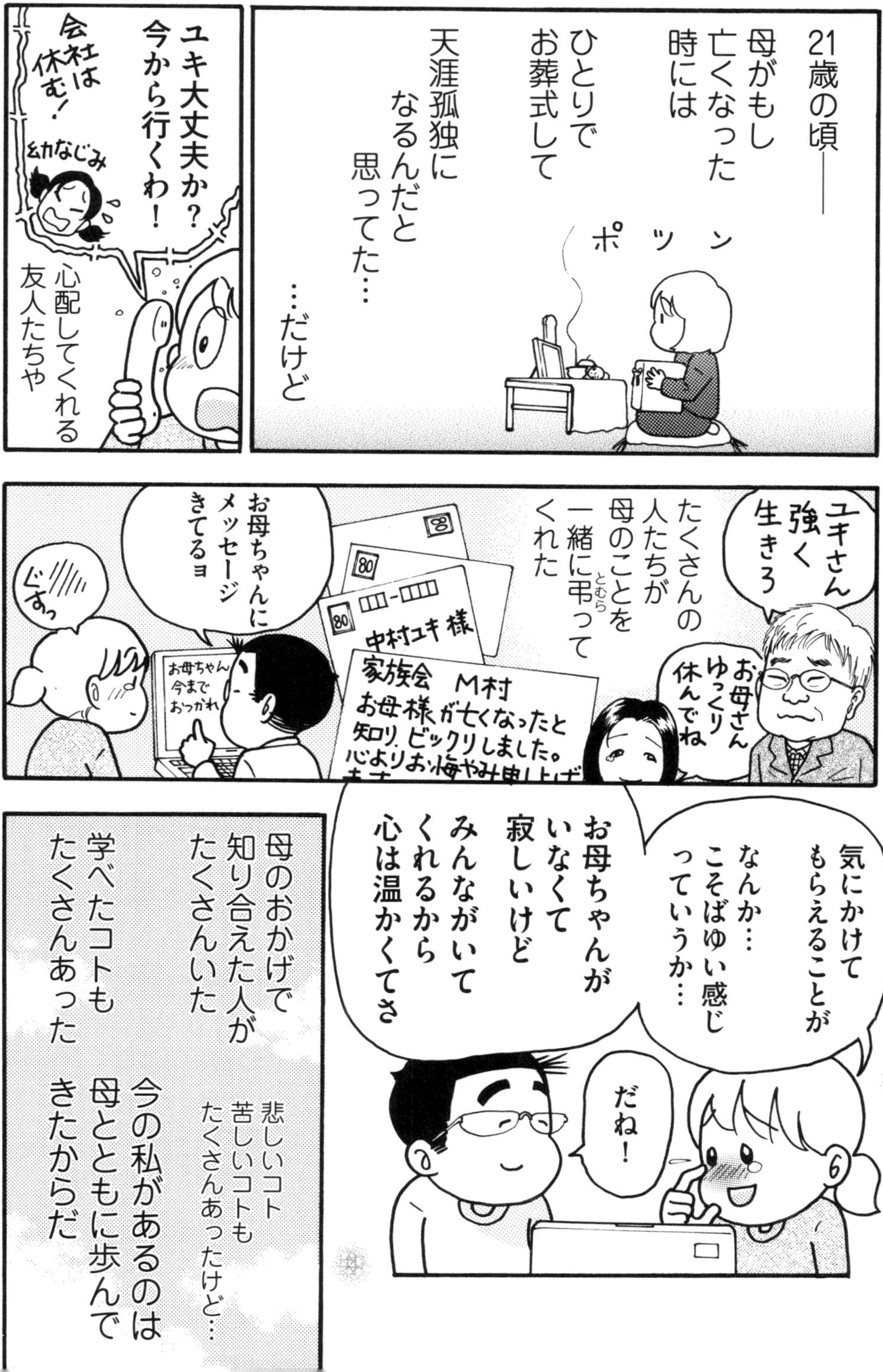
21歳の頃――
母がもし亡くなった時には
ひとりでお葬式して
天涯孤独になるんだと思ってた…
ポツン
…だけど
ユキ大丈夫か？今から行くわ！
会社は休む！
幼なじみ
心配してくれる友人たちや
ユキさん強く生きろ
たくさんの人たちが母のことを弔《とむら》ってくれた
お母さんゆっくり休んでね
80
80
80
中村ユキ様
家族会 M村
お母様が亡くなったと知り、ビックリしました。
心よりお悔やみ申し上げ
お母ちゃんにメッセージきてるョ
お母ちゃん今までおつかれ
ぐすっ
気にかけてもらえることがなんか…こそばゆい感じっていうか…
お母ちゃんがいなくて寂しいけどみんながいてくれるから心は温かくてさ
だね！
母のおかげで知り合えた人がたくさんいた
悲しいコト苦しいコトもたくさんあったけど…
学べたコトもたくさんあった
今の私があるのは母とともに歩んできたからだ

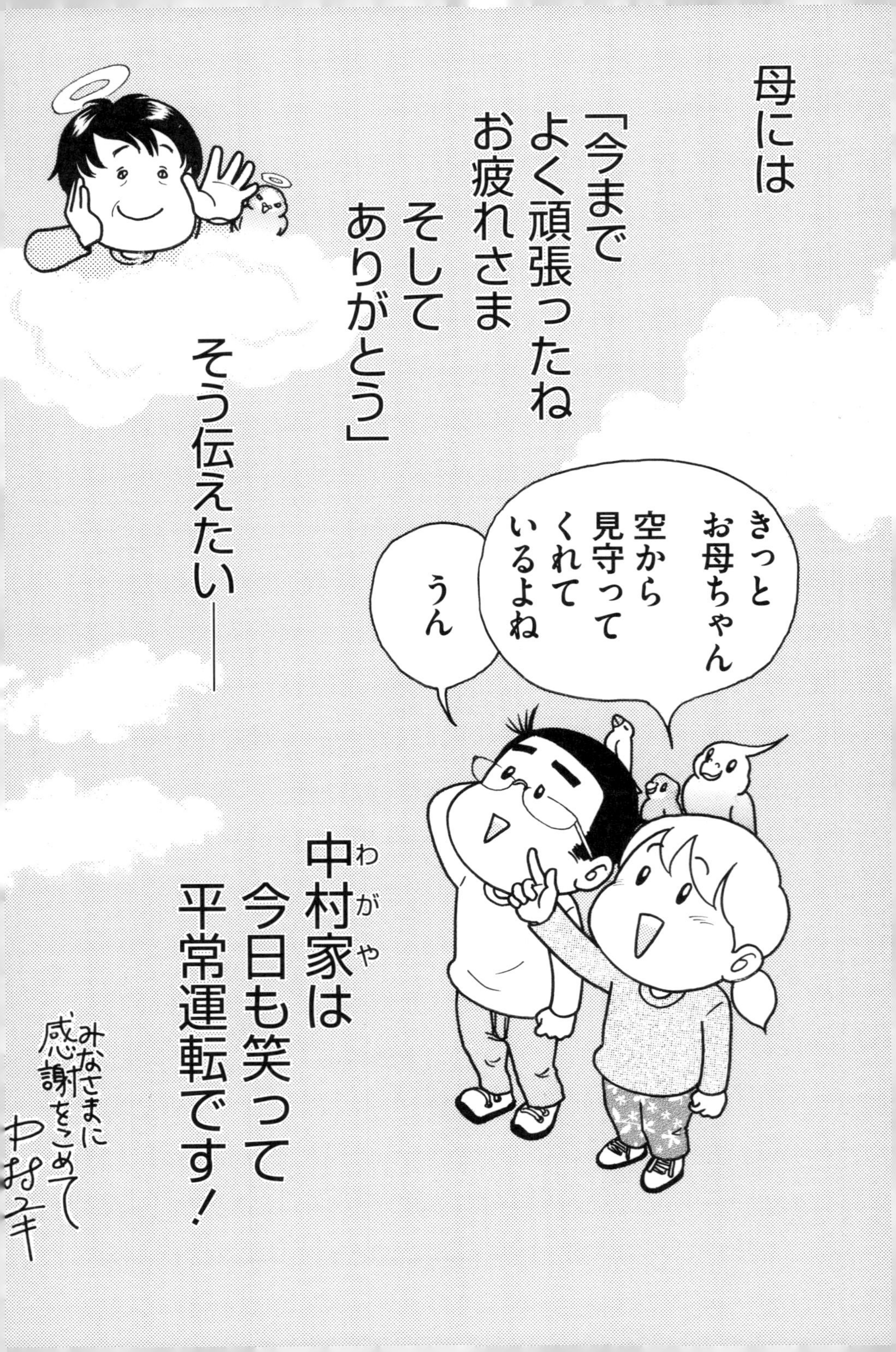
母には
「今まで
よく頑張ったね
お疲れさま
そして
ありがとう」
そう伝えたい――
きっとお母ちゃん空から見守ってくれているよね
うん
中村家《わがや》は
今日も笑って
平常運転です！
みなさまに感謝をこめて
中おユキ

コラム

# 「選べる自由」が「納得」につながる

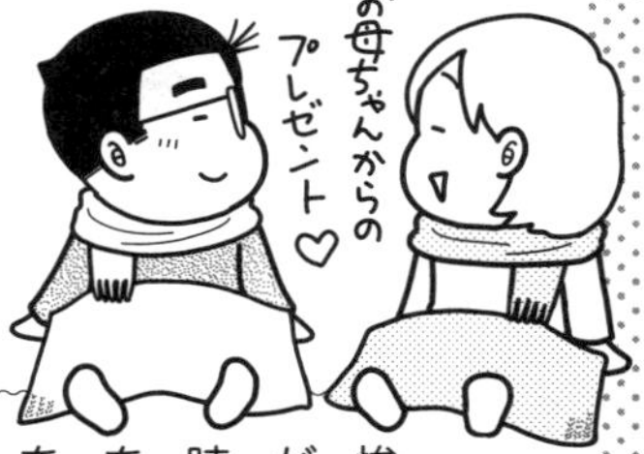


母が自殺未遂をして大惨事になった後、私は母が退院して自宅に戻った時のタキさんのストレスを心配していた。「自殺を防がないと」との思いや事故の時の記憶から、家族はこれまで以上に家庭内の小さな物音や人の気配に過敏になるからだ。

私は子どもの頃から自分を、捕食される小動物のようだと思って生きてきた。眠っていても即座に目を覚まして逃げないといけないような生活を十数年も経験してきたわけだけれど…普通に暮らしてきた彼がゆっくり眠ることができない環境で倒れないか不安でしかたなかった。

「もしもの時は、お母さんとユキさん夫婦との別居も視野に入れましょう」

その相談をPSWに話した時に、共倒れを防ぐためではあったけれど、家族歴36年目にして、初めて支援者から「母との別居」の提案を受けることができた。

その日の夜、タキさんに報告しながら感極まって涙があふれた。年老いて身体に障害までおった母を、今さら一人にする選択はなかったけれど、家族として同じ船に乗って「支援する」のか「支援しない」のか、「選択させてもらえる自由」を与えられたことが心底嬉しかった。「親（家族）の面倒は子（家族）がみるもの」という社会通念の中、それまでの私には「支援する」選択肢しか与えられなかった。自分で「する」か「しない」かを選べることで自分の人生を「不条理」と思わずに「納得」できる部分が大きいと知った。

「自分の人生を考えたいので、母とは別居したいのです。母を生活保護にしてもらえませんか?」

若い頃、図々しい気がして、自分からはそんな提案はできなかった。そして、相談にのってくれた支援者の誰もが、精神疾患の親をもつ私の成育歴ゆえの困難と、これからの人生については考えてはくれなかった。もし、25年前に「別居」という互いに自立する提案を受けていたら、母と私の人生はどう変わっていただろうか?

「病気の親を抱えているので、結婚できない」「勉強や仕事に集中する時間がもてない」「自分と親の生活費を稼ぐことだけで精一杯で、将来について考える余裕がない」「自分の人生は親の介護だけで終わる」といった、当時抱えていた悩みから開放され、母への負の感情も持たずにすんだかもしれない。そして、母ももしかしたらもっと力を伸ばして、自由に友人たちと楽しくやっていたかもしれない。

共倒れる間際にしか選択肢が与えられないことは、先への不安を抱える家族にとっては、まるで「ゼロか100か」の問に等しく、それは時として「断絶」を生む。「自分の人生を守るために逃げろ」というアドバイスを仲間内でしなければならないのは「支援しない」という選択肢の提案がないからだ。もし最初から「支援しない」という選択肢を与えられるなら、自分ができる範囲での手助けを家族もしやすくなり、良い距離感と関係性が保てるだろうと想像している。病気によって家族関係が悪化したわけではなく、最初から関係性が悪い家族もいることを考えると、最初から家族・当事者が支援について複数の選択肢があることが必要だと考えている。これからの支援の在り方がそうなることを切に願う。

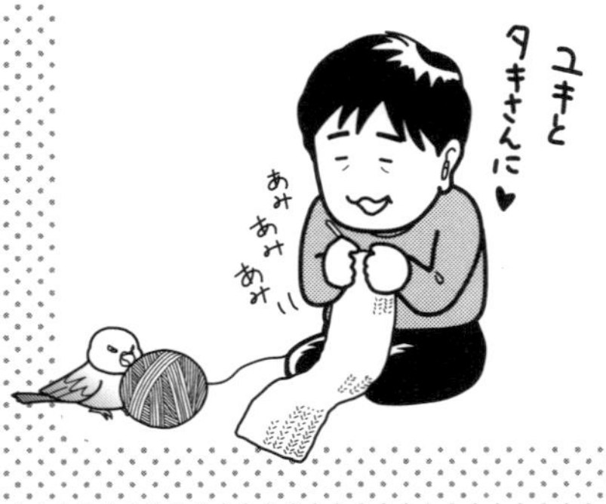

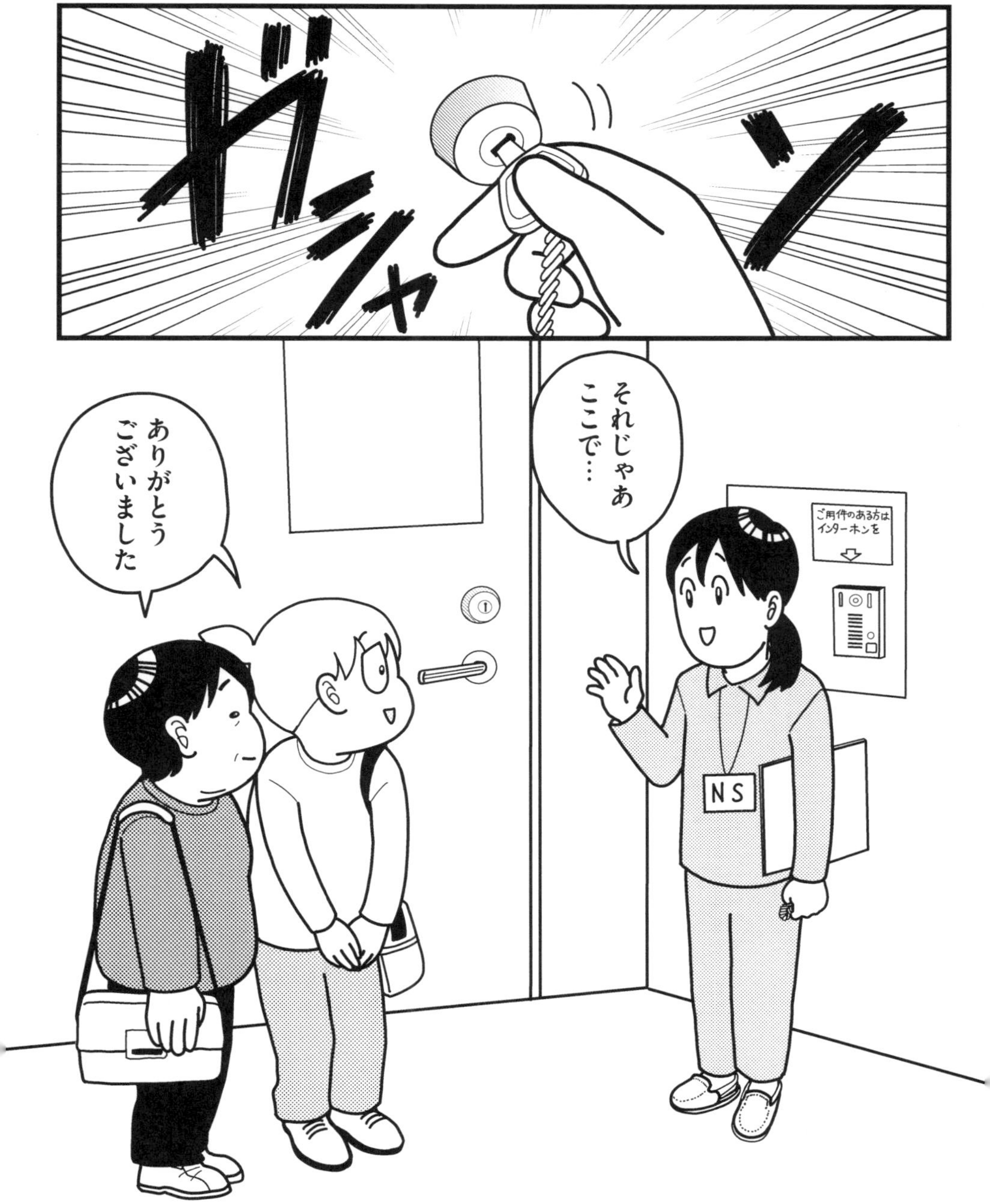
ガシャン
それじゃあ
ここで…
ご用件のある方は
インターホンを
ありがとう
ございました

# ルポ あたりまえの医療って!?

## ——まきび病院を訪ねて

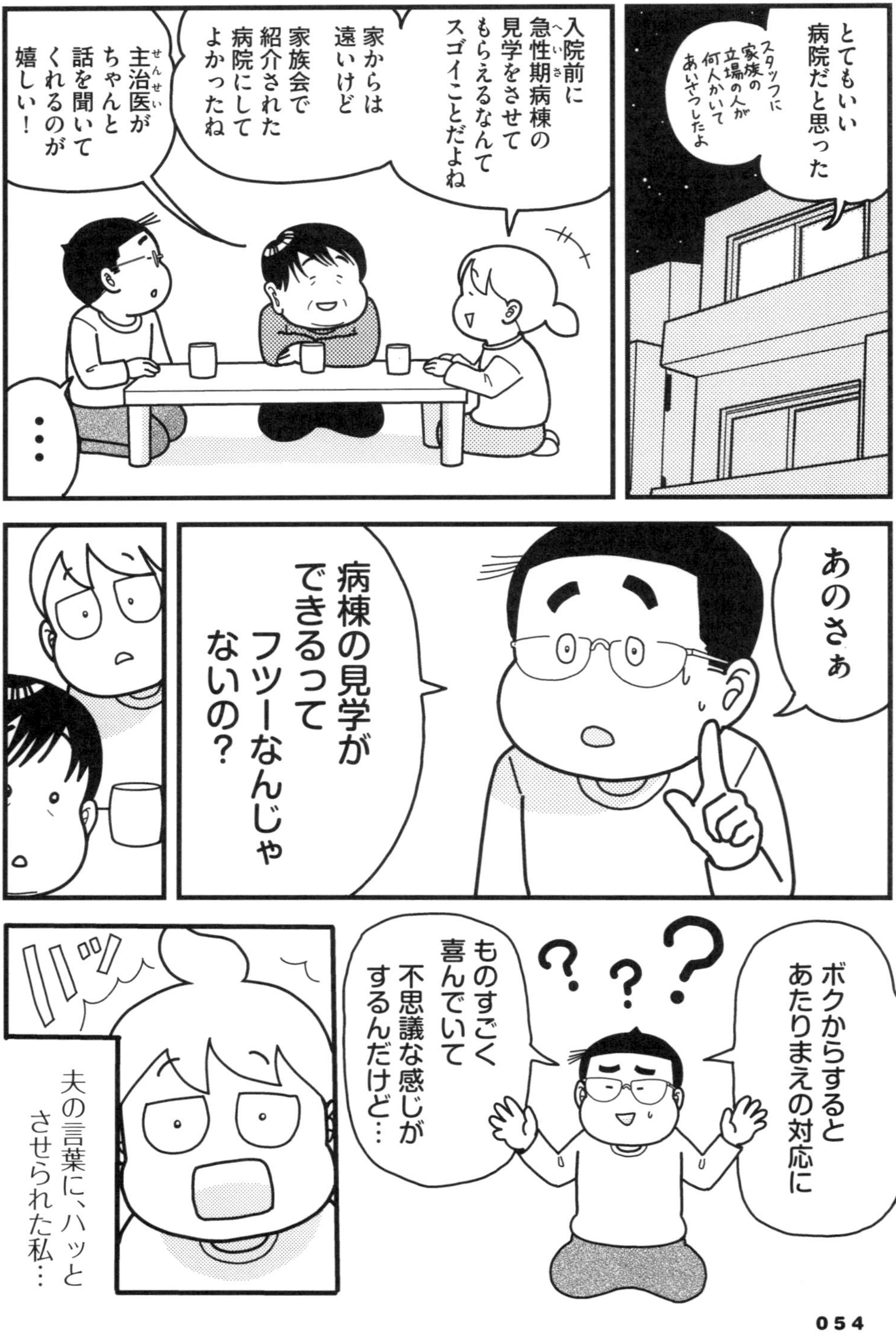
とてもいい病院だと思った
スタッフに家族の立場の人が何人かいてあいさつしたよ
入院前に急性期《へいさ》病棟の見学をさせてもらえるなんてスゴイことだよね
家からは遠いけど家族会で紹介された病院にしてよかったね
主治医《せんせい》がちゃんと話を聞いてくれるのが嬉しい！
・・・
あのさぁ
病棟の見学ができるってフツーなんじゃないの？
ボクからするとあたりまえの対応にものすごく喜んでいて不思議な感じがするんだけど…
バッ
夫の言葉に、ハッとさせられた私…

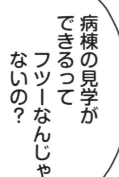

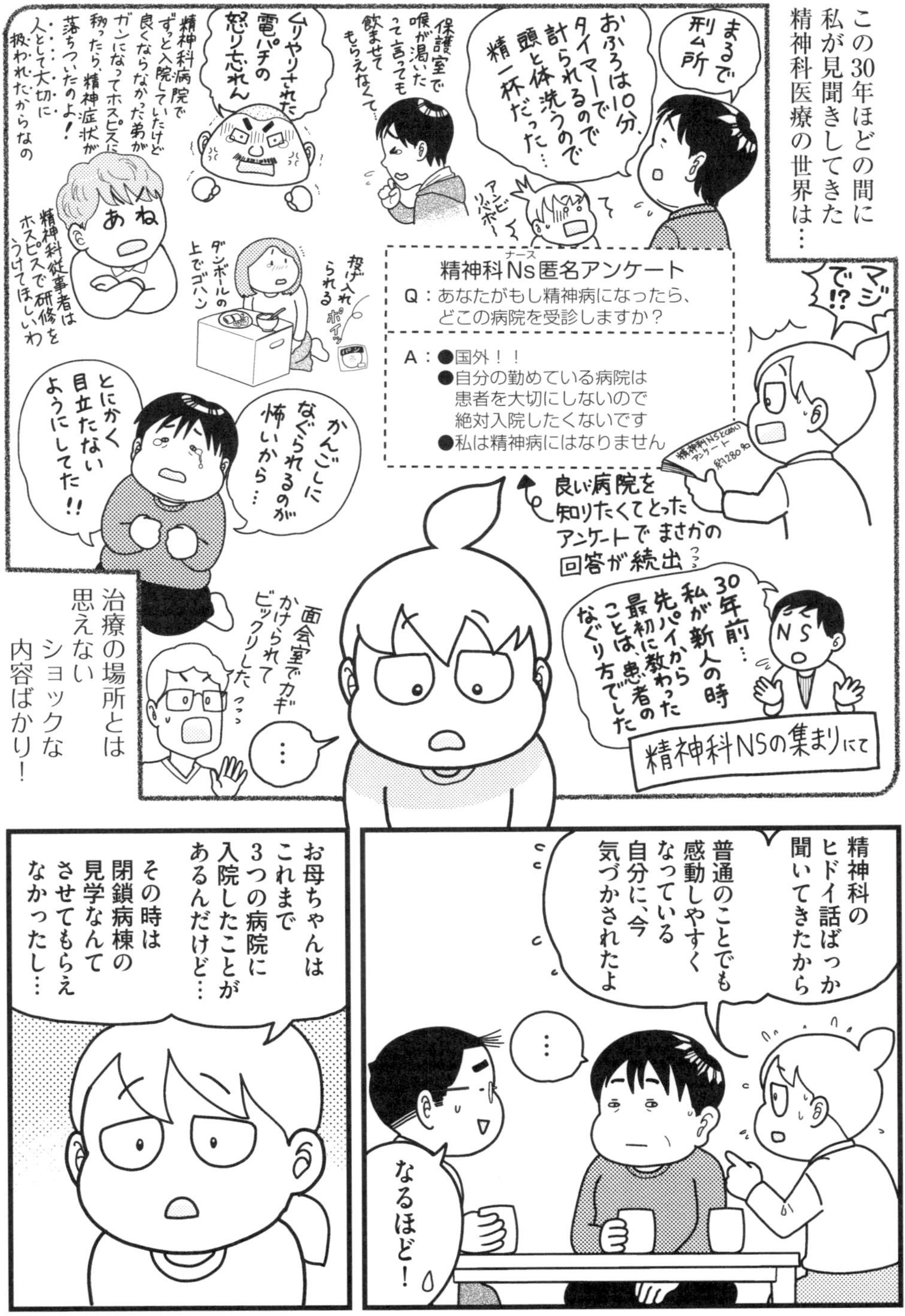
この30年ほどの間に私が見聞きしてきた精神科医療の世界は…
まるで刑ム所
おふろは10分タイマーで計られるので頭と体洗うので精一杯だった…
アンビリバボ〜
保護室で喉が渇いたって言っても飲ませてもらえなくて…
ムリやりされた電パチの怒り忘れん
精神科病院でずっと入院していたけど良くならなかった弟がガンになってホスピスに移ったら、精神症状が落ちついたのよ！…人として大切に扱われたからなの
あね
精神科従事者はホスピスで研修をうけてほしいわ
ダンボールの上でゴハン
投げ入れられるポイッ
パン
精神科Ns《ナース》匿名アンケート
Q：あなたがもし精神病になったら、どこの病院を受診しますか？
A：●国外！！
●自分の勤めている病院は患者を大切にしないので絶対入院したくないです
●私は精神病にはなりません
マジで!?
良い病院を知りたくてとったアンケートでまさかの回答が続出
かんごしになぐられるのが怖いから…
とにかく目立たないようにしてた!!
30年前…私が新人の時先パイから最初に教わったことは、患者のなぐり方でした
NS
精神科NSの集まりにて
面会室でカギかけられてビックリした
…
治療の場所とは思えないショックな内容ばかり！
精神科のヒドイ話ばっか聞いてきたから普通のことでも感動しやすくなっている自分に、今気づかされたよ
…
なるほど！
お母ちゃんはこれまで3つの病院に入院したことがあるんだけど…
その時は閉鎖病棟の見学なんてさせてもらえなかったし…

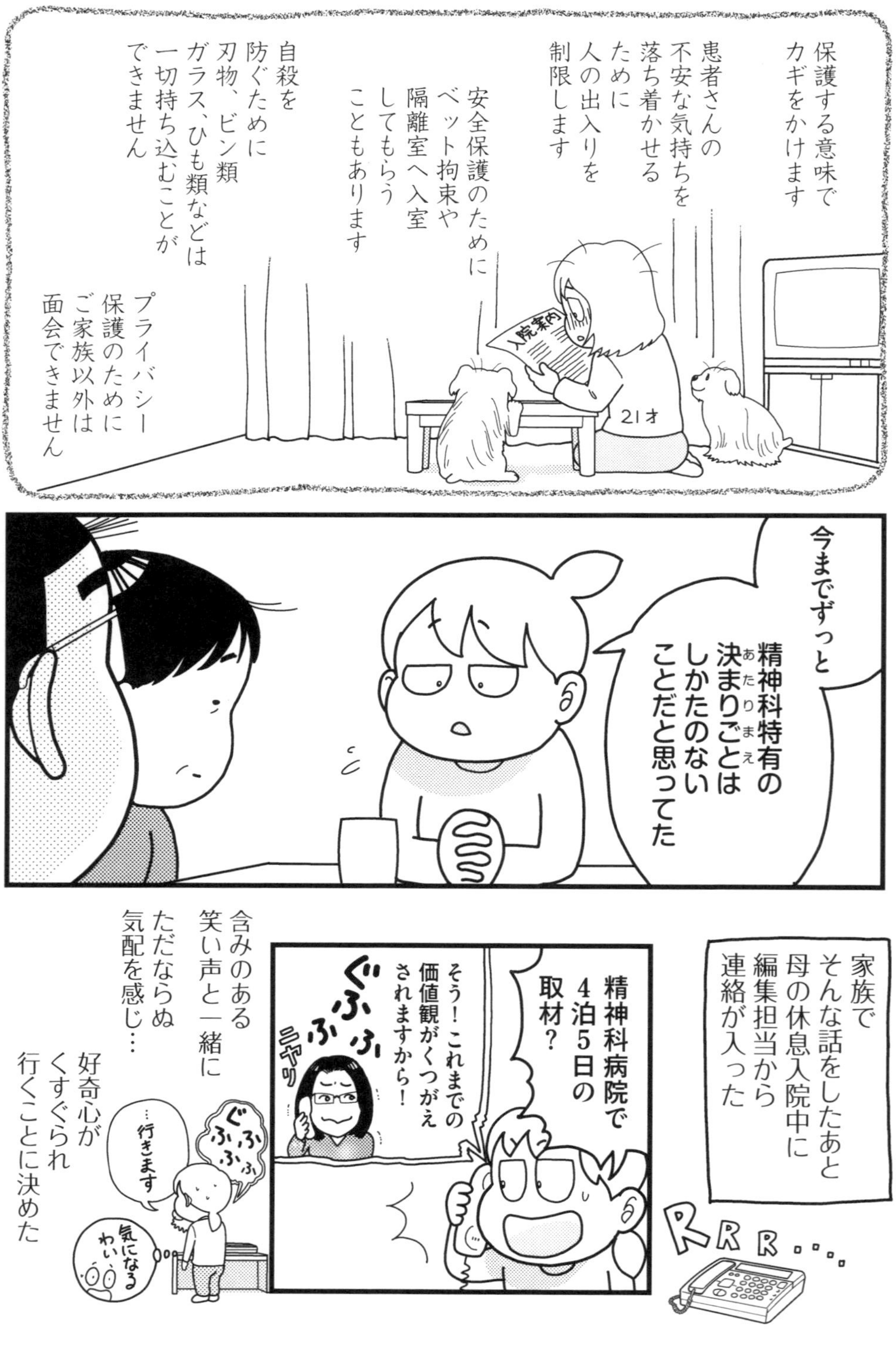
保護する意味で
カギをかけます
患者さんの
不安な気持ちを
落ち着かせる
ために
人の出入りを
制限します
安全保護のために
ベット拘束や
隔離室へ入室
してもらう
こともあります
自殺を
防ぐために
刃物、ビン類
ガラス、ひも類などは
一切持ち込むことが
できません
プライバシー
保護のために
ご家族以外は
面会できません
入院案内
21才
今までずっと
精神科特有の
決まりごと《あたりまえ》は
しかたのない
ことだと思ってた
家族で
そんな話をしたあと
母の休息入院中に
編集担当から
連絡が入った
RRR…
精神科病院で
4泊5日の
取材？
そう！これまでの
価値観がくつがえ
されますから！
ぐふふふ
ニヤリ
含みのある
笑い声と一緒に
ただならぬ
気配を感じ…
ぐふふふ
…行きます
好奇心が
くすぐられ
行くことに決めた
気になるわい

## 〈全開！ まきび病院〉

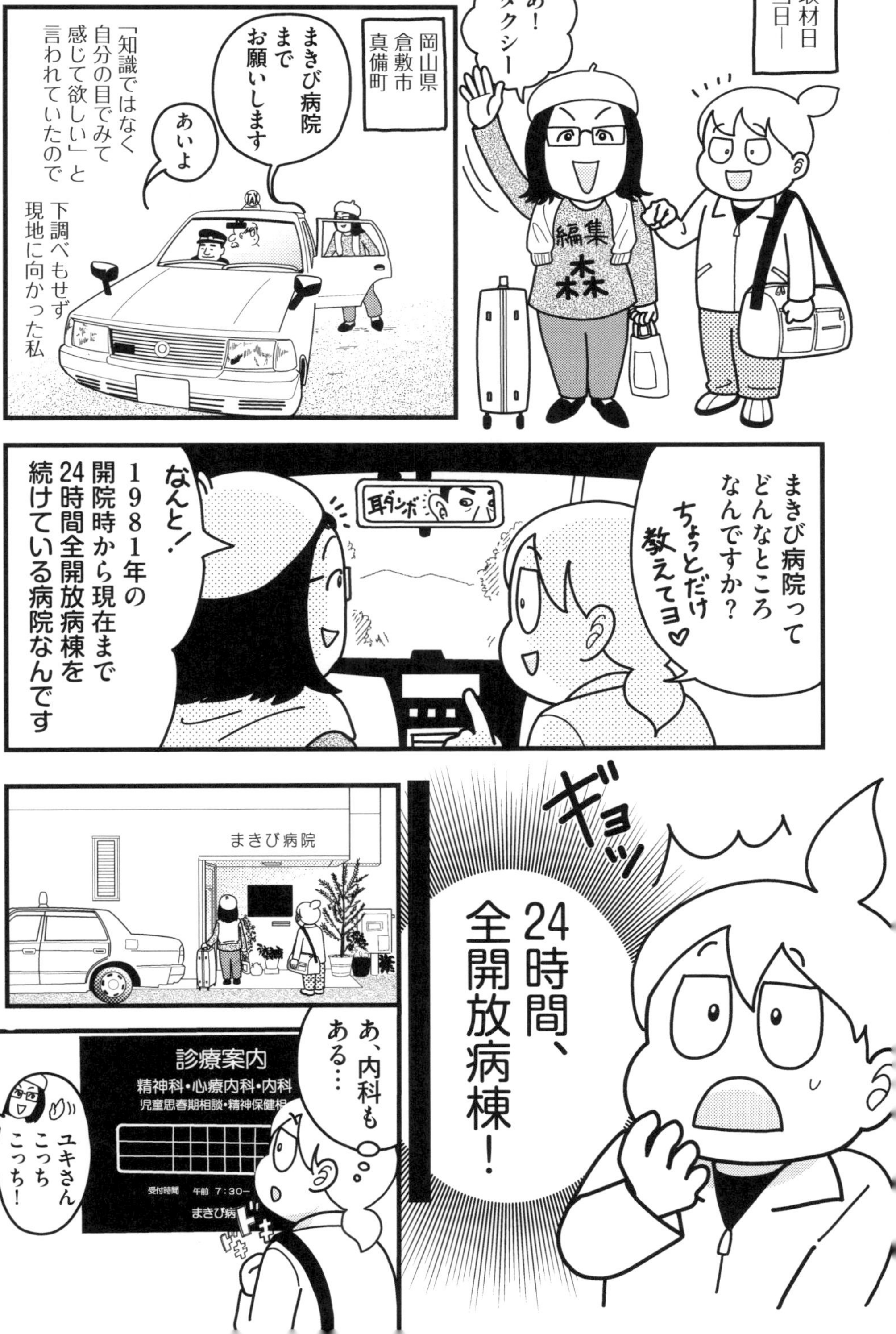

取材日当日―
あ！タクシー
岡山県倉敷市真備町
まきび病院までお願いします
あいよ
「知識ではなく自分の目でみて感じて欲しい」と言われていたので
下調べもせず現地に向かった私
まきび病院ってどんなところなんですか？
ちょっとだけ教えてヨ♡
耳ダンボ
なんと！
1981年の開院時から現在まで24時間全開放病棟を続けている病院なんです
ギョッ
24時間、全開放病棟！
まきび病院
あ、内科もある…
診療案内
精神科・心療内科・内科
児童思春期相談・精神保健相
受付時間 午前 7:30−
まきび病
ドキドキ
ユキさんこっちこっち！

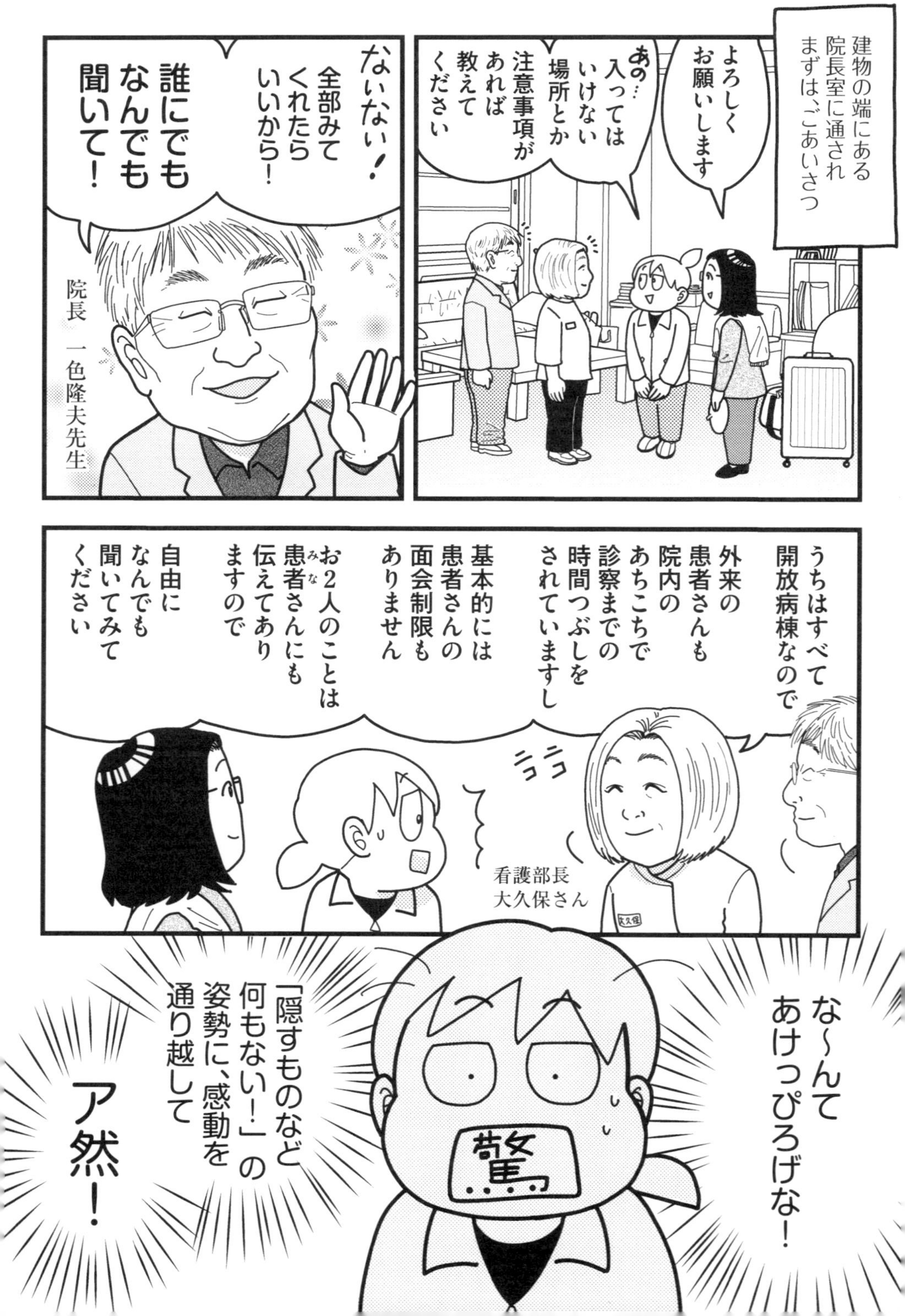

建物の端にある院長室に通されまずは、ごあいさつ
よろしくお願いします
あの…入ってはいけない場所とか注意事項があれば教えてください
ないない！全部みてくれたらいいから！
誰にでもなんでも聞いて！
院長　一色隆夫先生
うちはすべて開放病棟なので外来の患者さんも院内のあちこちで診察までの時間つぶしをされていますし
基本的には患者さんの面会制限もありません
お2人のことは患者《みな》さんにも伝えてありますので
自由になんでも聞いてみてください
ニコ
ニコ
看護部長
大久保さん
な～んてあけっぴろげな！
「隠すものなど何もない！」の姿勢に、感動を通り越して
ア然！
驚

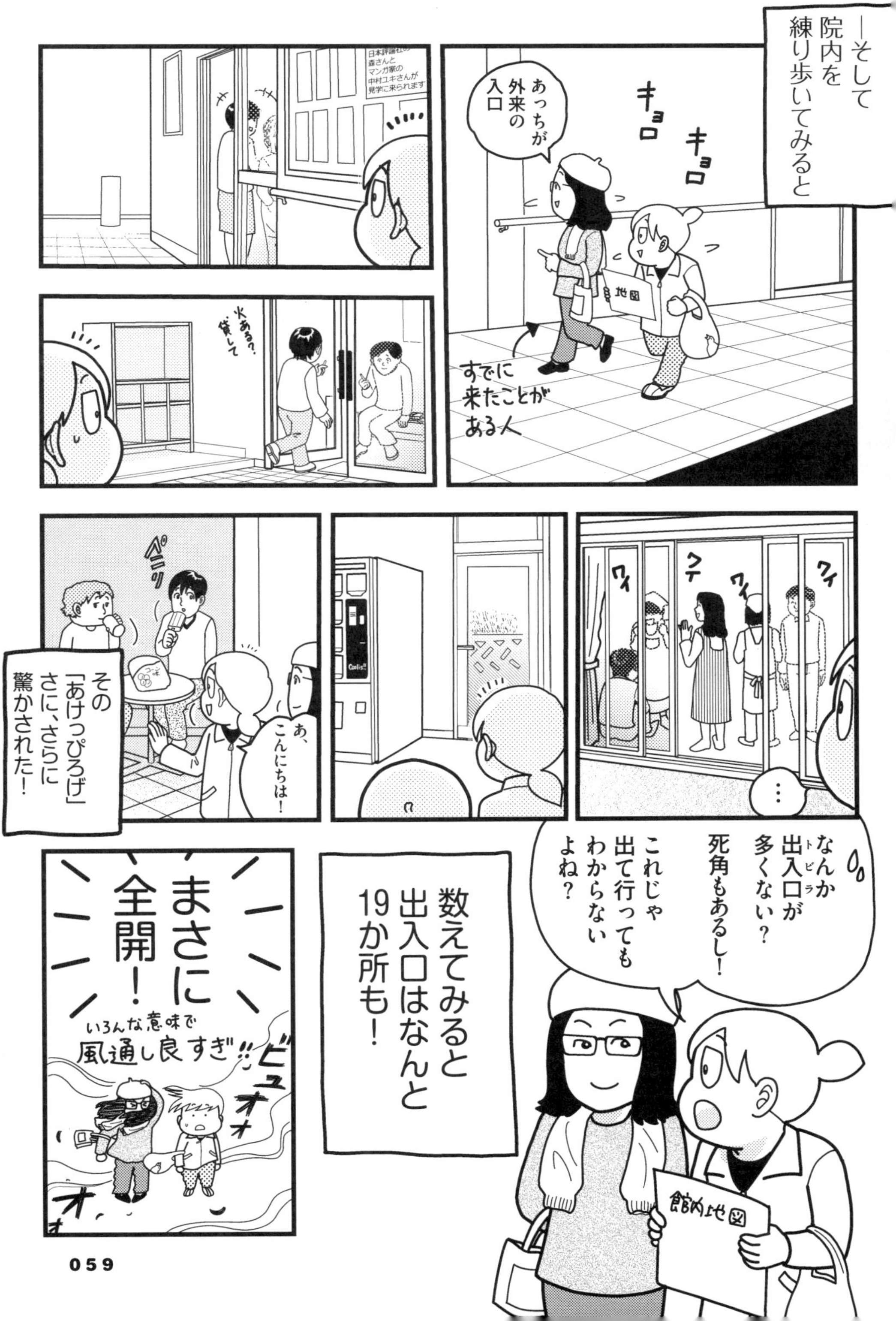
—そして院内を練り歩いてみると
あっちが外来の入口
キョロ キョロ
地図
すでに来たことがある人
日本評論社の森さんとマンガ家の中村ユキさんが見学に来られます
火ある？貸して
ワイ
ワイ
ワイ
…
あ、こんにちは！
その「あけっぴろげ」さに、さらに驚かされた！
なんか出入口《トビラ》が多くない？死角もあるし！
これじゃ出て行ってもわからないよね？
館内地図
数えてみると出入口はなんと19か所も！
まさに全開！
いろんな意味で風通し良すぎ!!
ビュオオ
オォ

## 〈安心してくつろげる療養環境〉

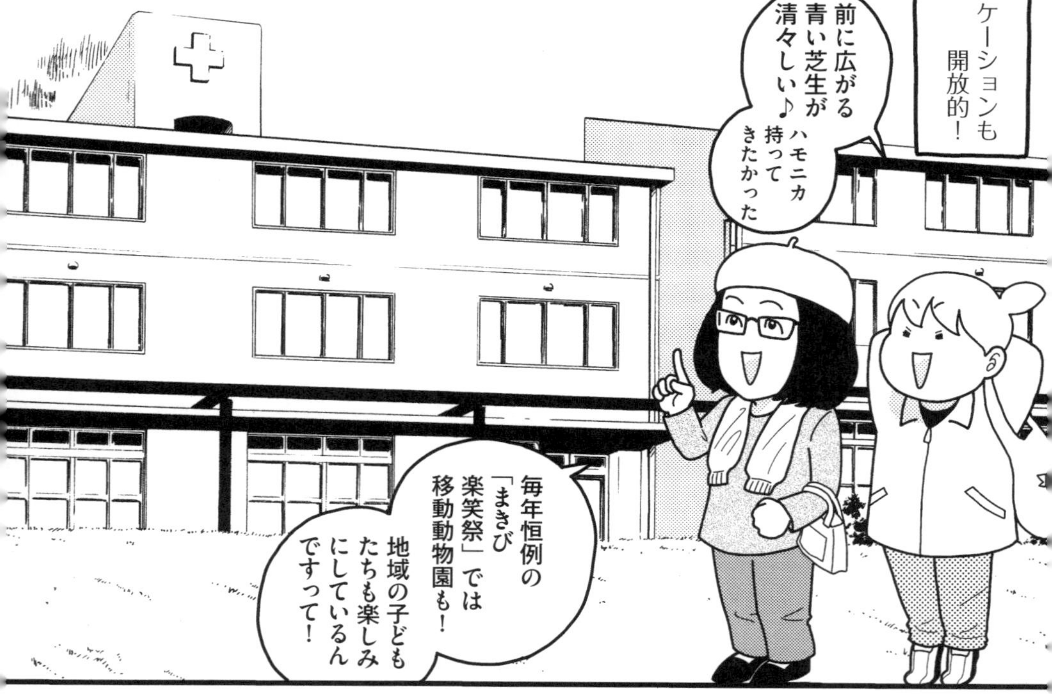
ロケーションも開放的！
前に広がる青い芝生が清々しい♪
ハモニカ持ってきたかった
毎年恒例の「まきび楽笑祭」では移動動物園も！
地域の子どもたちも楽しみにしているんですって！

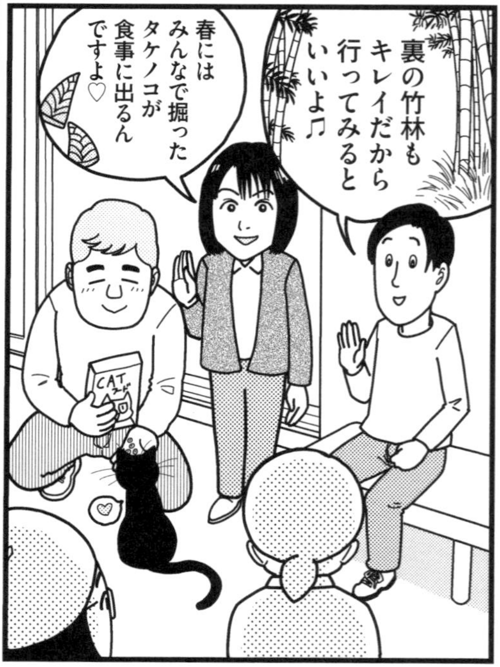
裏の竹林もキレイだから行ってみるといいよ♫
春にはみんなで掘ったタケノコが食事に出るんですよ♡

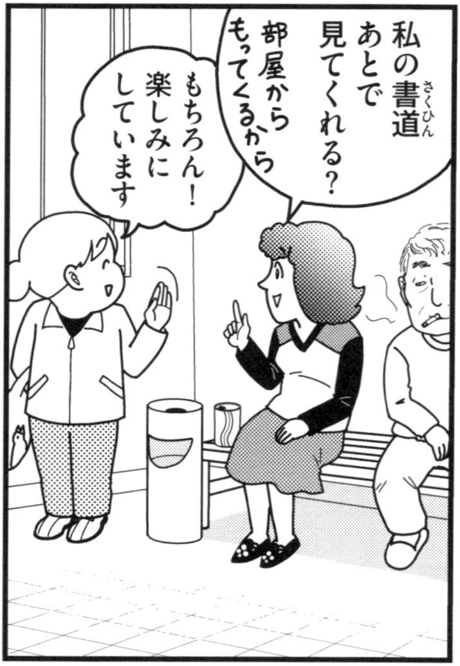
私の書道《さくひん》あとで見てくれる？部屋からもってくるから
もちろん！楽しみにしています

※プライバシー保護のために、患者さんの性別・年齢など、内容を一部変更させていただいています。

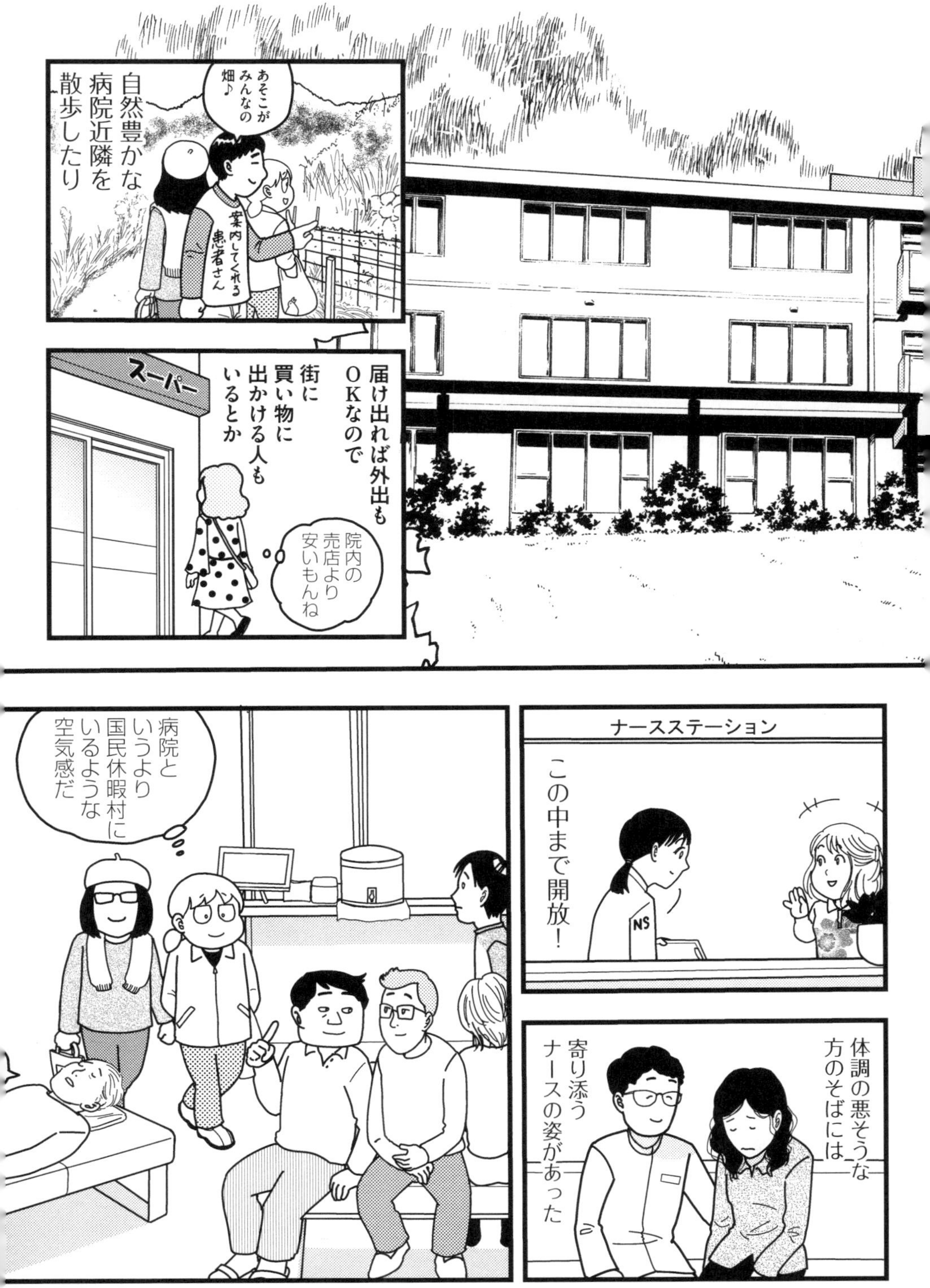
自然豊かな病院近隣を散歩したり
あそこがみんなの畑♪
案内してくれる患者さん
届け出れば外出もOKなので街に買い物に出かける人もいるとか
スーパー
院内の売店より安いもんね
ナースステーション
この中まで開放!
体調の悪そうな方のそばには寄り添うナースの姿があった
病院というより国民休暇村にいるような空気感だ

※Ａ病棟は多機能病棟、Ｃ病棟は４人部屋、Ｄ病棟は１～２人部屋になっている。入院患者同士が交流できることを目的にしているので、混合病棟が基本。

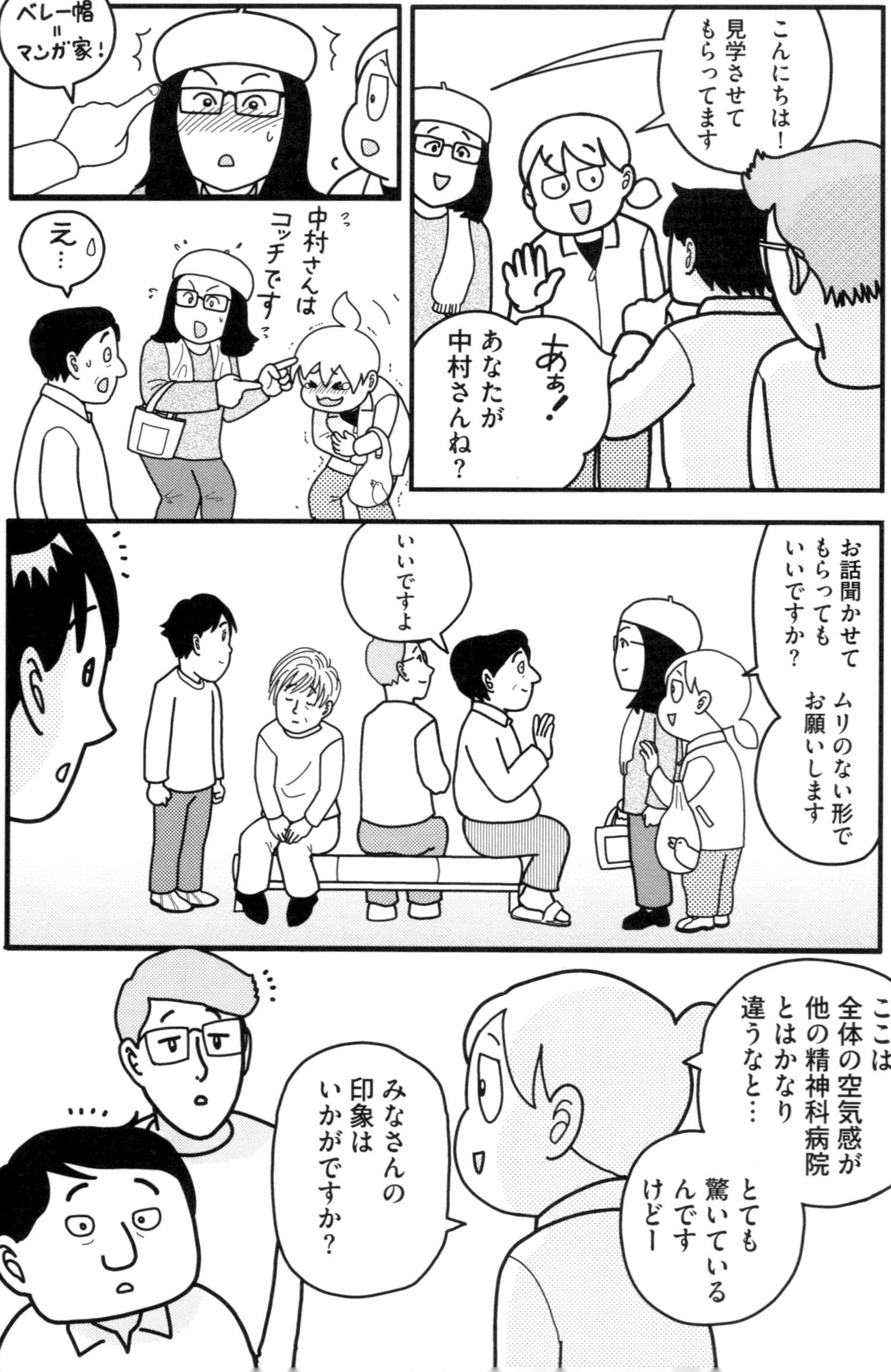
こんにちは！見学させてもらってます
あぁ！あなたが中村さんね？
ベレー帽＝マンガ家！
中村さんはコッチです
え…
お話聞かせてもらってもいいですか？
ムリのない形でお願いします
いいですよ
ここは全体の空気感が他の精神科病院とはかなり違うなと…
とても驚いているんですけどー
みなさんの印象はいかがですか？

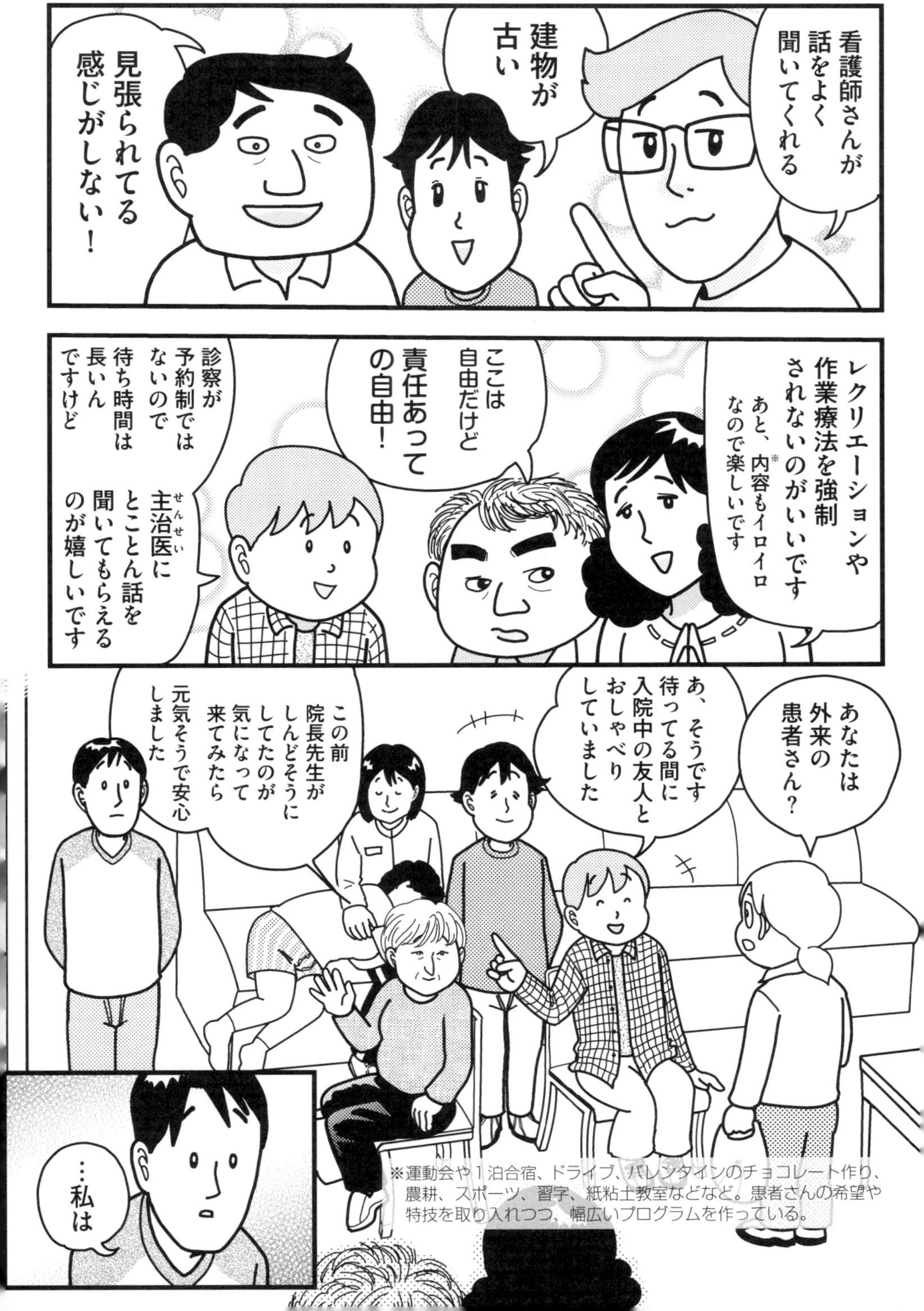
看護師さんが話をよく聞いてくれる
建物が古い
見張られてる感じがしない！
レクリエーションや作業療法を強制されないのがいいです
あと、内容※もイロイロなので楽しいです
ここは自由だけど責任あっての自由！
診察が予約制ではないので待ち時間は長いんですけど
主治医《せんせい》にとことん話を聞いてもらえるのが嬉しいです
あなたは外来の患者さん？
あ、そうです待ってる間に入院中の友人とおしゃべりしていました
この前院長先生がしんどそうにしてたのが気になって来てみたら元気そうで安心しました
…私は

※運動会や１泊合宿、ドライブ、バレンタインのチョコレート作り、農耕、スポーツ、習字、紙粘土教室などなど。患者さんの希望や特技を取り入れつつ、幅広いプログラムを作っている。

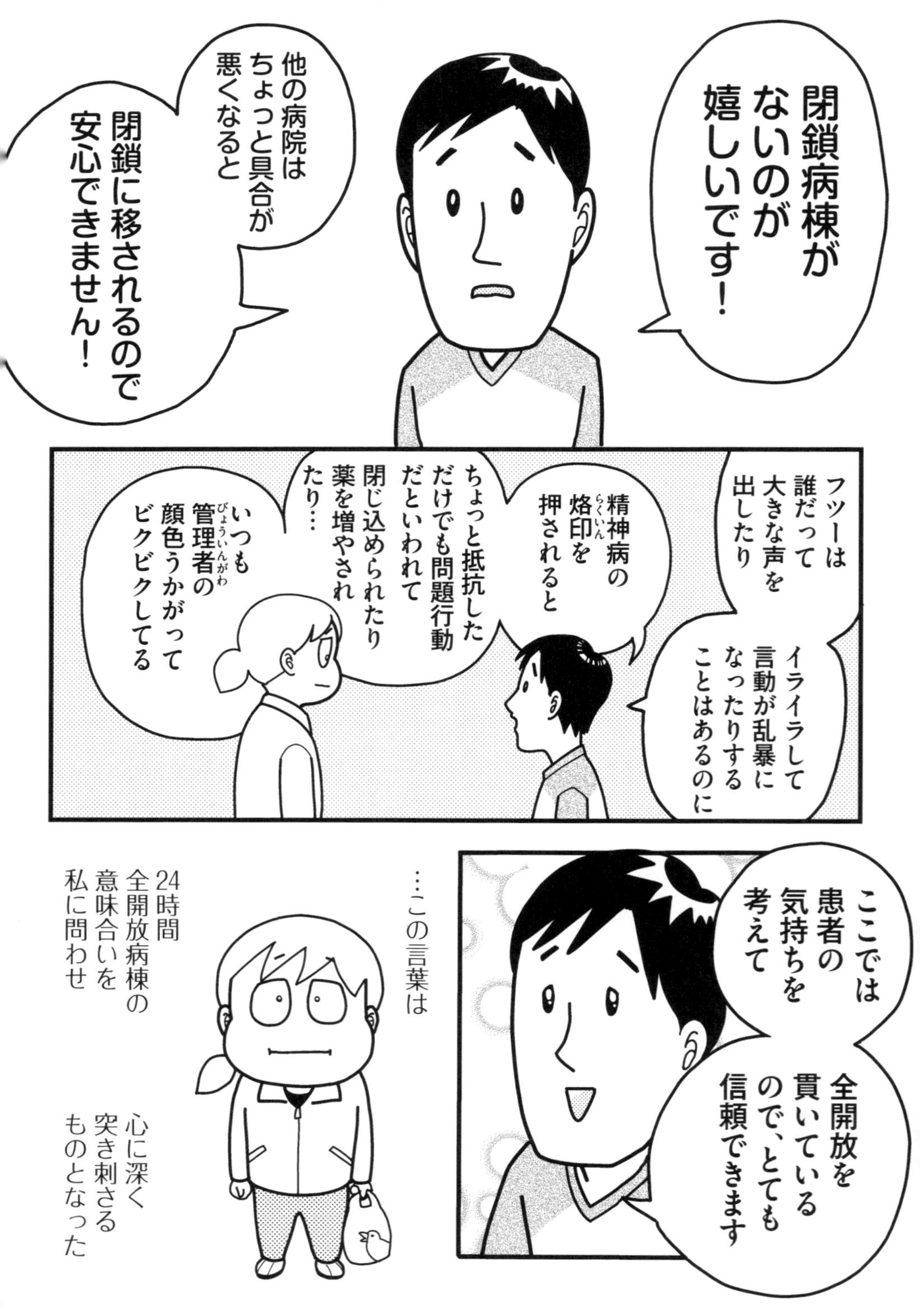
閉鎖病棟がないのが嬉しいです！
他の病院はちょっと具合が悪くなると閉鎖に移されるので安心できません！
フツーは誰だって大きな声を出したり
イライラして言動が乱暴になったりすることはあるのに
精神病の烙印《らくいん》を押されると
ちょっと抵抗しただけでも問題行動だといわれて閉じ込められたり薬を増やされたり…
いつも管理者《びょういんがわ》の顔色うかがってビクビクしてる
ここでは患者の気持ちを考えて
全開放を貫いているので、とても信頼できます
…この言葉は
24時間全開放病棟の意味合いを私に問わせ
心に深く突き刺さるものとなった

## 〈あったかいご飯〉

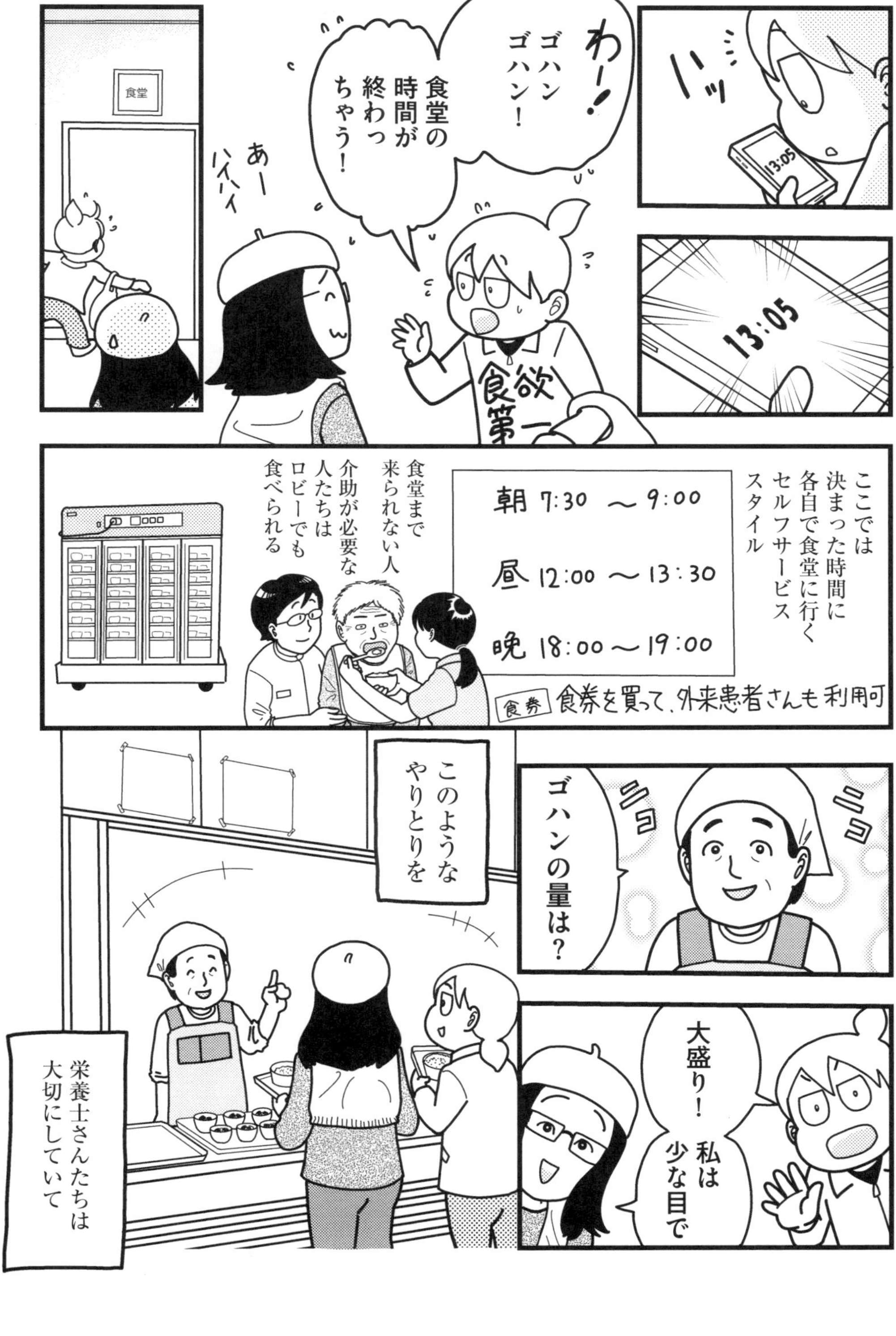
ハッ
13:05
13:05
わー!
ゴハンゴハン!
食堂の時間が終わっちゃう!
あーハイハイ
食堂
食欲第一
ここでは決まった時間に各自で食堂に行くセルフサービススタイル
朝 7:30 〜 9:00
昼 12:00 〜 13:30
晩 18:00 〜 19:00
食堂まで来られない人介助が必要な人たちはロビーでも食べられる
食券 食券を買って、外来患者さんも利用可
ニコ
ニコ
ゴハンの量は?
大盛り!
私は少な目で
このようなやりとりを
栄養士さんたちは大切にしていて

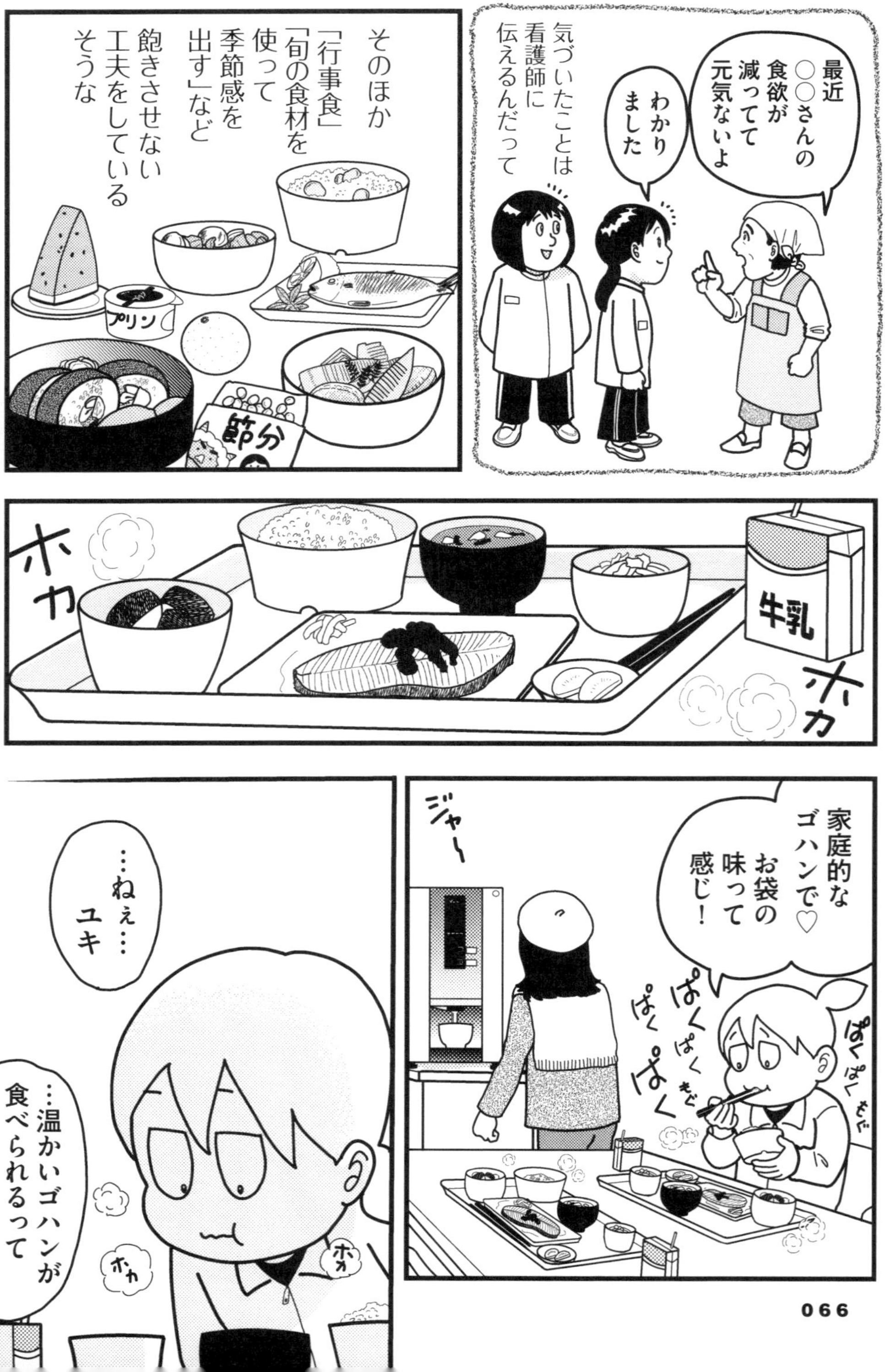

最近○○さんの食欲が減ってて元気ないよ
わかりました
気づいたことは看護師に伝えるんだって
そのほか「行事食」「旬の食材を使って季節感を出す」など飽きさせない工夫をしているそうな
プリン
節分
ホカ
牛乳
ホカ
家庭的なゴハンで♡お袋の味って感じ!
ジャ〜
ぱくぱくぱくぱく
ぱくぱくもぐ
…ねぇ…ユキ
…温かいゴハンが食べられるって
ホカ

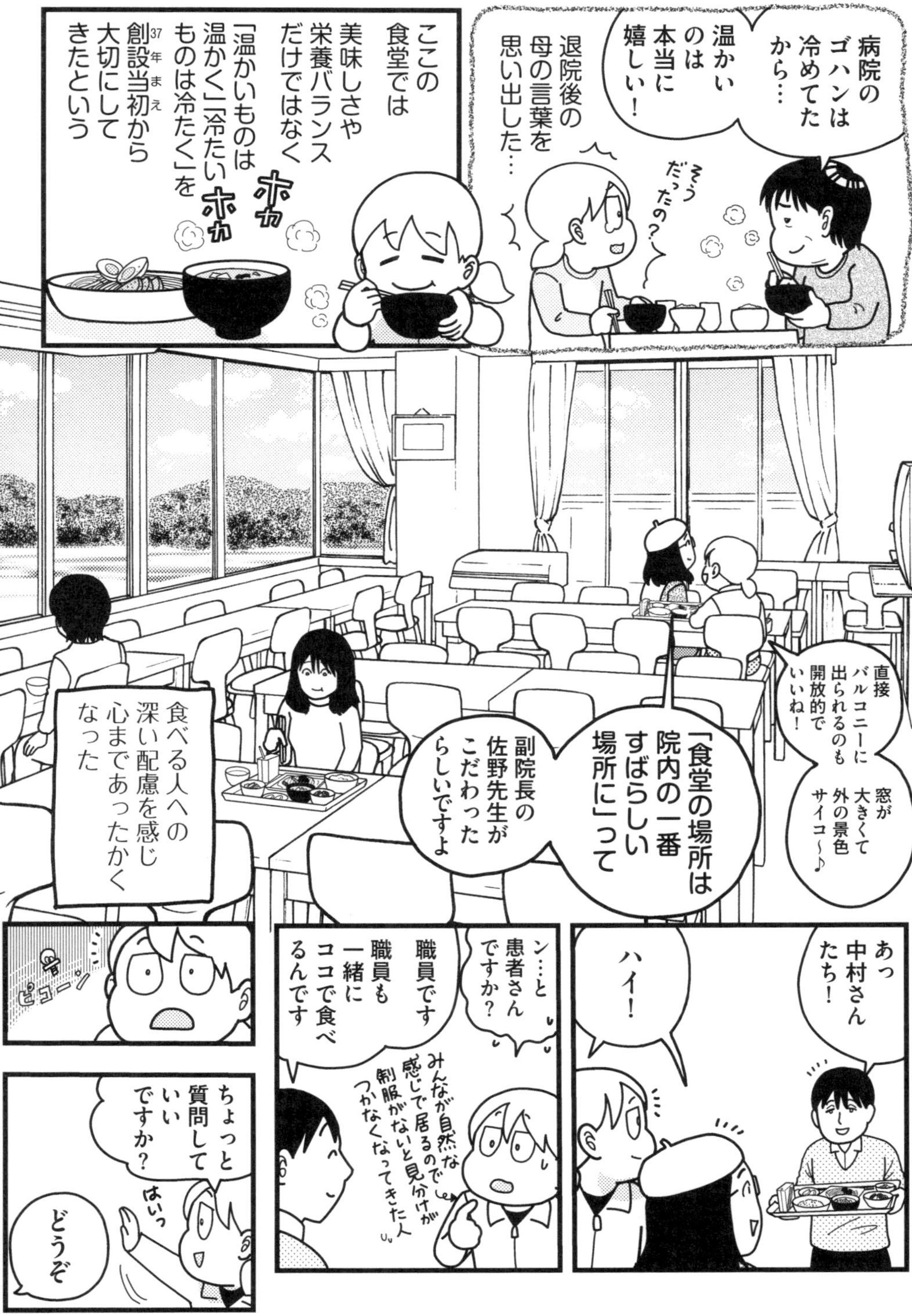

病院のゴハンは冷めてたから…
温かいのは本当に嬉しい!
退院後母の言葉を思い出した…
そうだったの?
ここの食堂では美味しさや栄養バランスだけではなく「温かいものは温かく」「冷たいものは冷たく」を創設《37年まえ》当初から大切にしてきたという
ホカホカ
直接バルコニーに出られるのも開放的でいいね!
窓が大きくて外の景色サイコー~♪
「食堂の場所は院内の一番すばらしい場所に」って
副院長の佐野先生がこだわったらしいですよ
食べる人への深い配慮を感じ心まであったかくなった
あっ中村さんたち!
ハイ!
ン…と患者さんですか?
職員です職員も一緒にココで食べるんです
みんなが自然な感じで居るので制服がないと見分けがつかなくなってきた人
ピューン
ちょっと質問していいですか?
はいっ
どうぞ

## 〈ルールやマニュアルではないんです〉

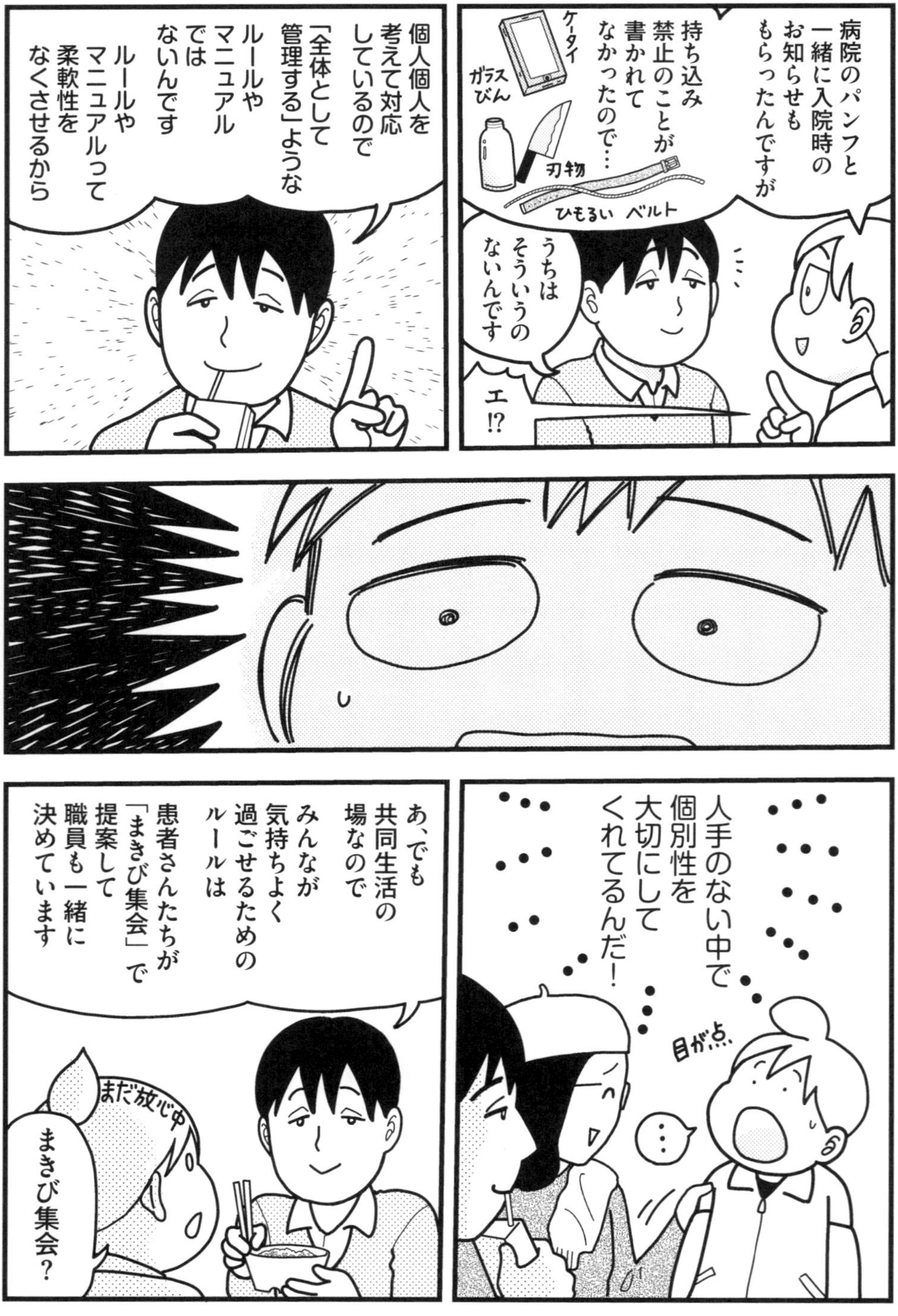

病院のパンフと一緒に入院時のお知らせももらったんですが
持ち込み禁止のことが書かれてなかったので…
ケータイ
ガラスびん
刃物
ひもるい
ベルト
…
うちはそういうのないんです
エ!?
個人個人を考えて対応しているので「全体として管理する」ようなルールやマニュアルではないんです
ルールやマニュアルって柔軟性をなくさせるから
人手のない中で個別性を大切にしてくれてるんだ!
目が点
…
あ、でも共同生活の場なのでみんなが気持ちよく過ごせるためのルールは患者さんたちが「まきび集会」で提案して職員も一緒に決めています
まだ放心中
まきび集会?

## 〈まきび集会〉

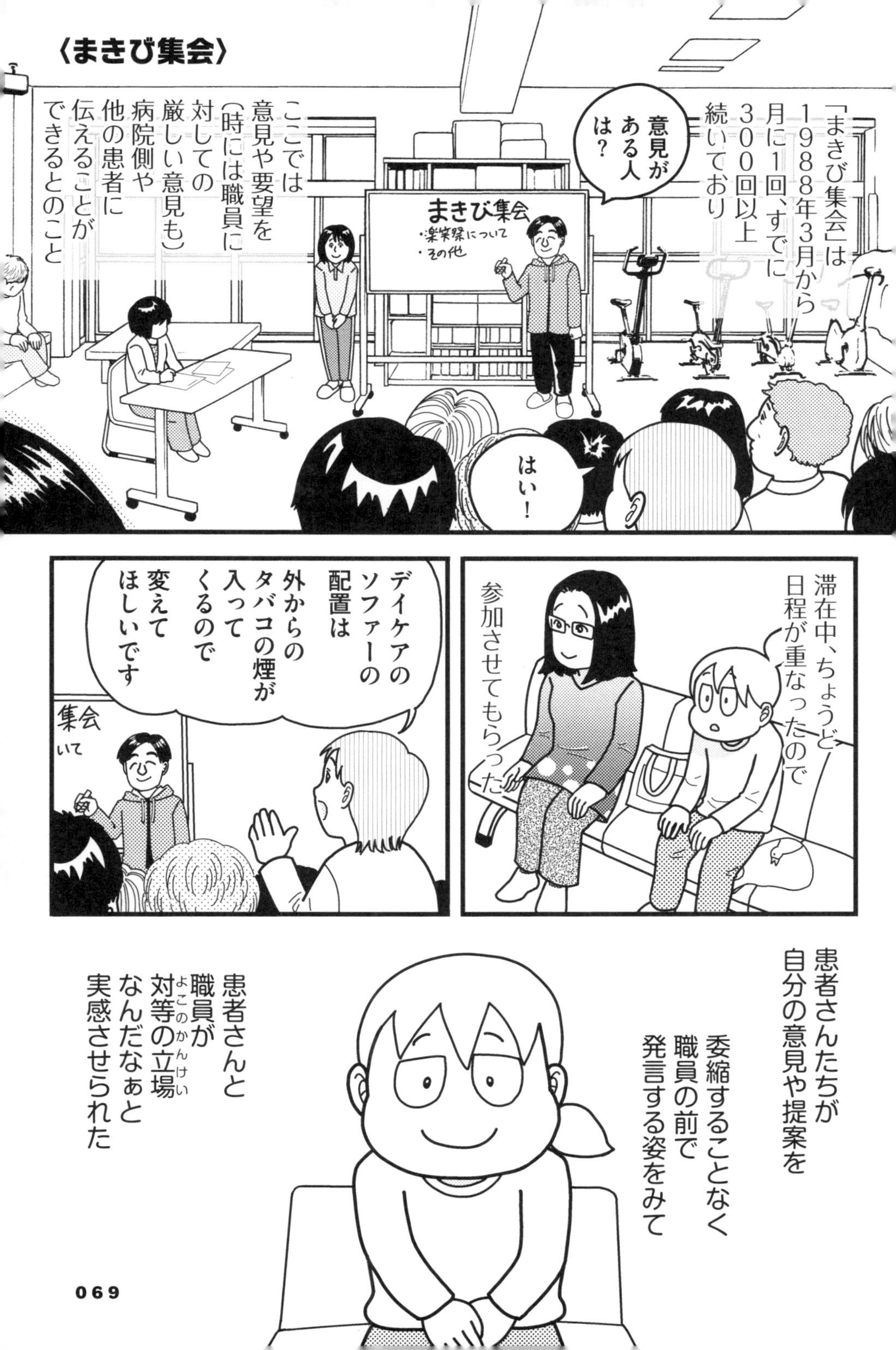

「まきび集会」は1988年3月から月に1回、すでに300回以上続いており
意見がある人は？
まきび集会
・楽笑祭について
・その他
ここでは意見や要望を（時には職員に対しての厳しい意見も）病院側や他の患者に伝えることができるとのこと
はい！
滞在中、ちょうど日程が重なったので
参加させてもらった
デイケアのソファーの配置は外からのタバコの煙が入ってくるので変えてほしいです
集会
いて
患者さんたちが自分の意見や提案を
委縮することなく職員の前で発言する姿をみて
患者さんと職員が対等《よこ》の立場《かんけい》なんだなぁと実感させられた

## 〈印象的な出来事〉

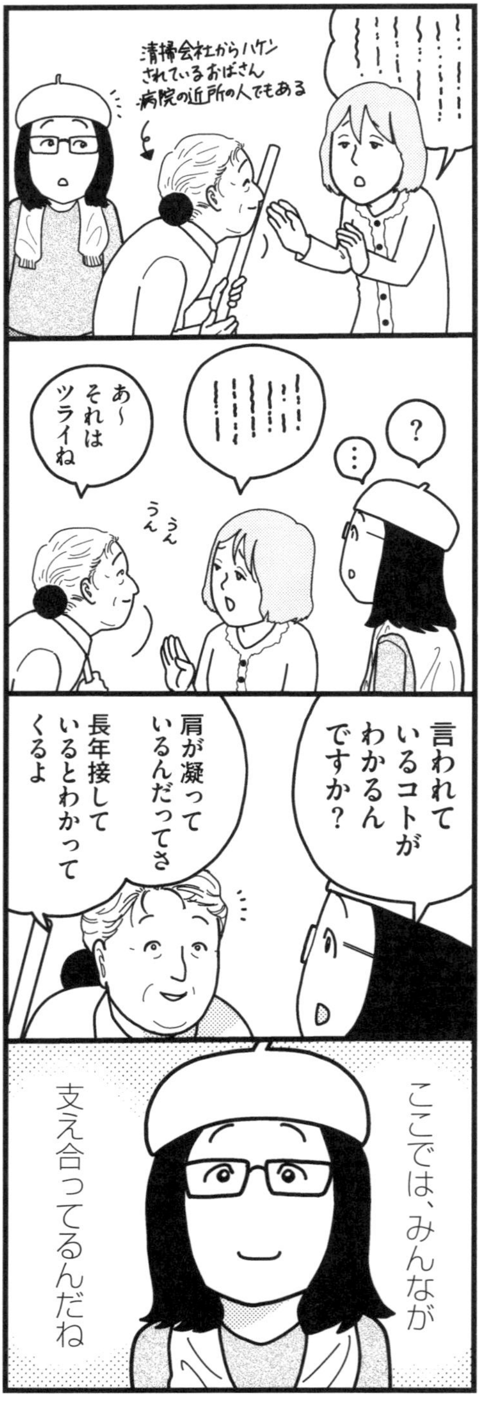
清掃会社からハケンされているおばさん
病院の近所の人でもある
？
…
あ〜それはツライね
うん うん
言われているコトがわかるんですか？
肩が凝っているんだってさ
長年接しているとわかってくるよ
ここでは、みんなが支え合ってるんだね

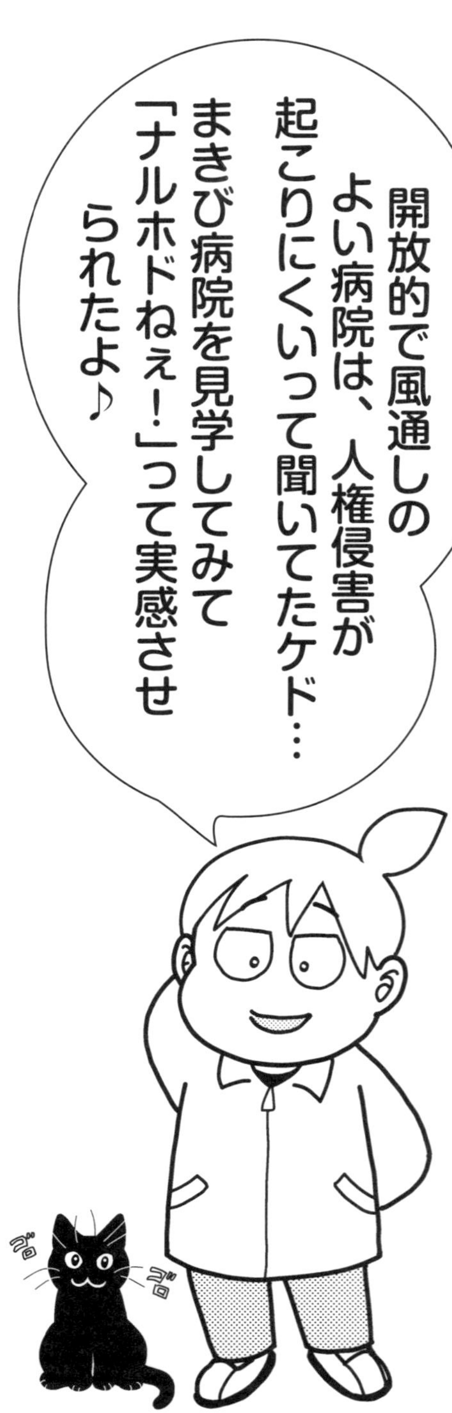
開放的で風通しのよい病院は、人権侵害が起こりにくいって聞いてたケド…まきび病院を見学してみて「ナルホドねぇ！」って実感させられたよ♪
ゴロ
ゴロ

## 〈眠れなくても大丈夫〉

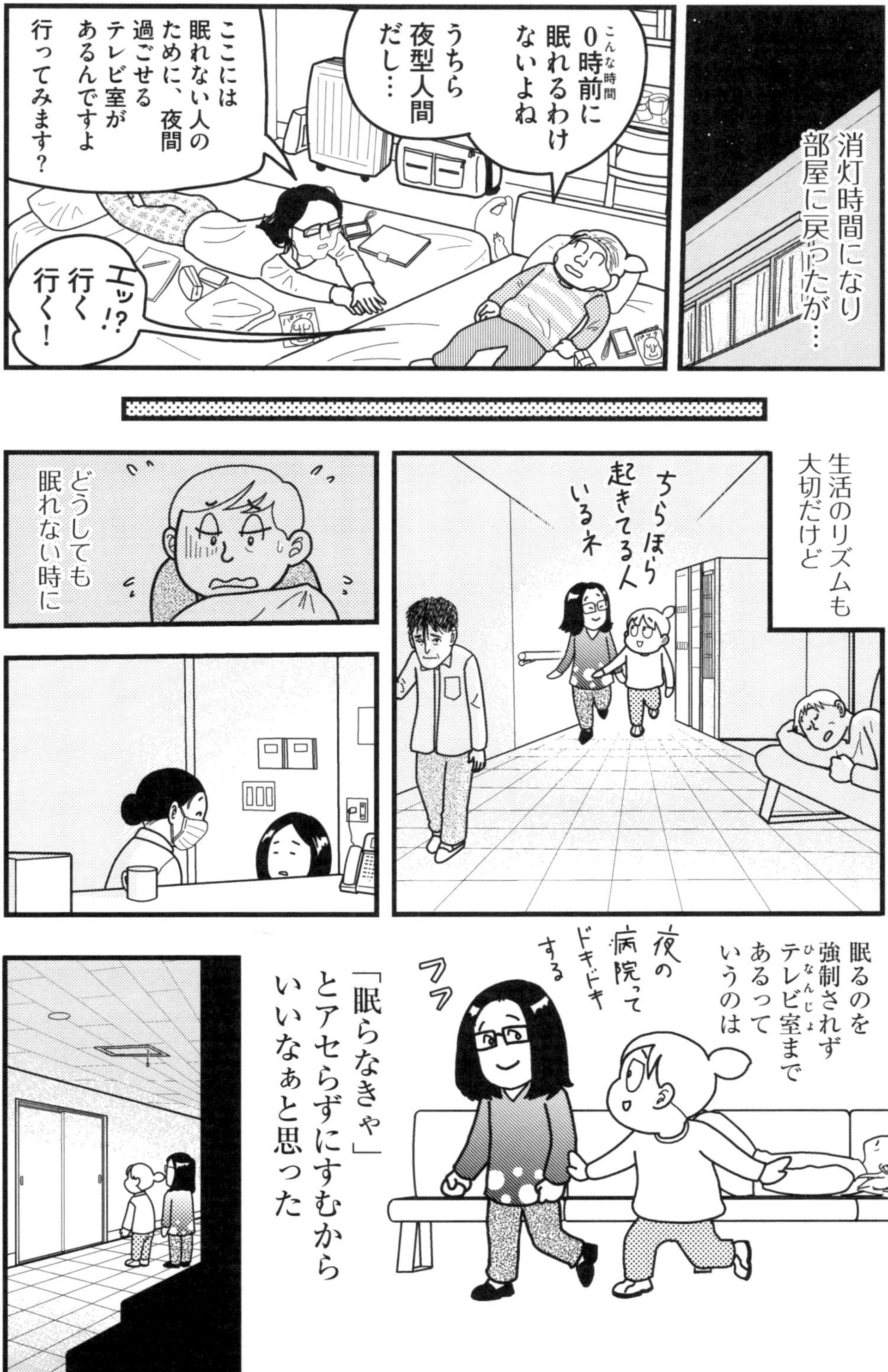
消灯時間になり部屋に戻ったが…
0時前《こんな時間》に眠れるわけないよね
うちら夜型人間だし…
ここには眠れない人のために、夜間過ごせるテレビ室があるんですよ行ってみます?
エッ!? 行く行く!
生活のリズムも大切だけど
ちらほら起きてる人いるネ
どうしても眠れない時に
眠るのを強制されずテレビ室《ひなんじょ》まであるっていうのは
夜の病院ってドキドキする
フフ
「眠らなきゃ」とアセらずにすむからいいなぁと思った

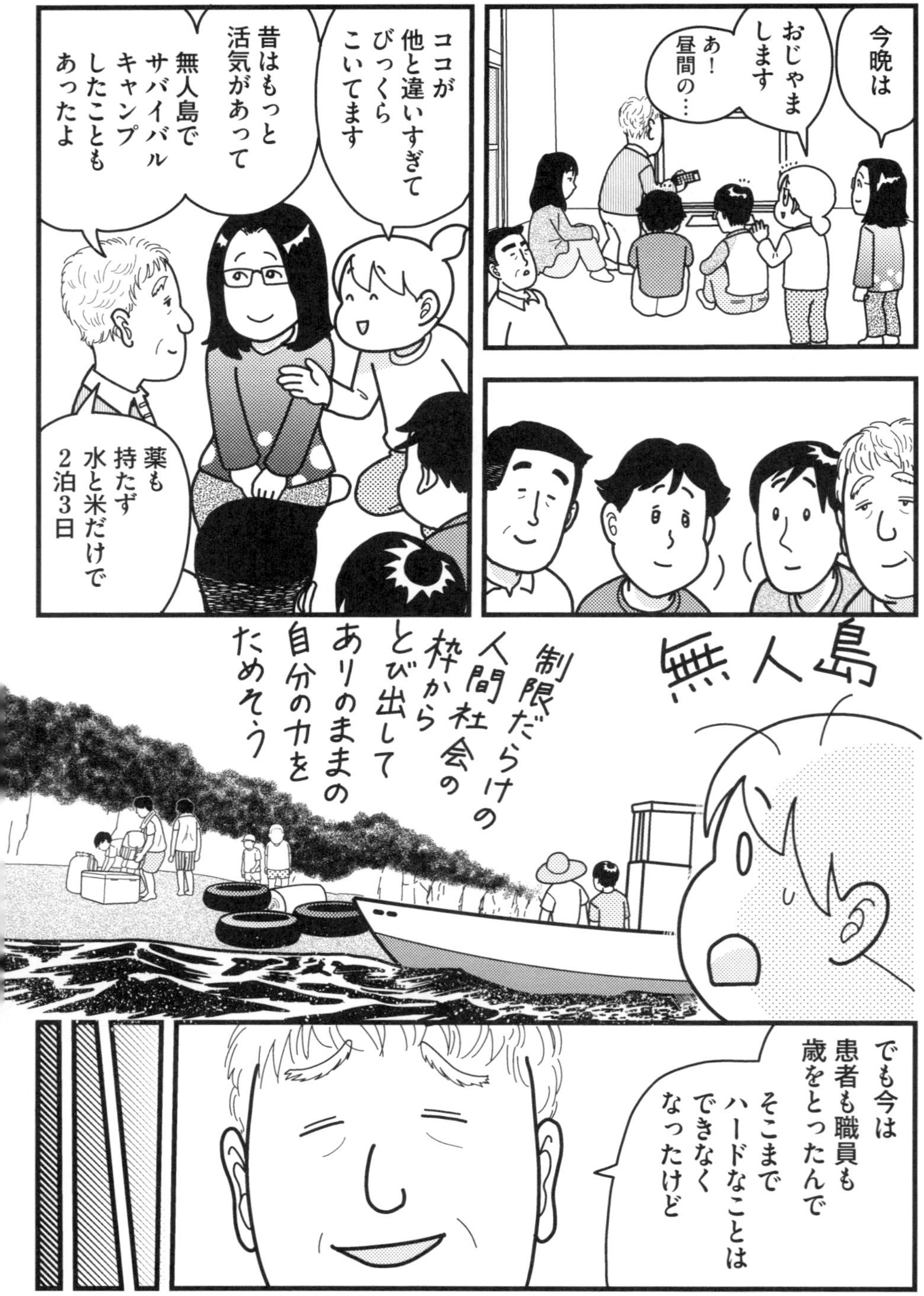
今晩は
おじゃまします
あ！昼間の…
ココが他と違いすぎてびっくらこいてます
昔はもっと活気があって
無人島でサバイバルキャンプしたこともあったよ
薬も持たず水と米だけで2泊3日
無人島
制限だらけの人間社会の枠からとび出してありのままの自分の力をためそう
でも今は患者も職員も歳をとったんで
そこまでハードなことはできなくなったけど

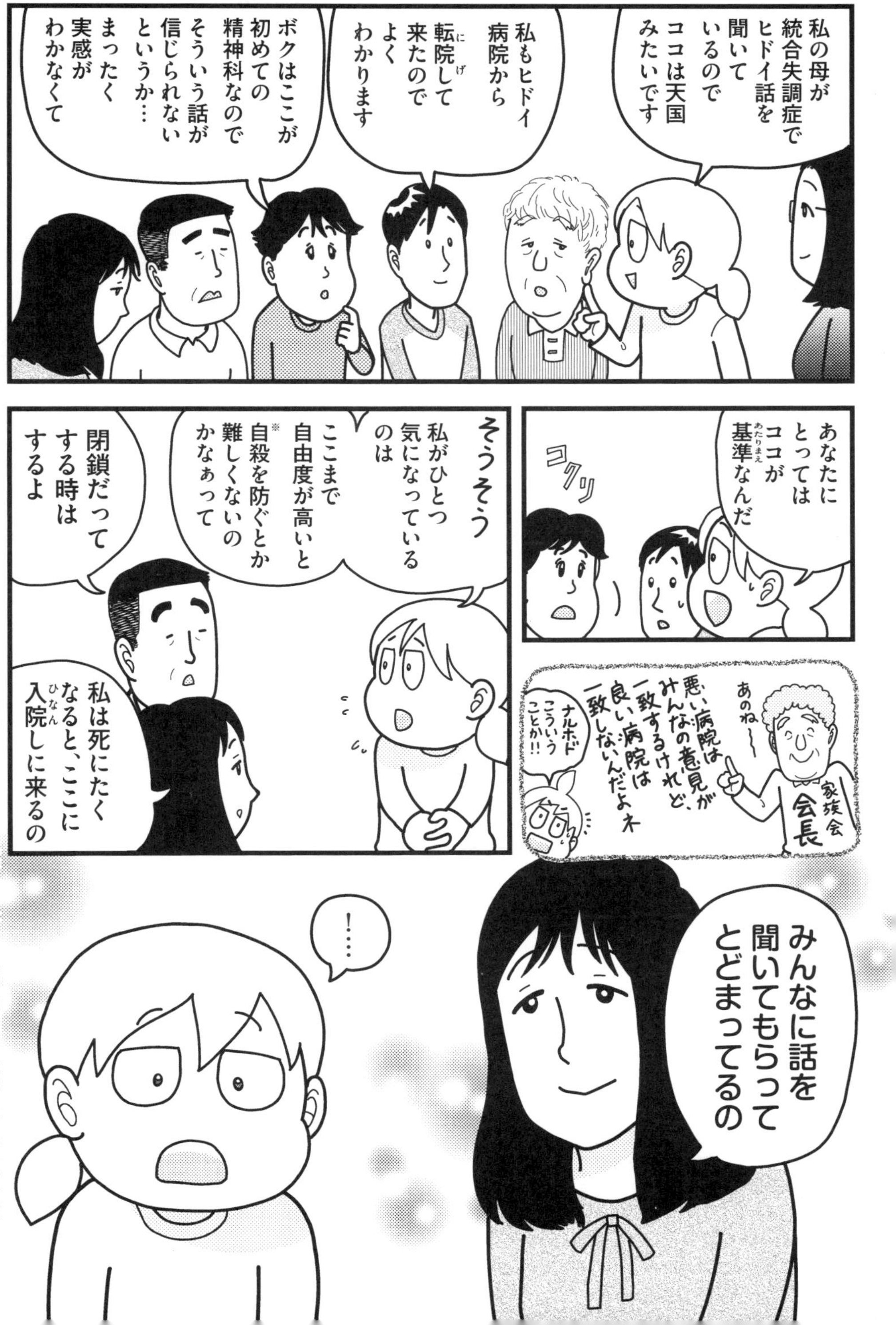
私の母が統合失調症でヒドイ話を聞いているのでココは天国みたいです
私もヒドイ病院から転院《にげ》して来たのでよくわかります
ボクはここが初めての精神科なのでそういう話が信じられないというか…まったく実感がわかなくて
あなたにとってはココが基準《あたりまえ》なんだ
コクリ
そうそう
私がひとつ気になっているのは
ここまで自由度が高いと自殺※を防ぐとか難しくないのかなぁって
閉鎖だってする時はするよ
私は死にたくなると、ここに入院《ひなん》しに来るの
あのね〜〜
悪い病院はみんなの意見が一致するけれど、良い病院は一致しないんだよネ
家族会
会長
ナルホドこういうことか!!
!…
みんなに話を聞いてもらってとどまってるの

※開放病棟でも安全性を確保するために、建物は図面上3階建てだが、山の斜面を利用して2階の高さにとどめるなど、設計には様々な創意工夫がしてあるらしい。

## 〈「カギ」はなくても…〉

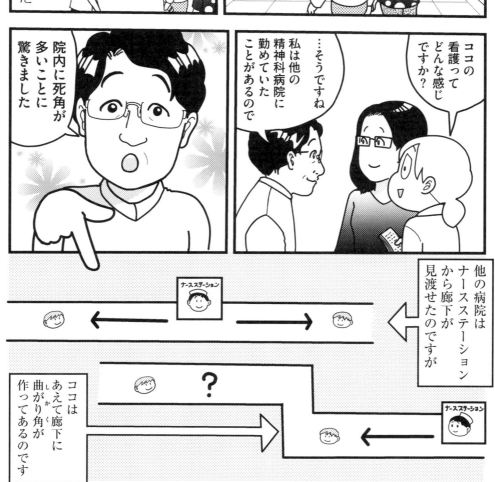

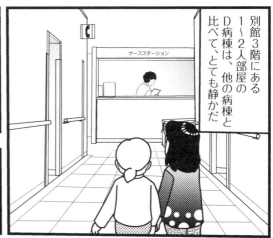

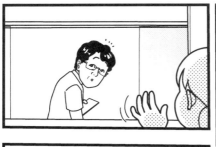

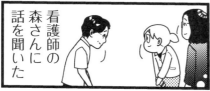

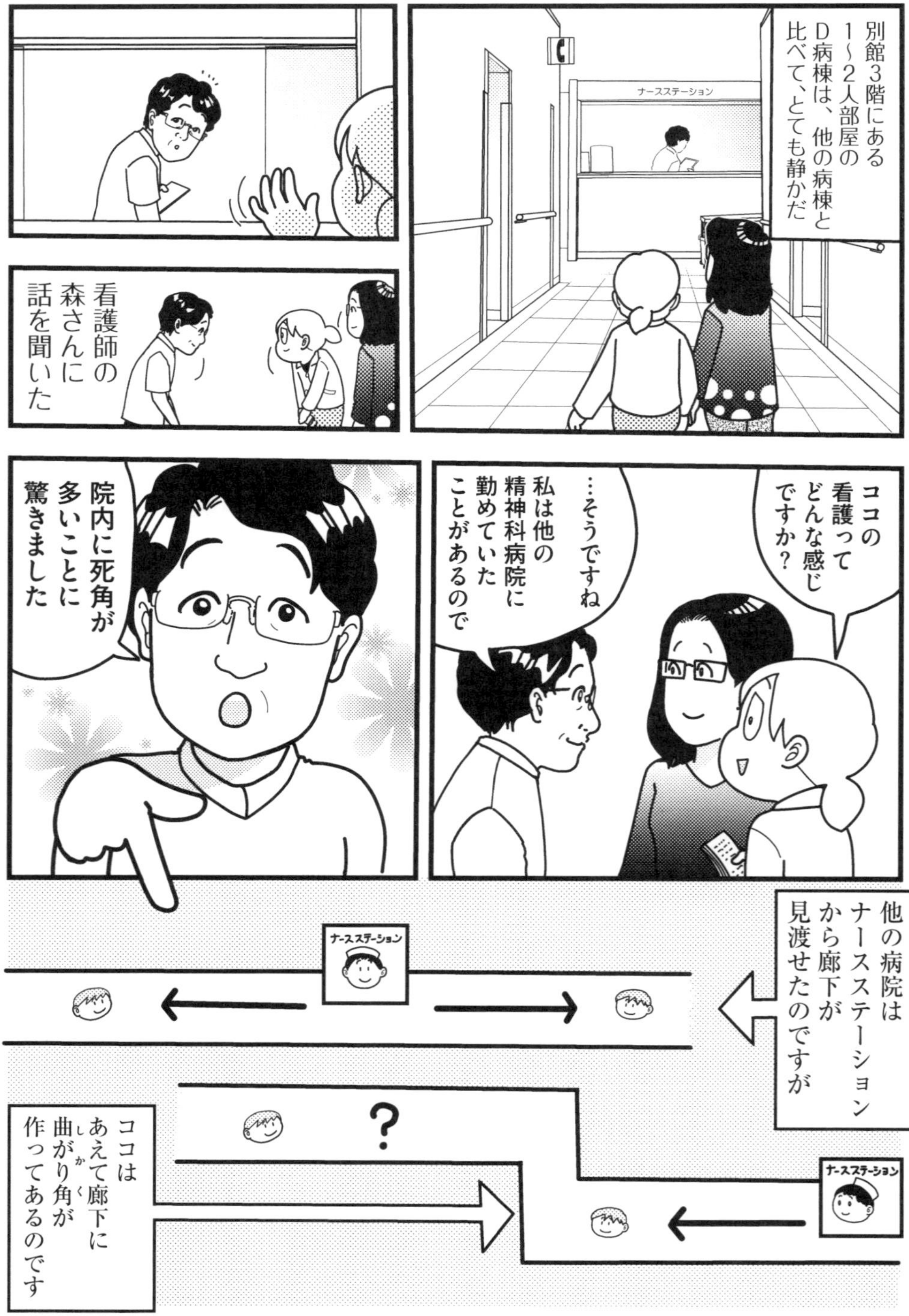
別館3階にある
1~2人部屋の
D病棟は、他の病棟と
比べて、とても静かだ
ナースステーション
看護師の森さんに話を聞いた
ココの看護ってどんな感じですか?
…そうですね
私は他の精神科病院に勤めていたことがあるので
院内に死角が多いことに驚きました
他の病院はナースステーションから廊下が見渡せたのですが
ナースステーション
?
ナースステーション
ココはあえて廊下に曲がり角《しかく》が作ってあるのです

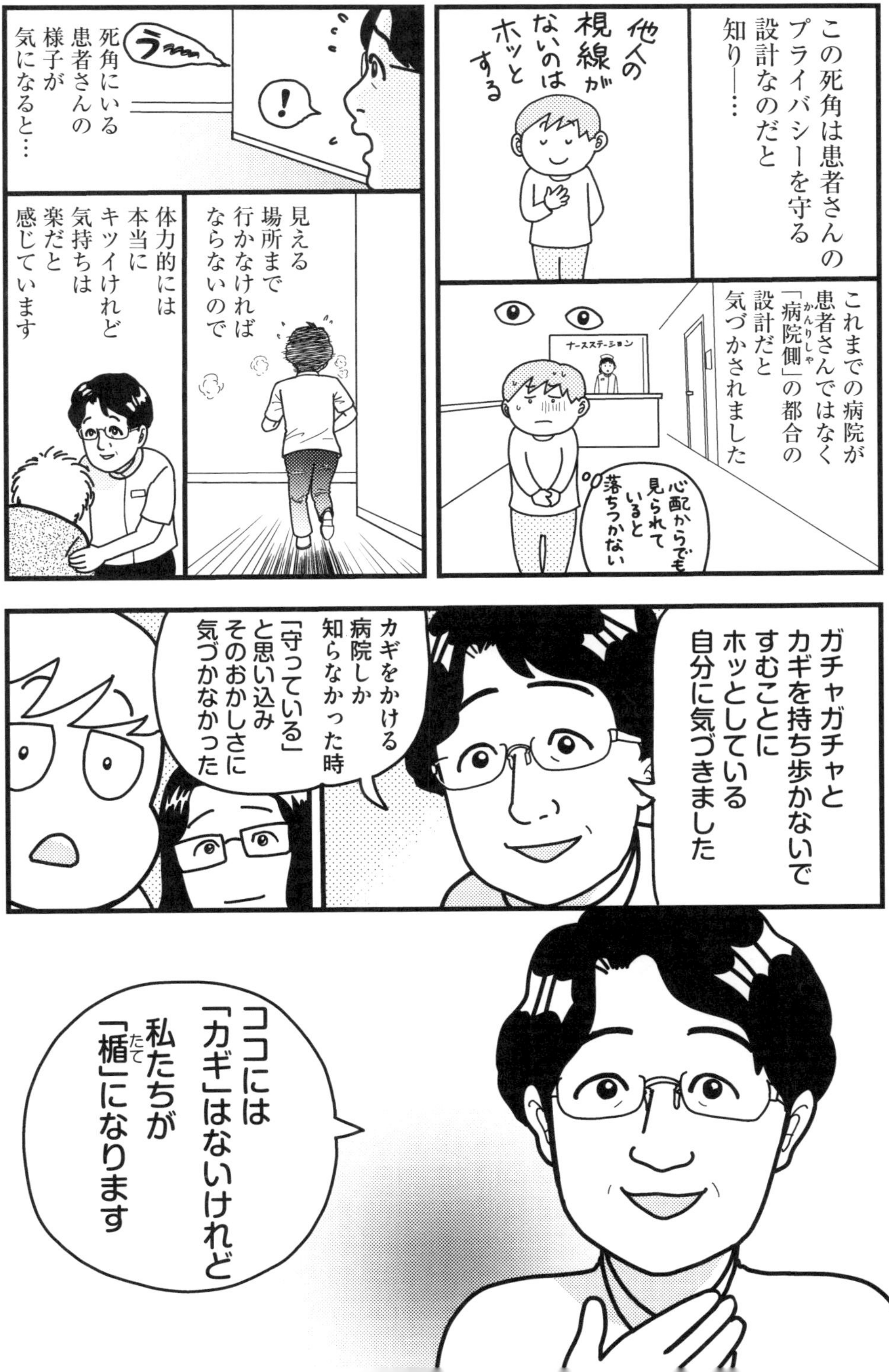
この死角は患者さんのプライバシーを守る設計なのだと知り——…
他人の視線がないのはホッとする
これまでの病院が患者さんではなく「病院側《かんりしゃ》」の都合の設計だと気づかされました
ナースステーション
心配からでも見られていると落ちつかない
!
う~
死角にいる患者さんの様子が気になると…
見える場所まで行かなければならないので
体力的には本当にキツイけれど気持ちは楽だと感じています
ガチャガチャとカギを持ち歩かないですむことにホッとしている自分に気づきました
カギをかける病院しか知らなかった時「守っている」と思い込みそのおかしさに気づかなかった
ココには「カギ」はないけれど私たちが「楯《たて》」になります

## 〈まきび病院が大切にしていること〉

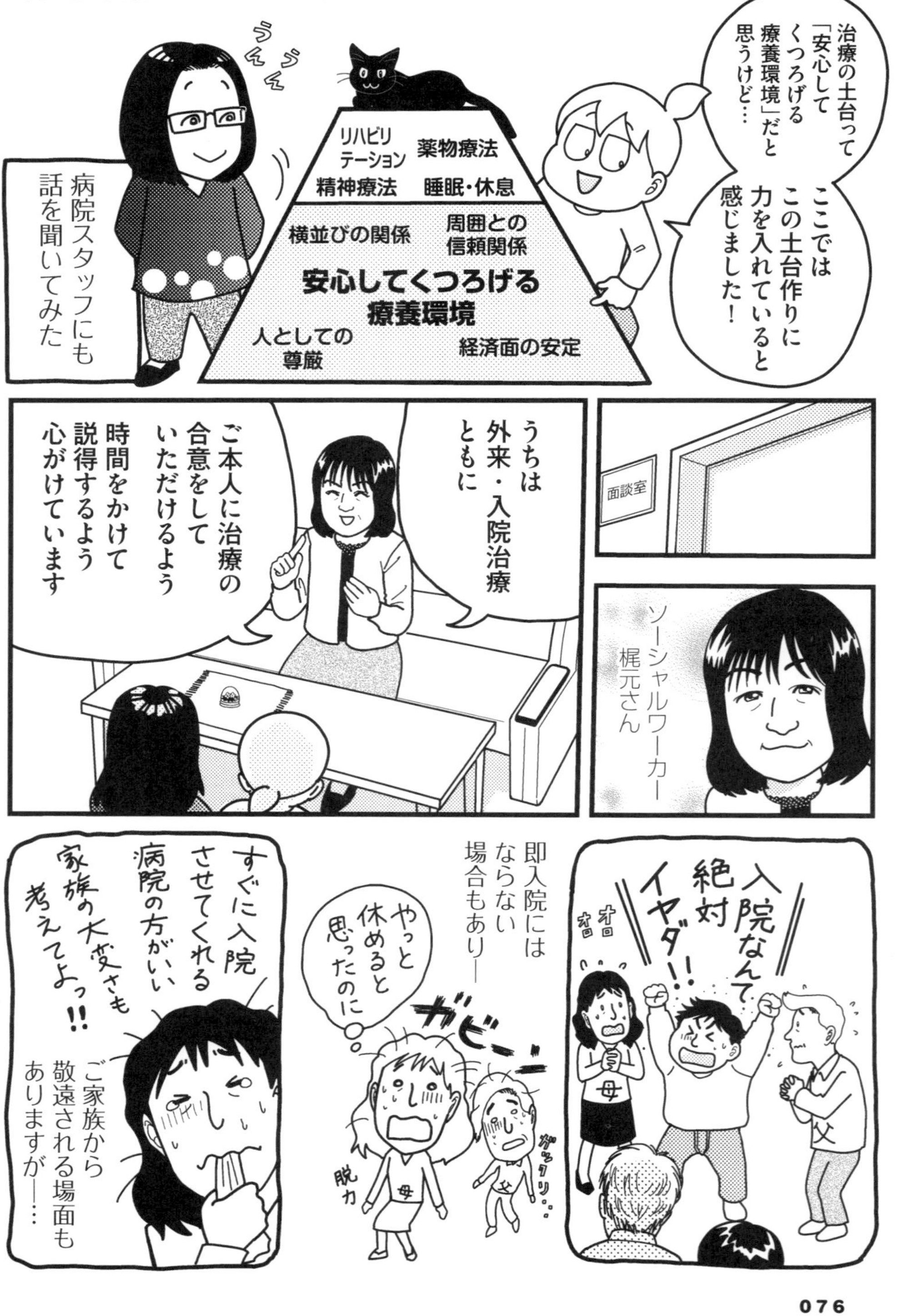

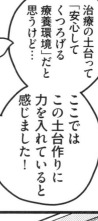

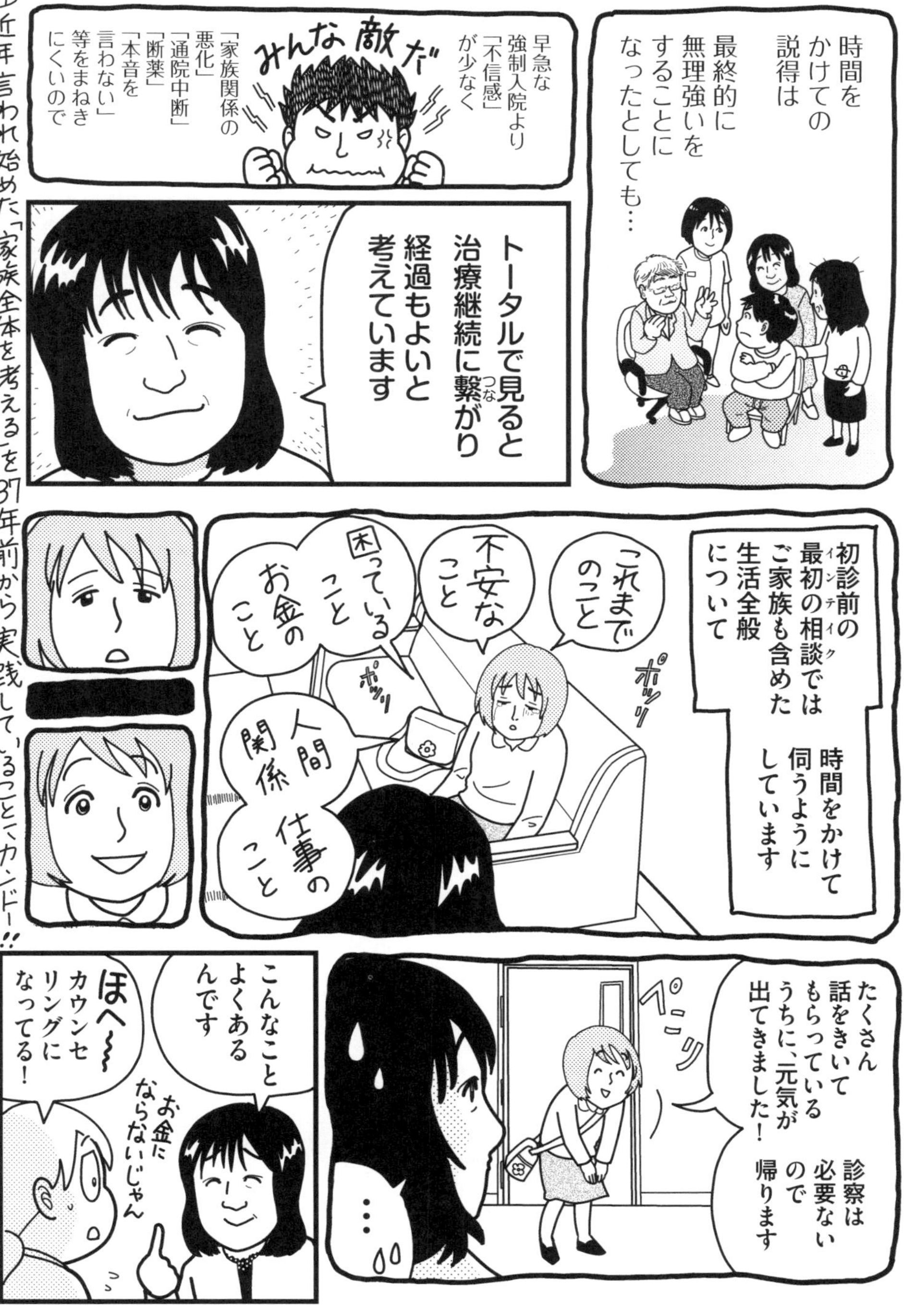
時間をかけての説得は最終的に無理強いをすることになったとしても…
早急な強制入院より「不信感」が少なく
みんな敵だ
「家族関係の悪化」「通院中断」「断薬」「本音を言わない」等をまねきにくいので
トータルで見ると治療継続に繋《つな》がり経過もよいと考えています
初診前の最初の《インテイク》相談ではご家族も含めた生活全般について
時間をかけて伺うようにしています
ポツリ
これまでのこと
不安なこと
困っていること
お金のこと
ポツリ
人間関係
仕事のこと
たくさん話をきいてもらっているうちに、元気が出てきました!
診察は必要ないので帰ります
ペコリ
…
こんなことよくあるんです
お金にならないじゃん
ほへ〜 カウンセリングになってる!

近年言われ始めた「家族全体を考える」を37年前から実践していることにカンドー!!

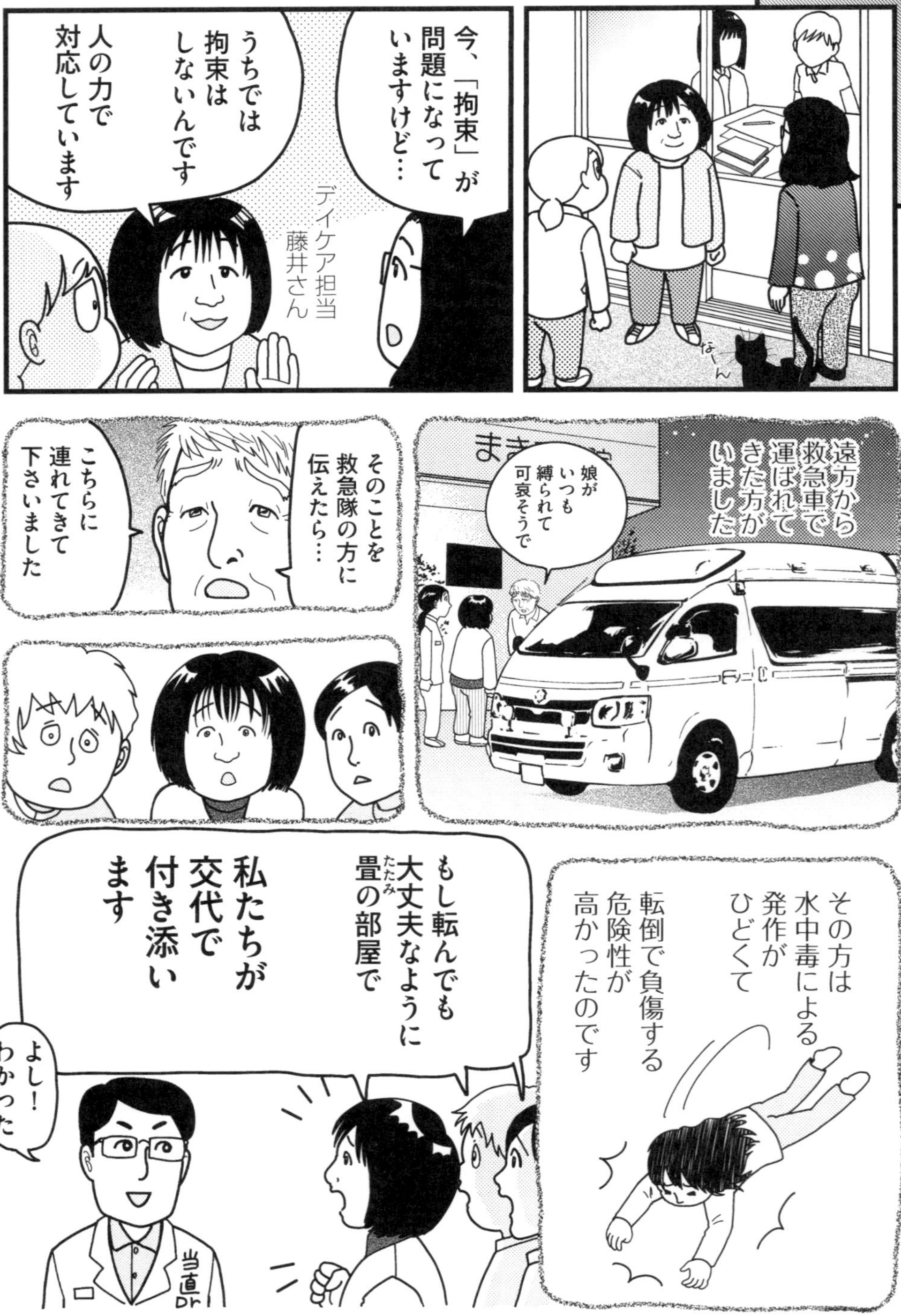
今、「拘束」が問題になっていますけど…
うちでは拘束はしないんです
人の力で対応しています
デイケア担当 藤井さん
遠方から救急車で運ばれてきた方がいました
娘がいつも縛られて可哀そうで
そのことを救急隊の方に伝えたら…
こちらに連れてきて下さいました
その方は水中毒による発作がひどくて
転倒で負傷する危険性が高かったのです
もし転んでも大丈夫なように畳《たたみ》の部屋で
私たちが交代で付き添います
よし！わかった
当直Dr

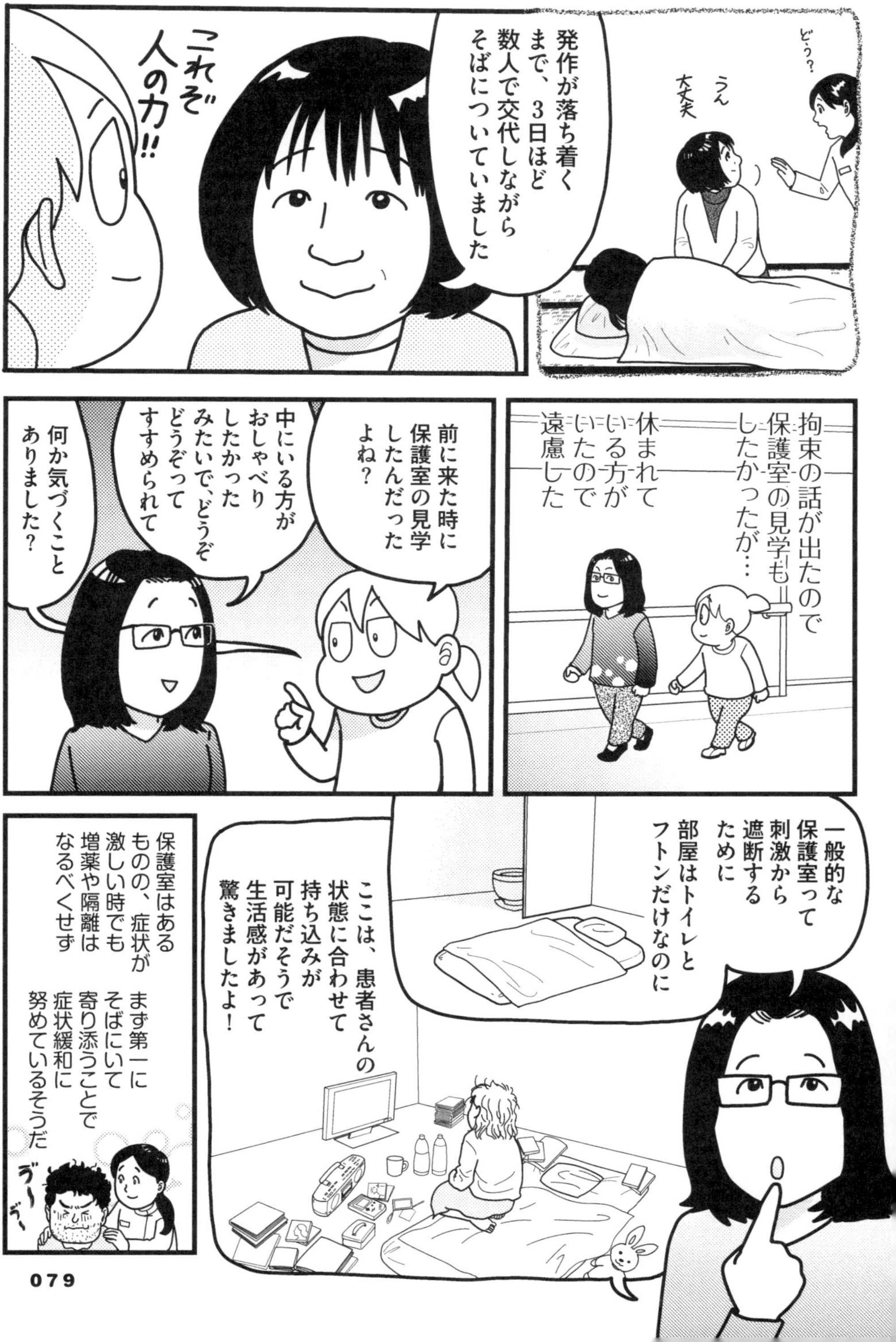
どぅ?
うん 大丈夫
発作が落ち着くまで、3日ほど数人で交代しながらそばについていました
これぞ人の力!!
拘束の話が出たので保護室の見学もしたかったが…
休まれている方がいたので遠慮した
前に来た時に保護室の見学したんだったよね?
中にいる方がおしゃべりしたかったみたいで、どうぞどうぞってすすめられて
何か気づくことありました?
一般的な保護室って刺激から遮断するために部屋はトイレとフトンだけなのに
ここは、患者さんの状態に合わせて持ち込みが可能だそうで生活感があって驚きましたよ!
保護室はあるものの、症状が激しい時でも増薬や隔離はなるべくせず
まず第一にそばにいて寄り添うことで症状緩和に努めているそうだ
う〜う〜

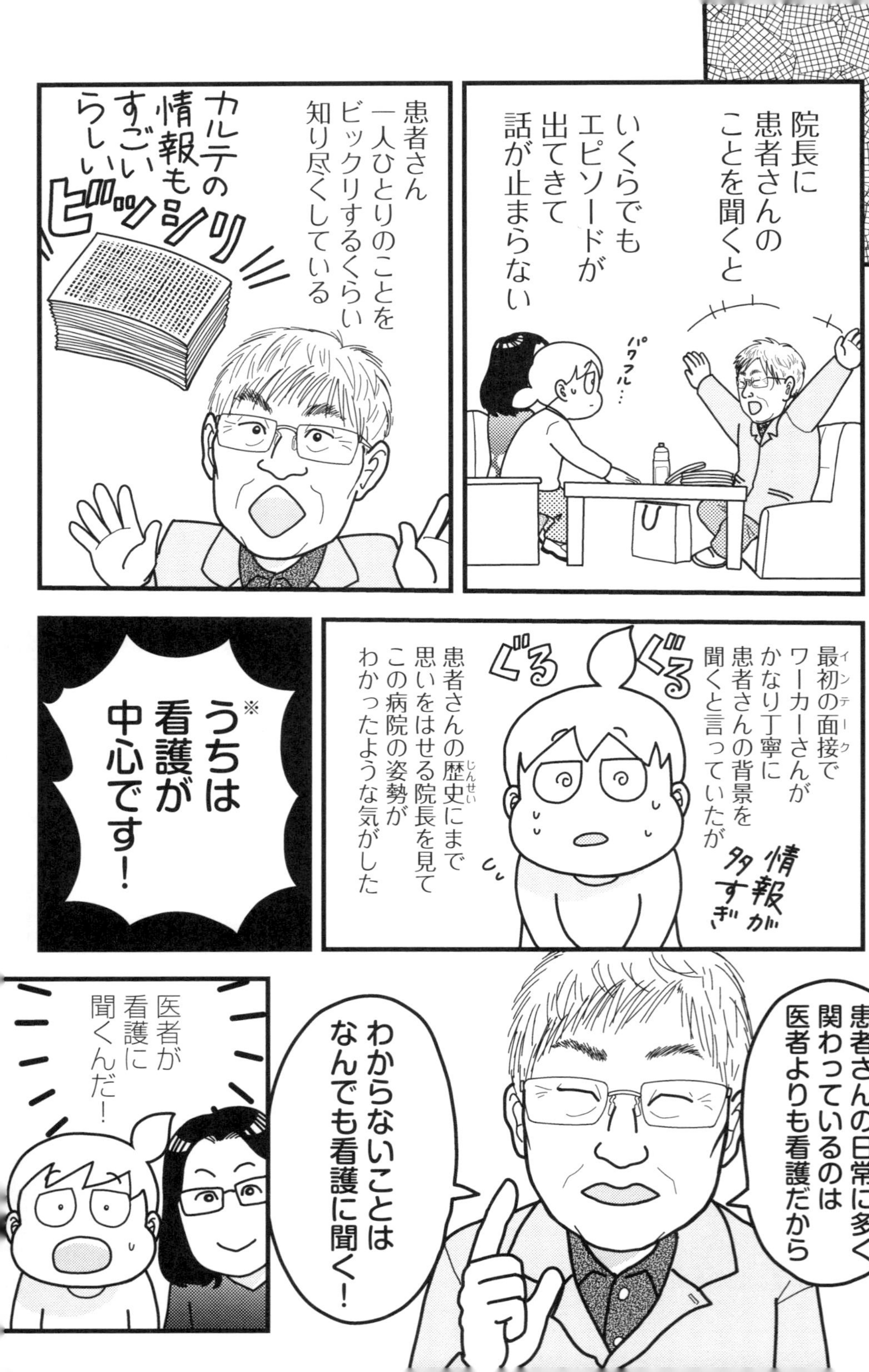
院長に患者さんのことを聞くと
いくらでもエピソードが出てきて話が止まらない
パワフル…
患者さん一人ひとりのことをビックリするくらい知り尽くしている
カルテの情報もすごいらしい
ビッシリ
最初の面接《インテーク》でワーカーさんがかなり丁寧に患者さんの背景を聞くと言っていたが
患者さんの歴史《じんせい》にまで思いをはせる院長を見てこの病院の姿勢がわかったような気がした
ぐるぐる
情報が多すぎ
うちは※看護が中心です!
患者さんの日常に多く関わっているのは医者よりも看護だから
わからないことはなんでも看護に聞く!
医者が看護に聞くんだ!

※看護を中心に、担当以外にも多職種で関わるようにしているそうな

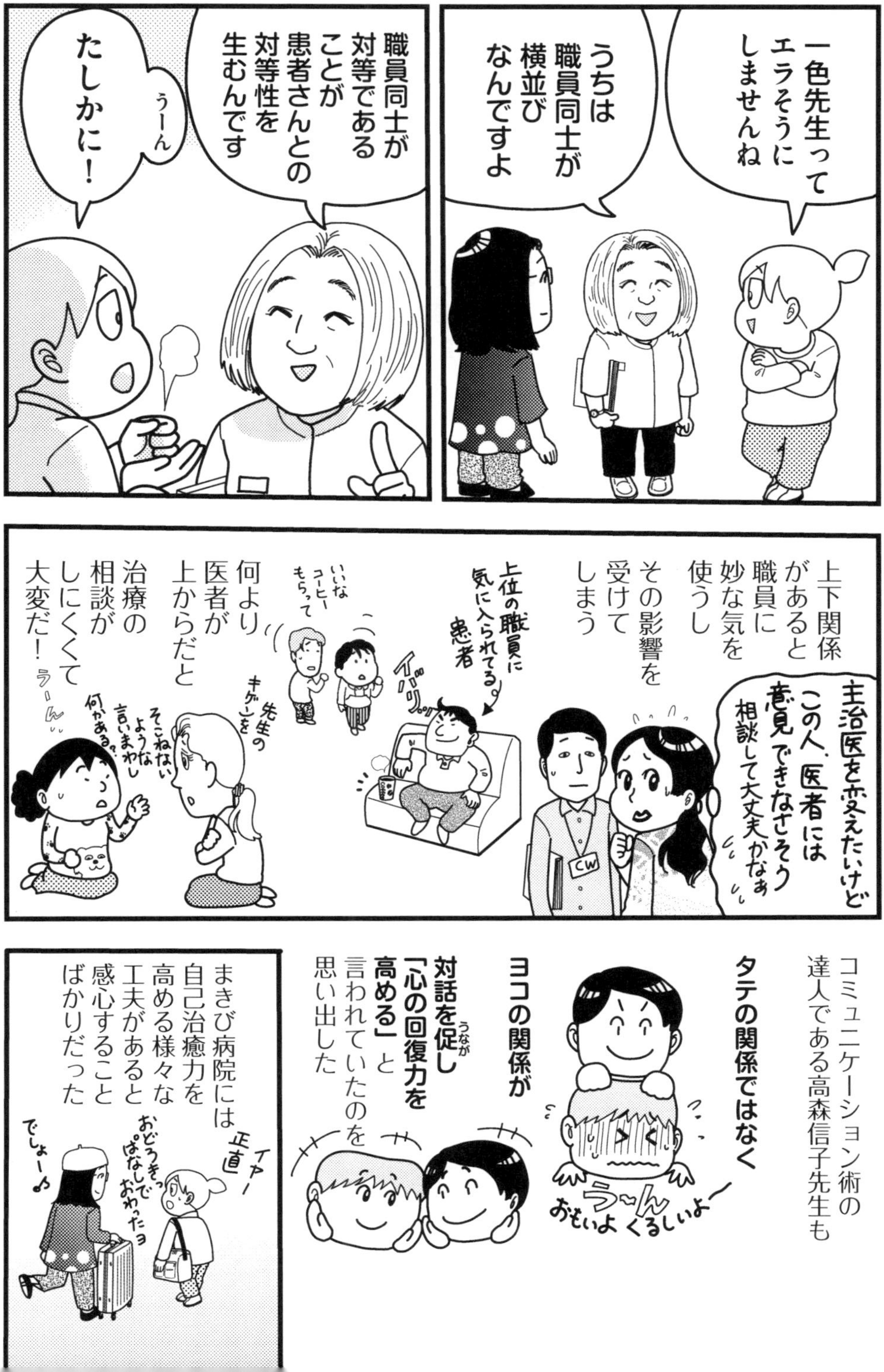
一色先生ってエラそうにしませんね
うちは職員同士が横並びなんですよ
職員同士が対等であることが患者さんとの対等性を生むんです
うーん
たしかに！
上下関係があると職員に妙な気を使うしその影響を受けてしまう
主治医を変えたいけど
この人、医者には意見できなさそう
相談して大丈夫かなぁ
CW
上位の職員に気に入られてる患者
イバリ
いいなコーヒーもらって
何より医者が上からだと治療の相談がしにくくて大変だ！
うーん
先生のキゲンをそこねないような言いまわし何かある？
コミュニケーション術の達人である高森信子先生も
タテの関係ではなく
ヨコの関係が
対話を促《うなが》し「心の回復力を高める」と言われていたのを思い出した
う〜ん
おもいよ くるしいよ〜
まきび病院には自己治癒力を高める様々な工夫があると感心することばかりだった
イヤ〜 正直
おどろきっぱなしでおわったヨ
でしょー♪

# 〈おわりに…〉

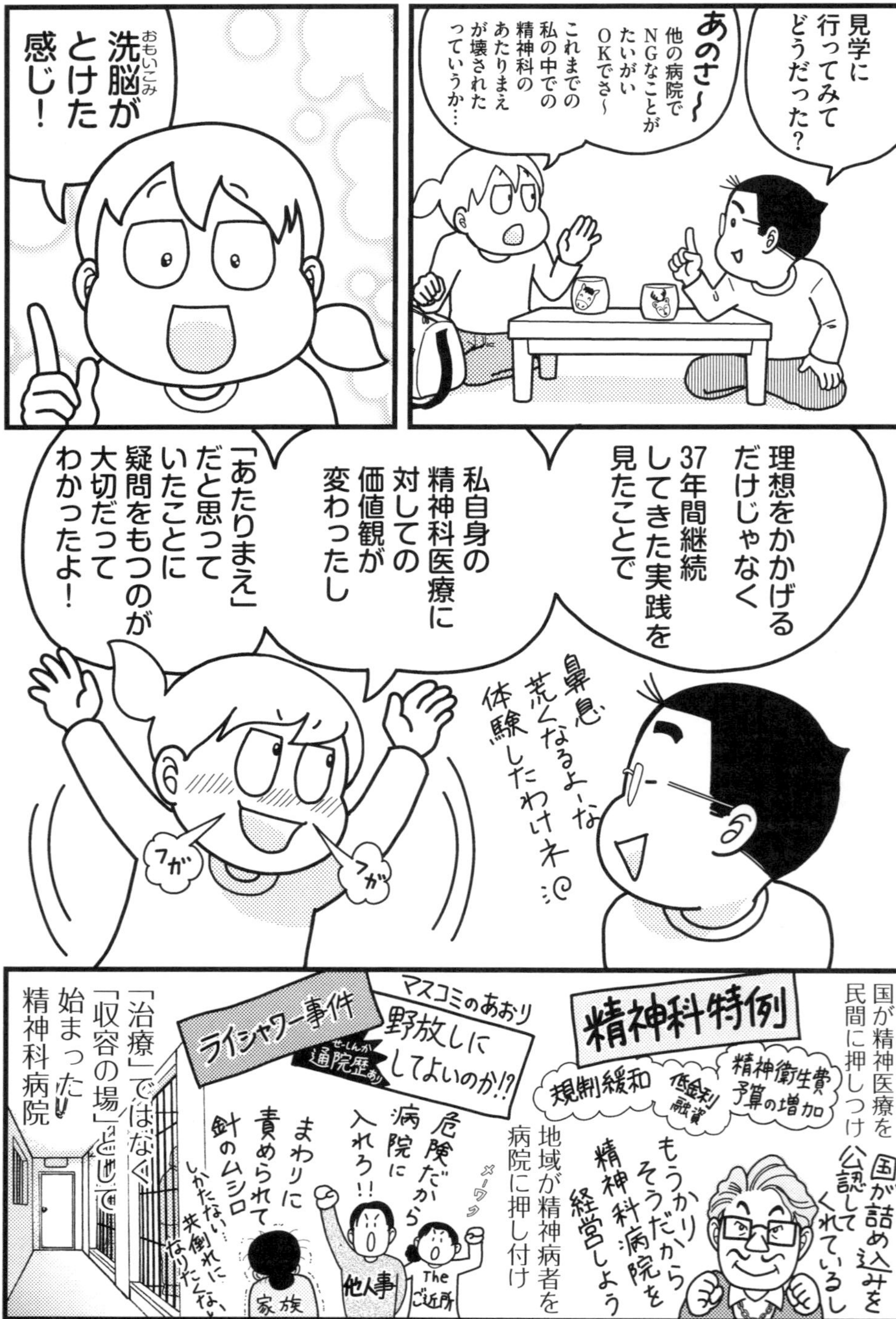

見学に行ってみてどうだった?
あのさ〜 他の病院でNGなことがたいがいOKでさ〜
これまでの私の中での精神科のあたりまえが壊されたっていうか…
洗脳《おもいこみ》がとけた感じ!
理想をかかげるだけじゃなく37年間継続してきた実践を見たことで
私自身の精神科医療に対しての価値観が変わったし
「あたりまえ」だと思っていたことに疑問をもつのが大切だってわかったよ!
鼻息荒くなるよーな体験したわけネ
フガ
フガ
国が精神医療を民間に押しつけ
精神科特例
規制緩和
低金利融資
精神衛生費予算の増加
国が詰め込みを公認してくれているし
もうかりそうだから精神科病院を経営しよう
地域が精神病者を病院に押し付け
マスコミのあおり
野放しにしてよいのか!?
通院歴《せーしんか》あり
ライシャワー事件
危険だから病院に入れろ!!
メーワク
まわりに責められて針のムシロ
しかたない… 共倒れになりたくない
家族
他人事
The ご近所
「治療」ではなく「収容の場」として始まった精神科病院


当事者・家族・地域の人が安心できるよう対応してくれる精神医療保健福祉サービスがないのが問題!!
当事者にも家族にも、それぞれの生き方を選ばせて欲しい!!

※精神科の医師の数は他の診療科の 1/3、看護師は 2/3 でよいとする特例

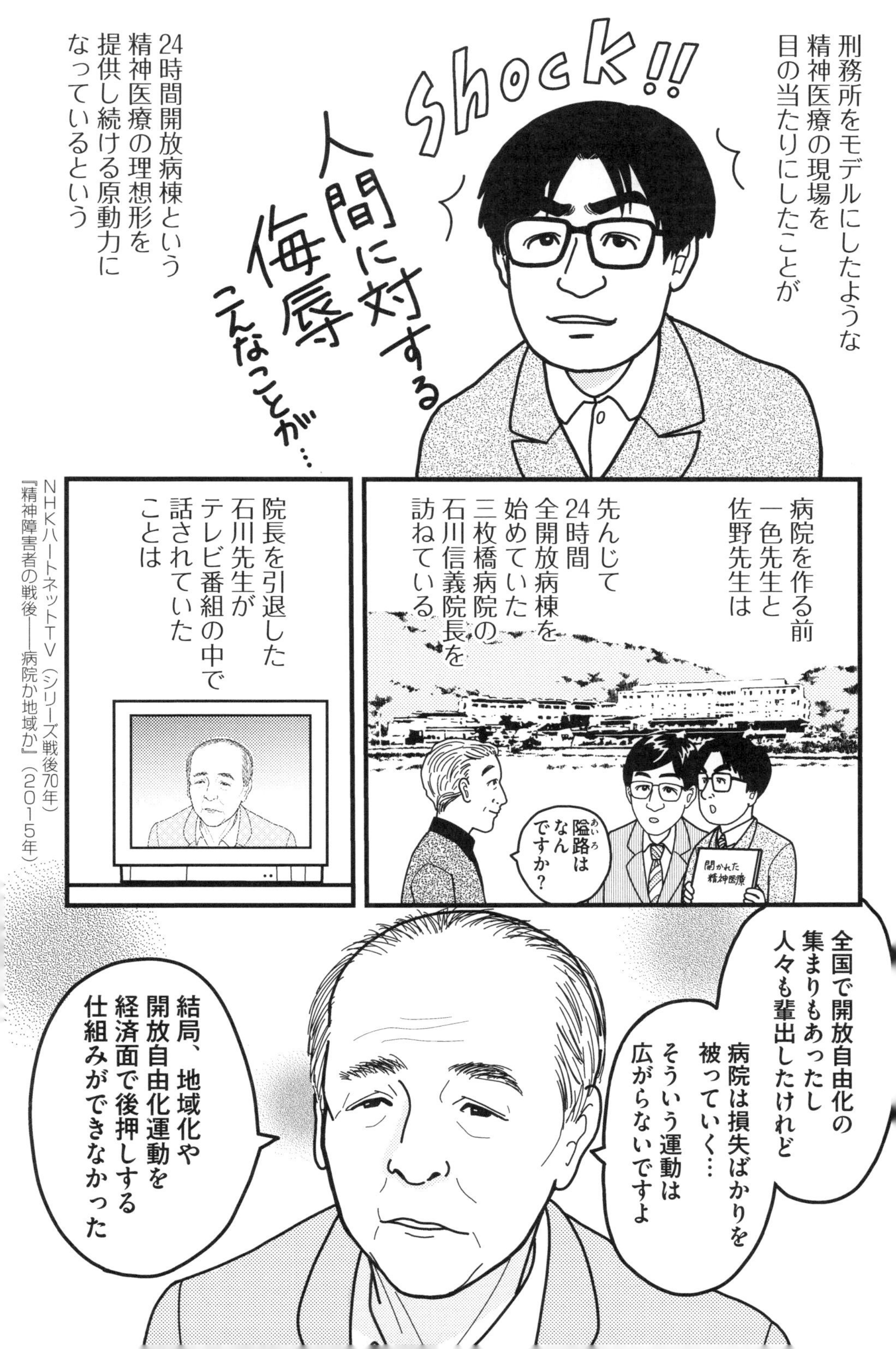
刑務所をモデルにしたような精神医療の現場を目の当たりにしたことが
Shock!!
人間に対する侮辱
こんなことが…
24時間開放病棟という精神医療の理想形を提供し続ける原動力になっているという
病院を作る前一色先生と佐野先生は
先んじて24時間全開放病棟を始めていた三枚橋病院の石川信義院長を訪ねている
隘路《あいろ》はなんですか?
開かれた精神医療
院長を引退した石川先生がテレビ番組の中で話されていたことは
全国で開放自由化の集まりもあったし人々も輩出したけれど
病院は損失ばかりを被っていく…そういう運動は広がらないですよ
結局、地域化や開放自由化運動を経済面で後押しする仕組みができなかった

NHKハートネットTV（シリーズ戦後70年）『精神障害者の戦後――病院か地域か』（2015年）

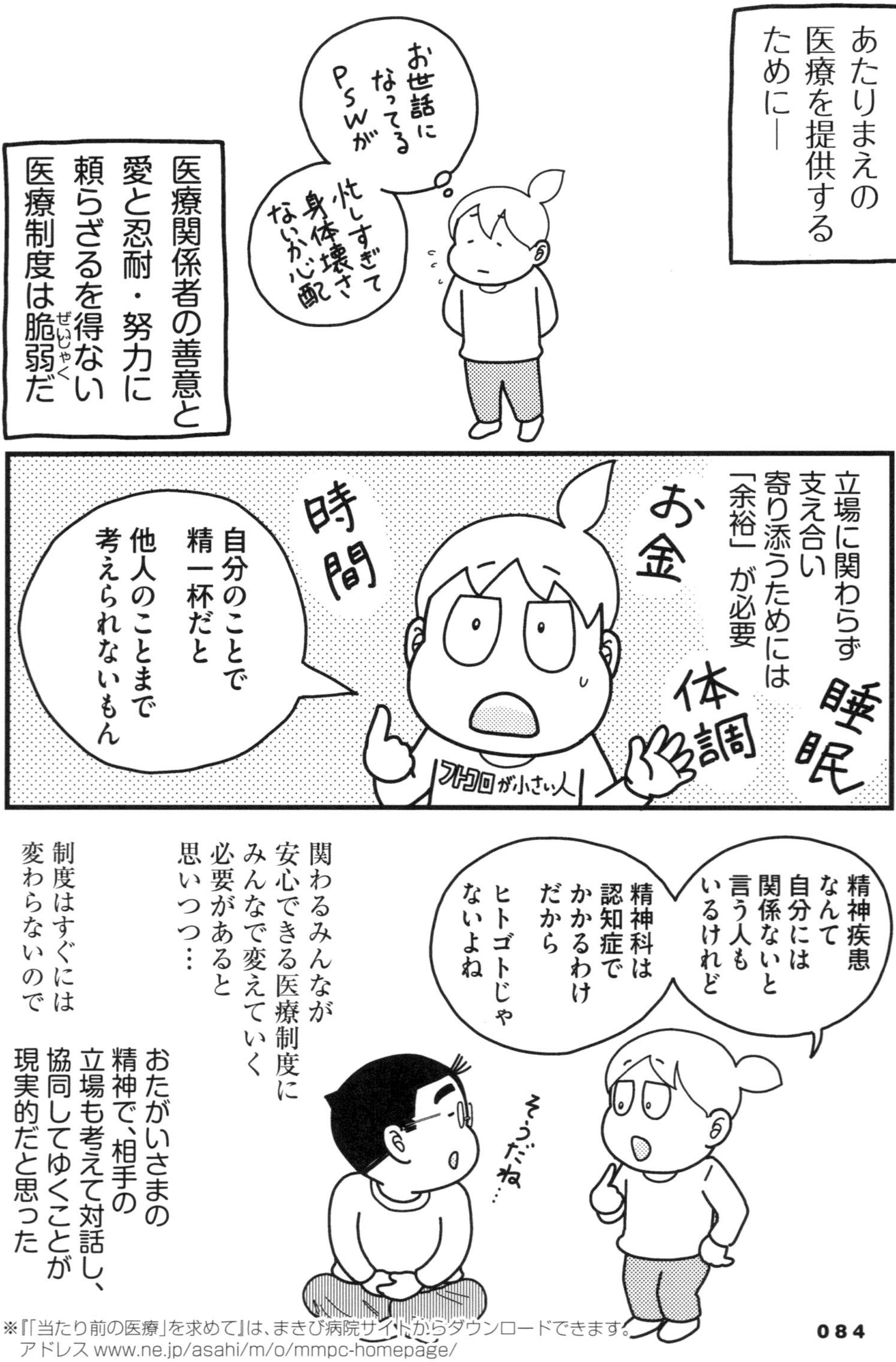
あたりまえの医療を提供するために──
お世話になってるPSWが忙しすぎて身体壊さないか心配
医療関係者の善意と愛と忍耐・努力に頼らざるを得ない医療制度は脆弱《ぜいじゃく》だ
立場に関わらず支え合い寄り添うためには「余裕」が必要
お金
睡眠
体調
時間
自分のことで精一杯だと他人のことまで考えられないもん
フトコロが小さい人
精神疾患なんて自分には関係ないと言う人もいるけれど
精神科は認知症でかかるわけだからヒトゴトじゃないよね
そうだね…
関わるみんなが安心できる医療制度にみんなで変えていく必要があると思いつつ…
制度はすぐには変わらないので
おたがいさまの精神で、相手の立場も考えて対話し、協同してゆくことが現実的だと思った

※『「当たり前の医療」を求めて』は、まきび病院サイトからダウンロードできます。
アドレス www.ne.jp/asahi/m/o/mmpc-homepage/

# 『非告知投薬』みんなで議論しませんか？

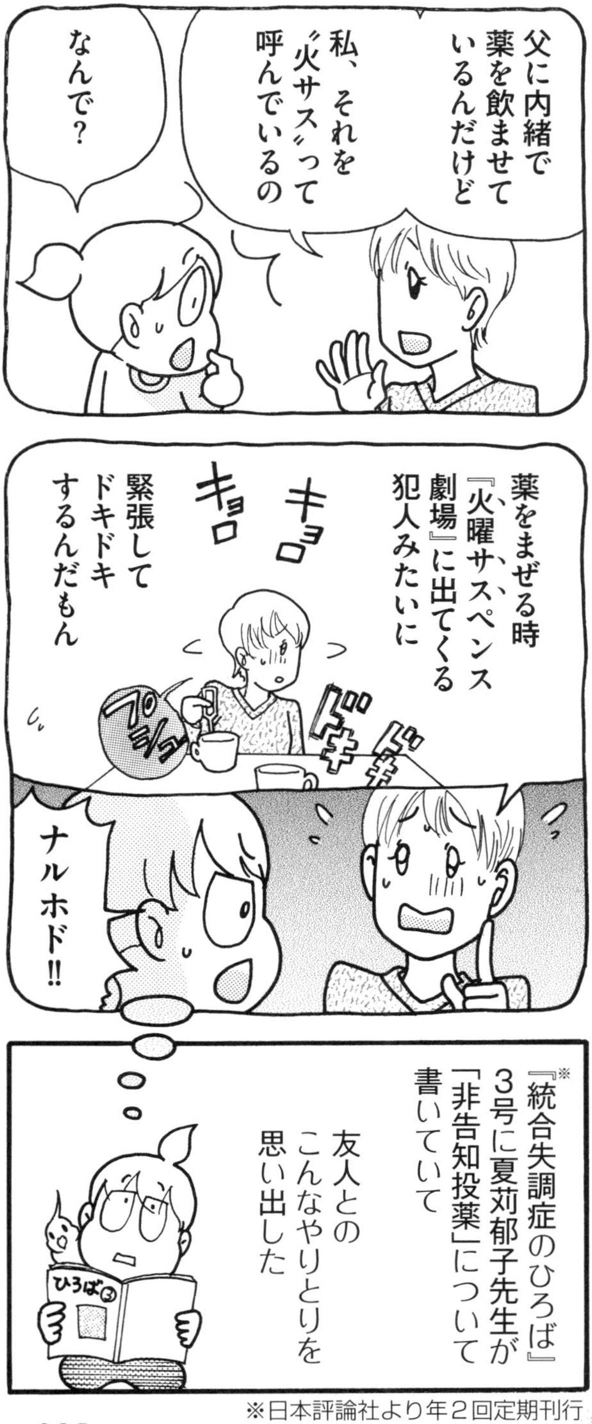
父に内緒で薬を飲ませているんだけど
私、それを“火サス”って呼んでいるの
なんで？
薬をまぜる時『火曜サスペンス劇場』に出てくる犯人みたいに
キョロ
キョロ
緊張してドキドキするんだもん
プシュ
ドキ
ドキ
ナルホド!!
『統合失調症のひろば』※3号に夏苅郁子先生が「非告知投薬」について書いていて
友人とのこんなやりとりを思い出した
ひろば③

※日本評論社より年２回定期刊行

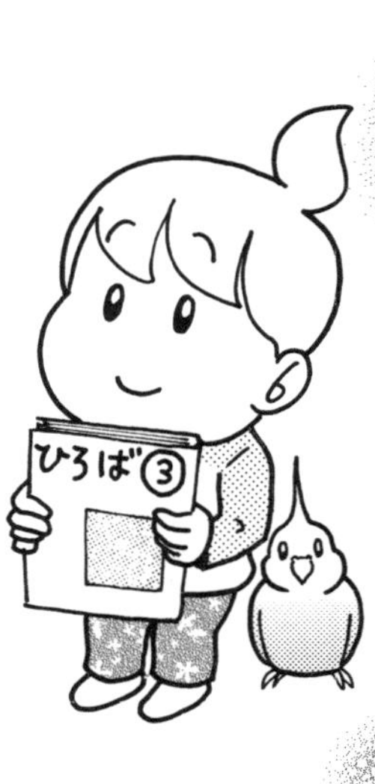
ひろば③

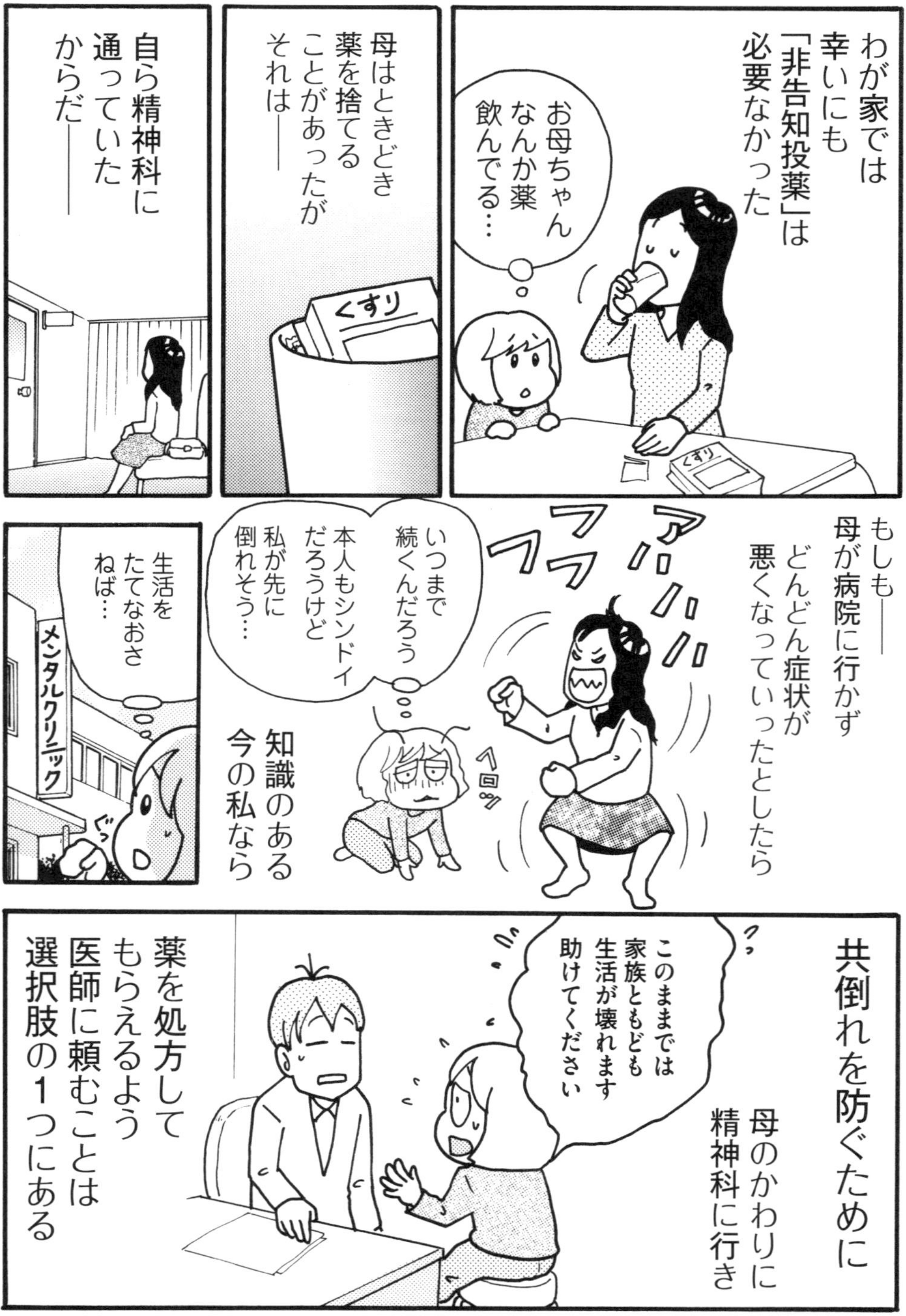
わが家では
幸いにも
「非告知投薬」は
必要なかった
お母ちゃん
なんか薬
飲んでる…
くすり
くすり
母はときどき
薬を捨てる
ことがあったが
それは——
自ら精神科に
通っていた
からだ——
もしも——
母が病院に行かず
どんどん症状が
悪くなっていったとしたら
アハハハ
フフフ
いつまで
続くんだろう
本人もシンドイ
だろうけど
私が先に
倒れそう…
知識のある
今の私なら
生活を
たてなおさ
ねば…
メンタルクリニック
ぐっ
共倒れを防ぐために
母のかわりに
精神科に行き
このままでは
家族ともども
生活が壊れます
助けてください
薬を処方して
もらえるよう
医師に頼むことは
選択肢の1つにある

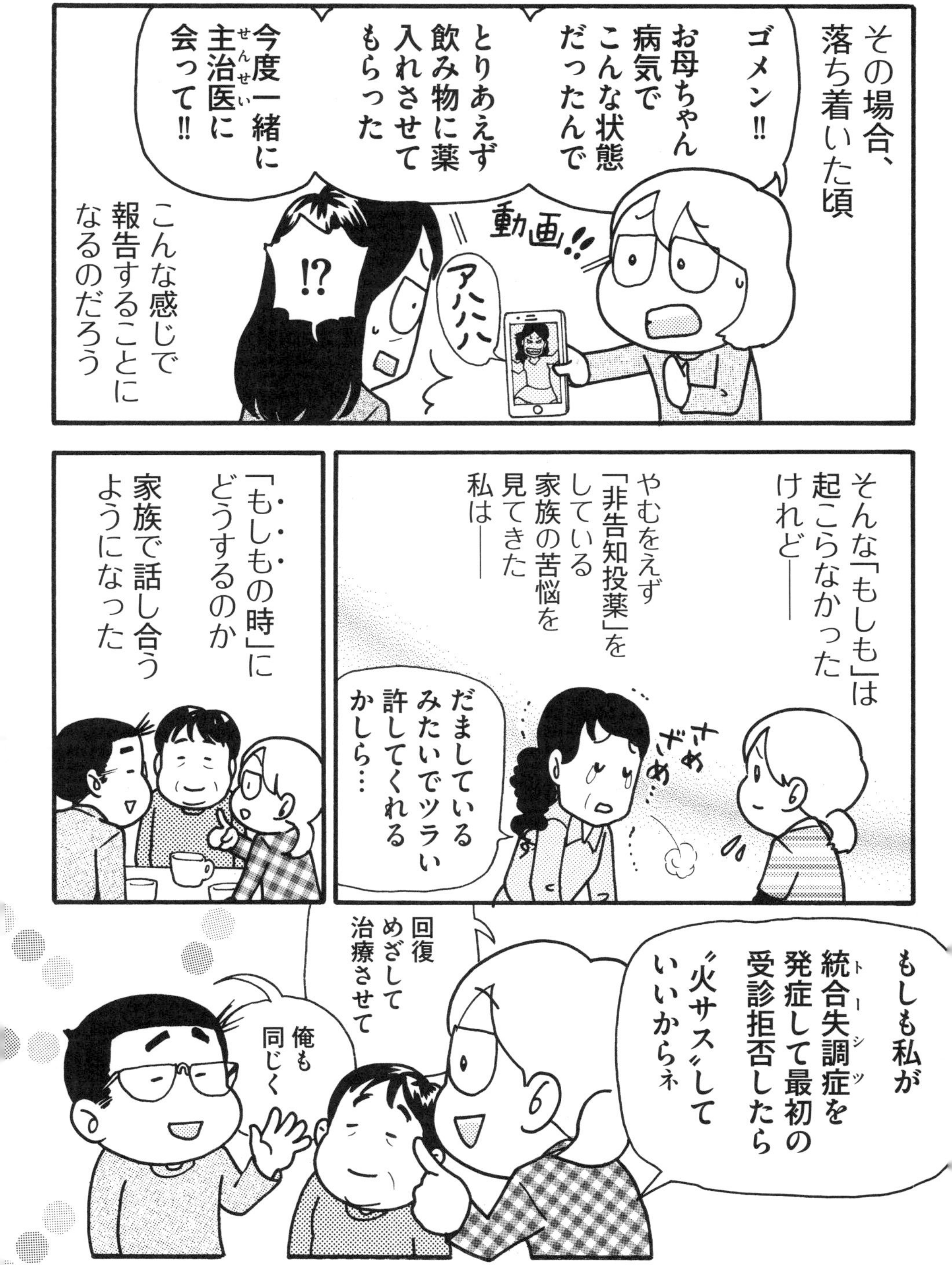
その場合、落ち着いた頃
ゴメン!!
お母ちゃん病気でこんな状態だったんで
とりあえず飲み物に薬入れさせてもらった
今度一緒に主治医《せんせい》に会って!!
動画!!
アハハ
!?
こんな感じで報告することになるのだろう
そんな「もしも」は起こらなかったけれど――
やむをえず「非告知投薬」をしている家族の苦悩を見てきた私は――
さめざめ…
だましているみたいでツラい許してくれるかしら…
「もしもの時」にどうするのか
家族で話し合うようになった
もしも私が統合失調症《トーシツ》を発症して最初の受診拒否したら
〝火サス〟していいからネ
回復めざして治療させて
俺も同じく

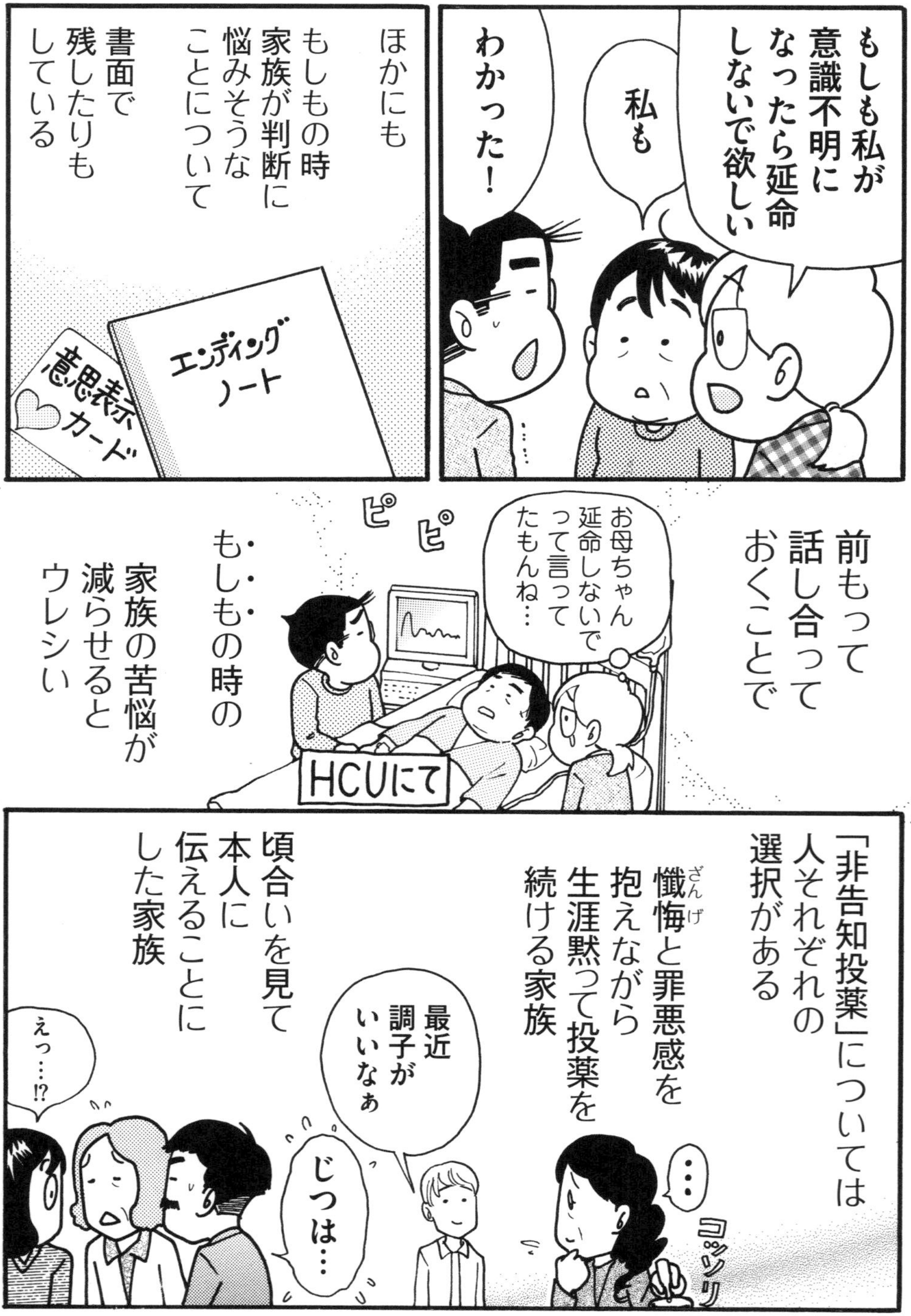
もしも私が意識不明になったら延命しないで欲しい
私も
わかった！
……
ほかにももしもの時家族が判断に悩みそうなことについて書面で残したりもしている
エンディングノート
意思表示カード
前もって話し合っておくことで
お母ちゃん延命しないでって言ってたもんね…
ピピ
HCUにて
もしもの時の家族の苦悩が減らせるとウレシい
「非告知投薬」については人それぞれの選択がある
懺悔《ざんげ》と罪悪感を抱えながら生涯黙って投薬を続ける家族
…
コッソリ
頃合いを見て本人に伝えることにした家族
最近調子がいいなぁ
じつは…
えっ…!?

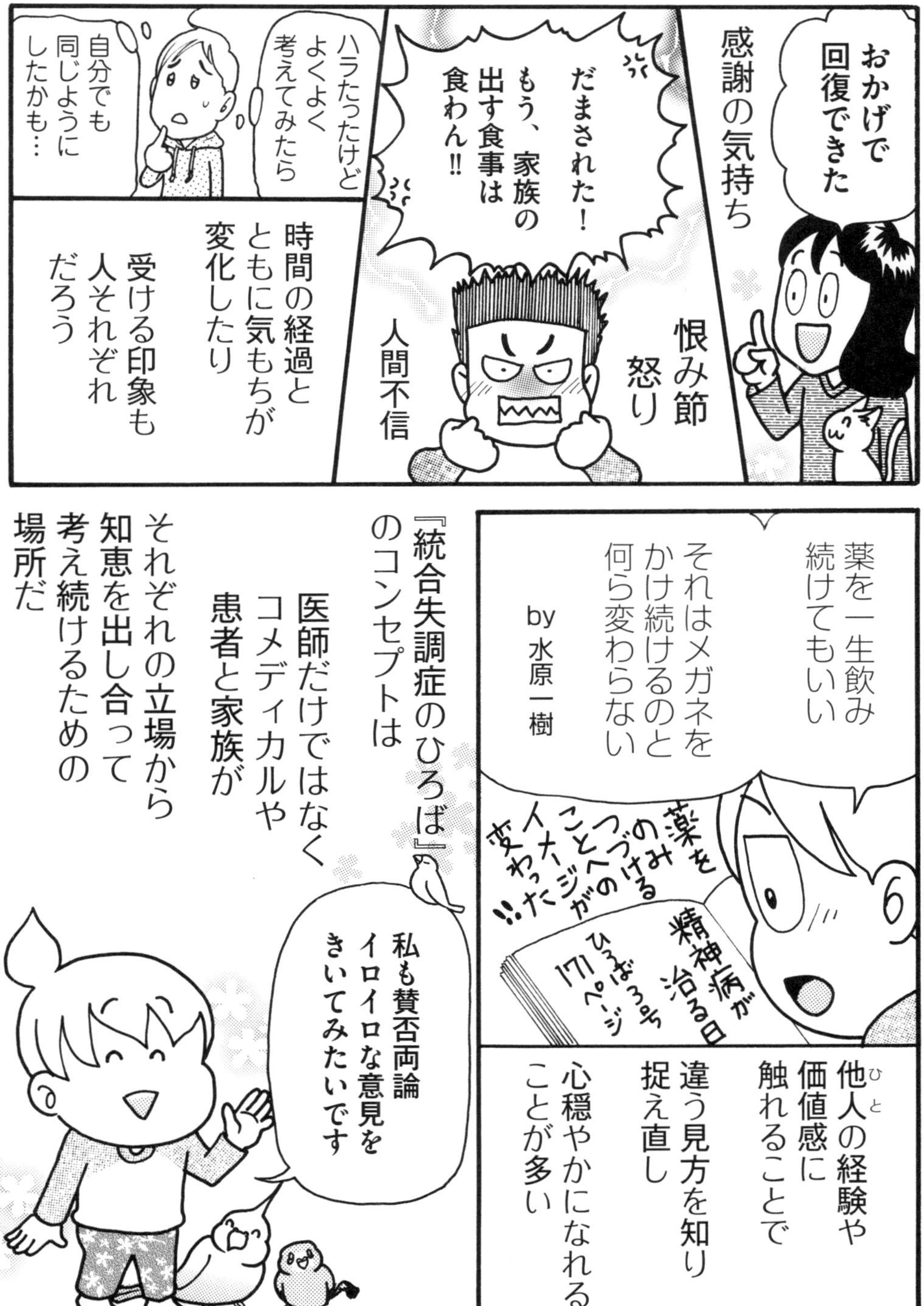
おかげで回復できた
感謝の気持ち
だまされた！もう、家族の出す食事は食わん!!
恨み節 怒り
人間不信
ハラたったけどよくよく考えてみたら
自分でも同じようにしたかも…
時間の経過とともに気もちが変化したり
受ける印象も人それぞれだろう
薬を一生飲み続けてもいい
それはメガネをかけ続けるのと何ら変わらない
by 水原一樹
薬をのみつづけることへのイメージが変わった!!
精神病が治る日
ひろば3号 171ページ
他人《ひと》の経験や価値観に触れることで
違う見方を知り捉え直し
心穏やかになれることが多い
『統合失調症のひろば』のコンセプトは
医師だけではなくコメディカルや患者と家族が
それぞれの立場から知恵を出し合って考え続けるための場所だ
私も賛否両論イロイロな意見をきいてみたいです

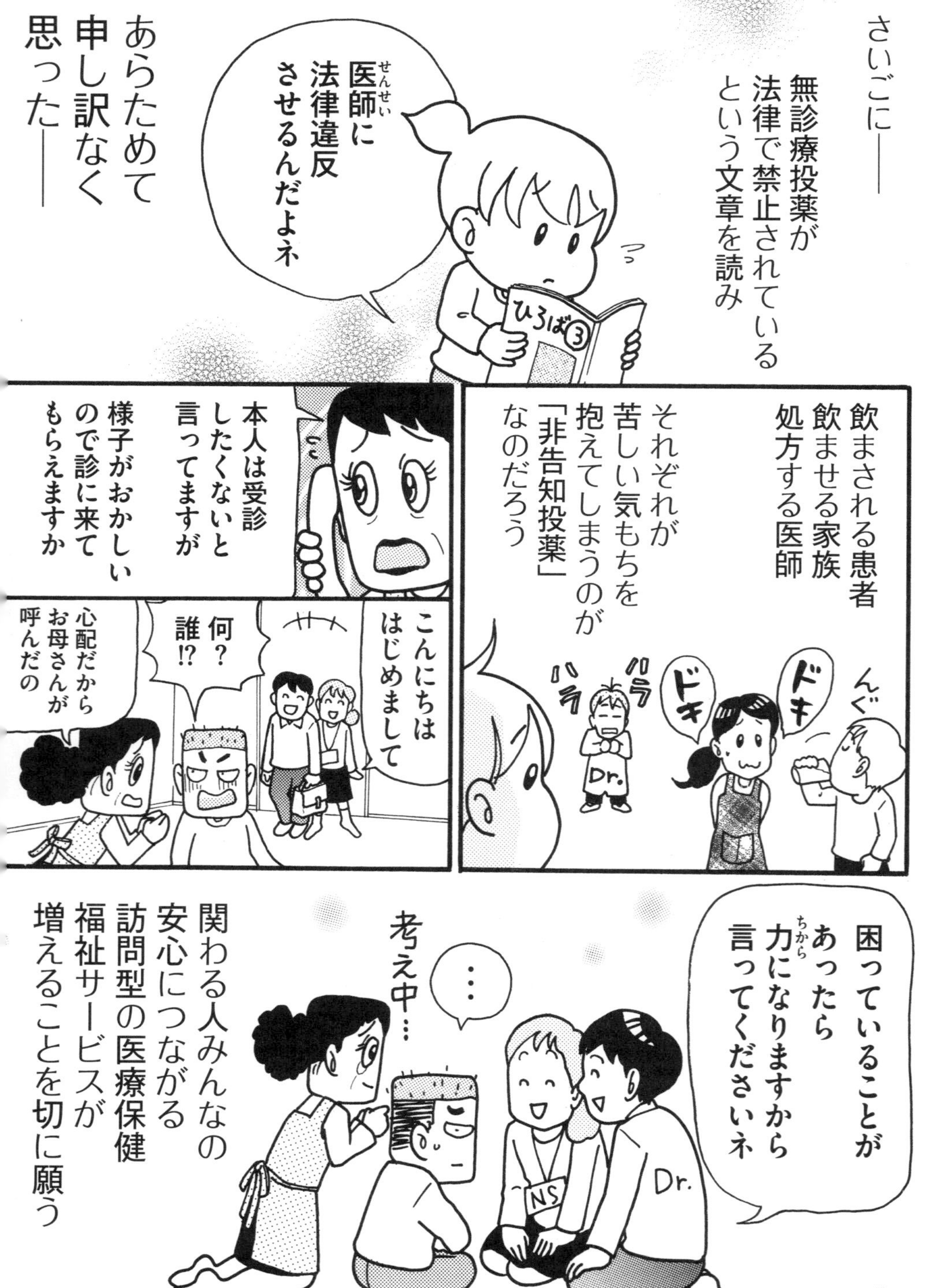
さいごに――
無診療投薬が
法律で禁止されている
という文章を読み
医師《せんせい》に
法律違反
させるんだよネ
ひろば③
あらためて
申し訳なく
思った――
飲まされる患者
飲ませる家族
処方する医師
それぞれが
苦しい気もちを
抱えてしまうのが
「非告知投薬」
なのだろう
んぐ
ドキ
ドキ
ハラ
ハラ
Dr.
本人は受診
したくないと
言ってますが
様子がおかしい
ので診に来て
もらえますか
こんにちは
はじめまして
何？
誰!?
心配だから
お母さんが
呼んだの
困っていることが
あったら
力《ちから》になりますから
言ってくださいネ
…
考え中…
NS
Dr.
関わる人みんなの
安心につながる
訪問型の医療保健
福祉サービスが
増えることを切に願う

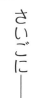

# 相談する時の
# 工夫いろいろ

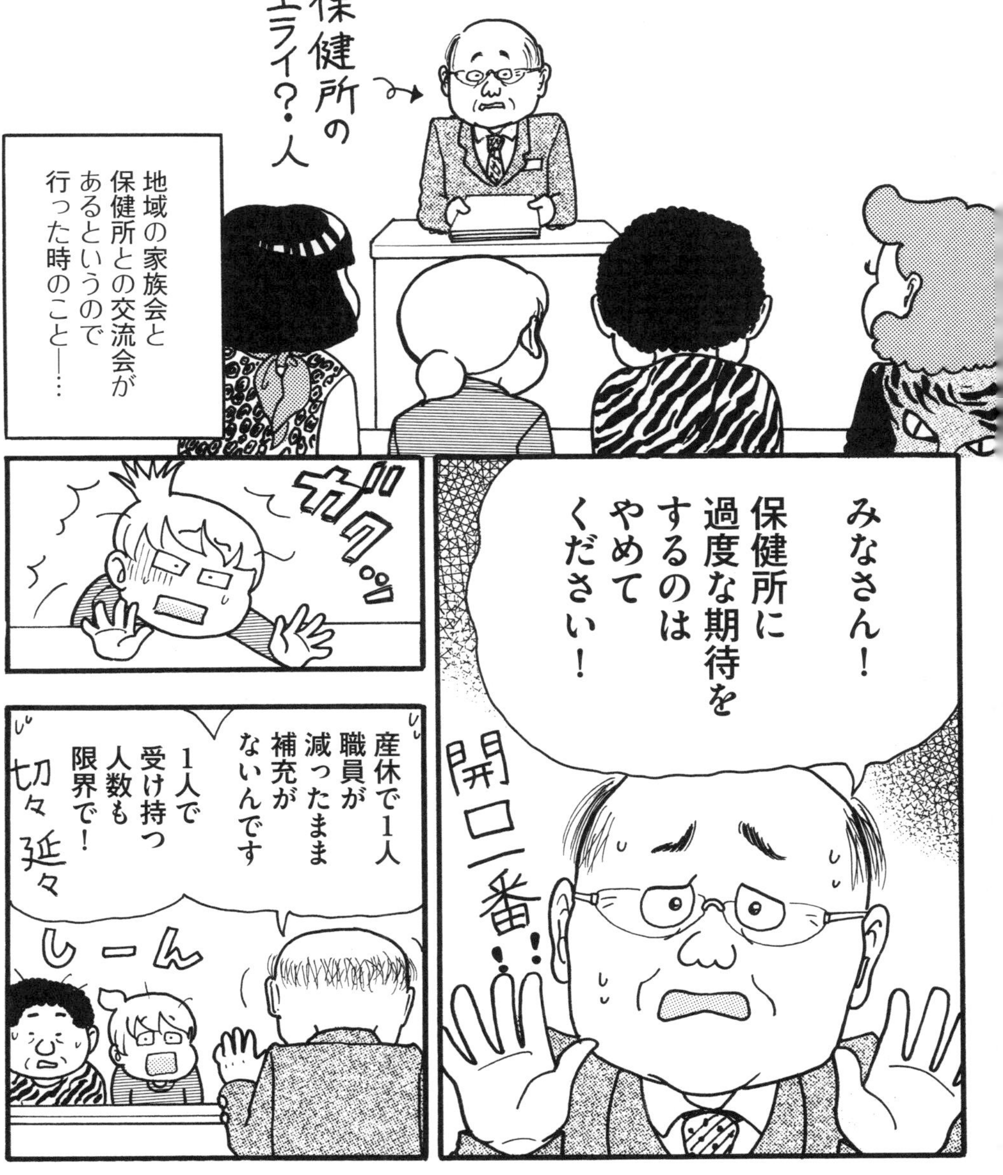
保健所のエライ?・人
地域の家族会と保健所との交流会があるというので行った時のこと――…
みなさん! 保健所に過度な期待をするのはやめてください!
開口一番!!
ガク
産休で1人職員が減ったまま補充がないんです
1人で受け持つ人数も限界で!
切々延々
しーん

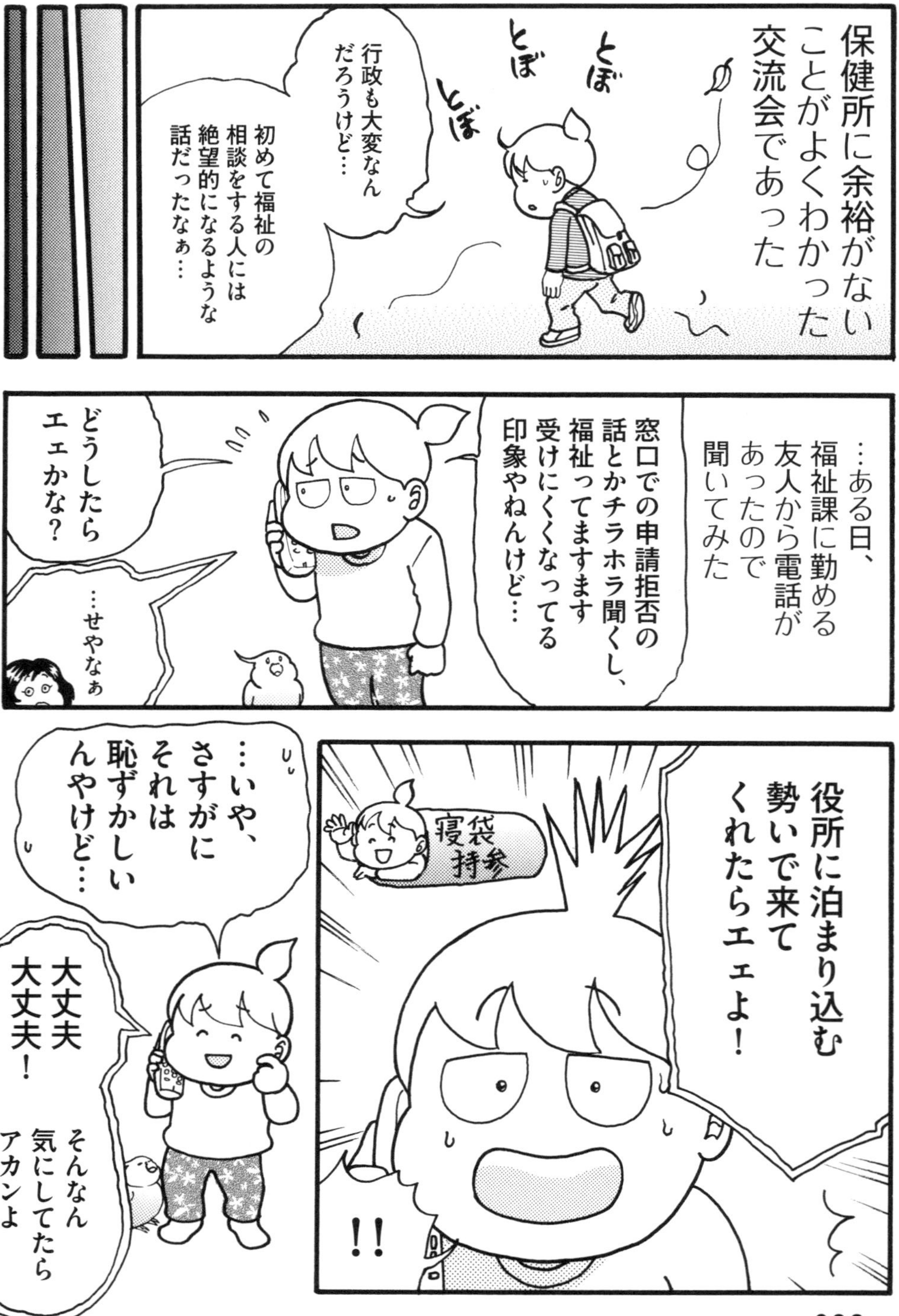
保健所に余裕がないことがよくわかった交流会であった
とぼ
とぼ
とぼ
行政も大変なんだろうけど…
初めて福祉の相談をする人には絶望的になるような話だったなぁ…
…ある日、福祉課に勤める友人から電話があったので聞いてみた
窓口での申請拒否の話とかチラホラ聞くし、福祉ってますます受けにくくなってる印象やねんけど…
どうしたらエェかな?
…せやなぁ
役所に泊まり込む勢いで来てくれたらエェよ!
寝袋持参
!!
…いや、さすがにそれは恥ずかしいんやけど…
大丈夫大丈夫!
そんなん気にしてたらアカンよ

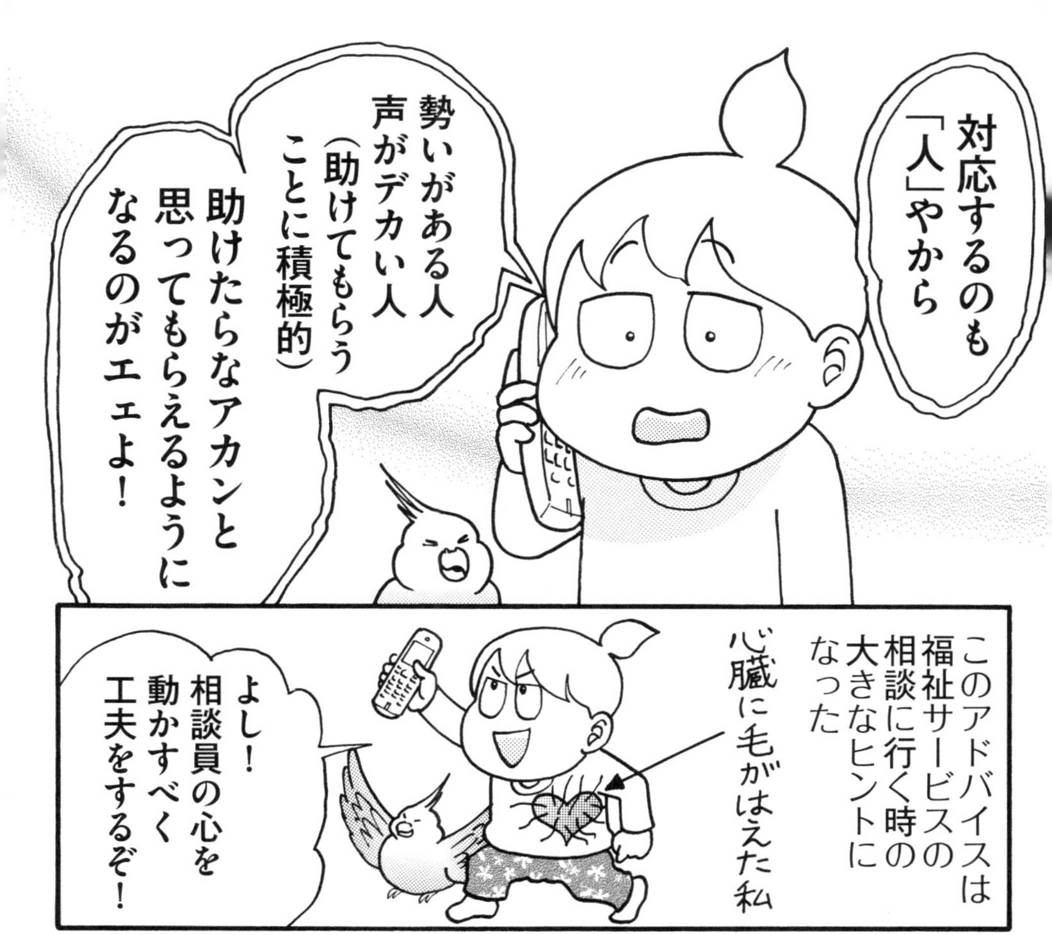
対応するのも「人」やから
勢いがある人
声がデカい人
(助けてもらうことに積極的)
助けたらなアカンと思ってもらえるようになるのがエェよ!
このアドバイスは福祉サービスの相談に行く時の大きなヒントになった
心臓に毛がはえた私
よし! 相談員の心を動かすべく工夫をするぞ!

27ページ~詳しく描いた「相談」の際の工夫は…

●相談する内容はメモしていく

●ネットなどで情報収集して制度や手続き方法について確認してから行く

●相性の悪い担当者に当たった場合は、相性の良い人に巡り会うまで
あきらめずに
「相談場所」を変え
「行く時間帯」を変え
「人」を変えてみる

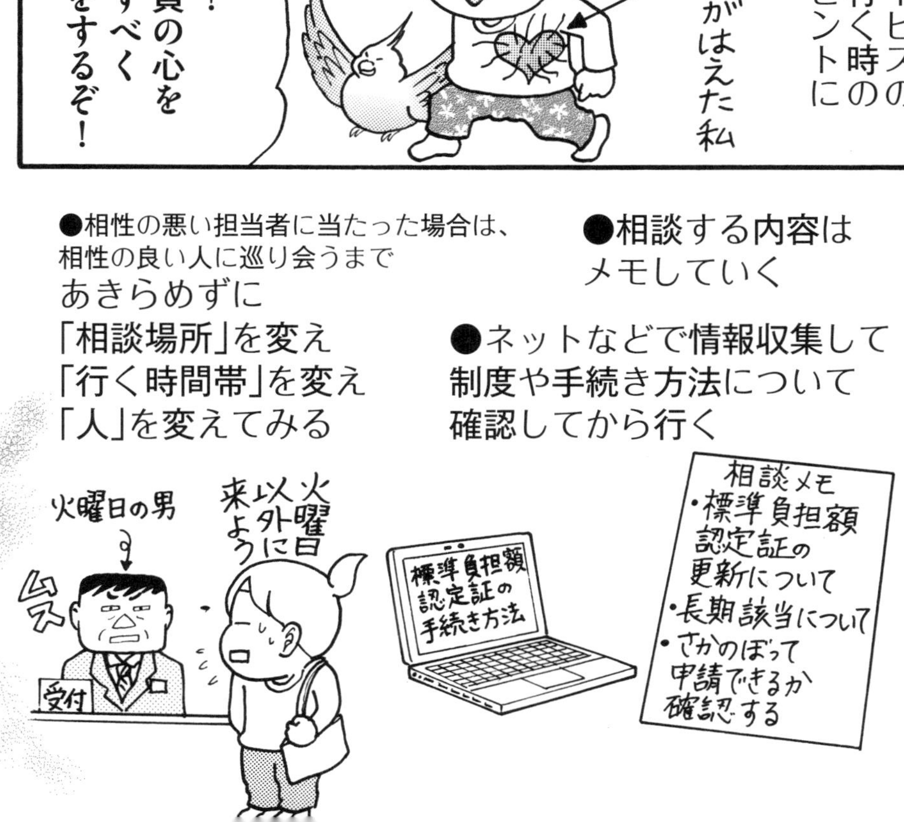

## 〈相談に行く時の工夫いろいろ♪〉

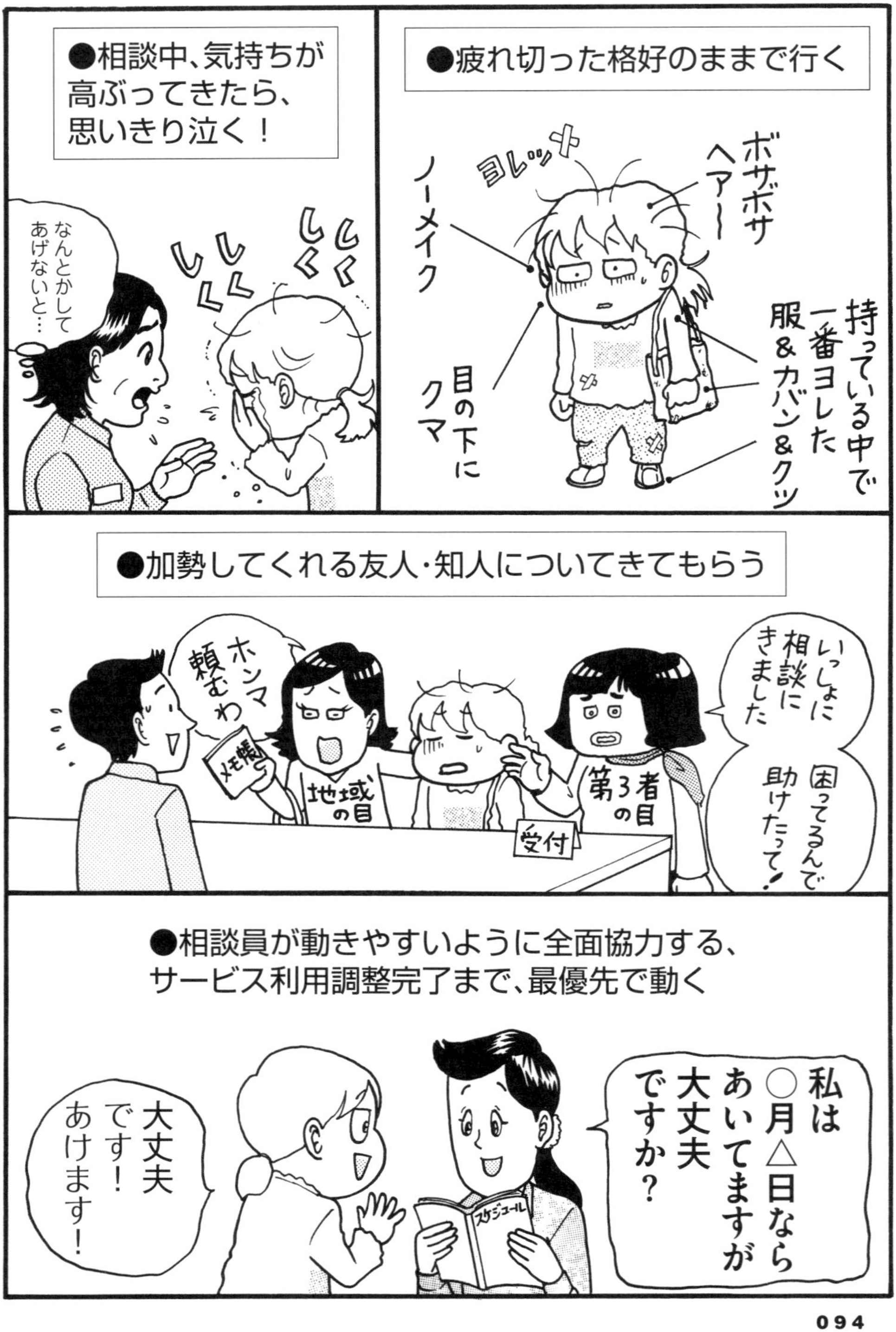

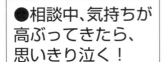

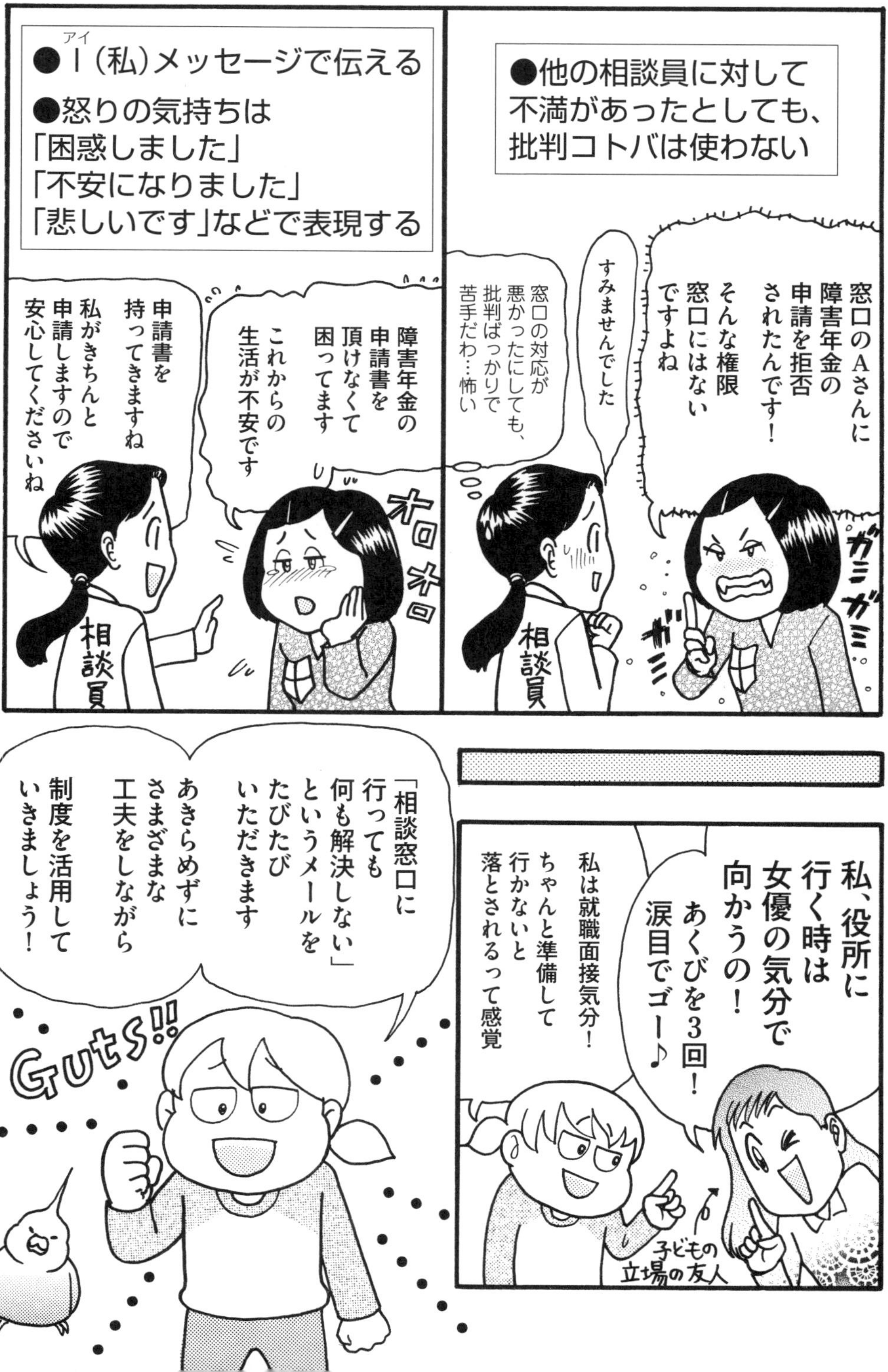
●他の相談員に対して不満があったとしても、批判コトバは使わない
窓口のAさんに障害年金の申請を拒否されたんです！そんな権限窓口にはないですよね
すみませんでした
窓口の対応が悪かったにしても、批判ばっかりで苦手だわ…怖い
ガミガミ
ガミ
相談員
●I《アイ》（私）メッセージで伝える
●怒りの気持ちは「困惑しました」「不安になりました」「悲しいです」などで表現する
障害年金の申請書を頂けなくて困ってます
これからの生活が不安です
オロオロ
申請書を持ってきますね
私がきちんと申請しますので安心してくださいね
相談員
私、役所に行く時は女優の気分で向かうの！
あくびを3回！涙目でゴー♪
私は就職面接気分！ちゃんと準備して行かないと落とされるって感覚
子どもの立場の友人
「相談窓口に行っても何も解決しない」というメールをたびたびいただきます
あきらめずにさまざまな工夫をしながら制度を活用していきましょう！
Guts!!

# 家族ってなんだろう…

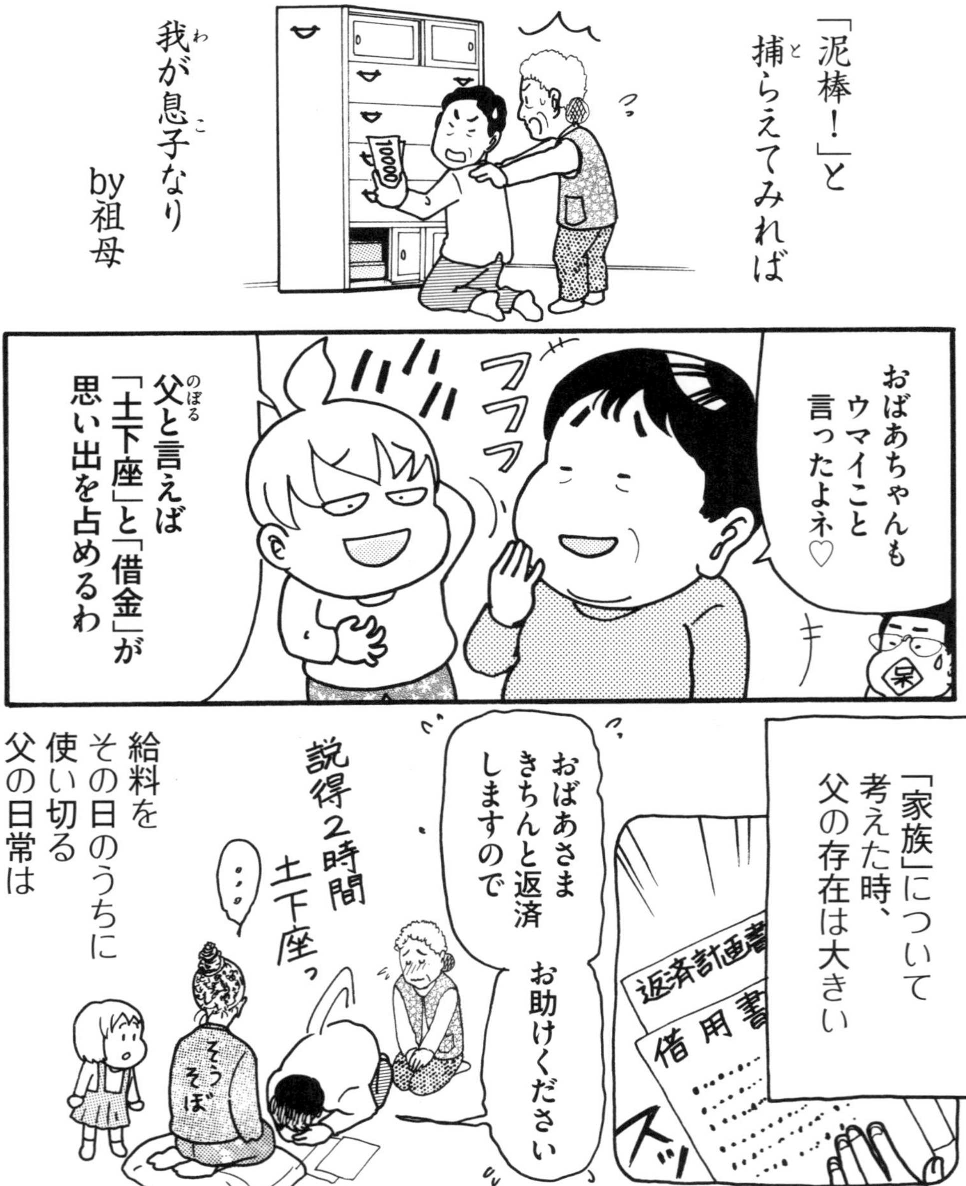
「泥棒！」と
捕《と》らえてみれば
我《わ》が息子《こ》なり
by祖母
10000
おばあちゃんも
ウマイこと
言ったよネ♡
フフフ
ハハハ
父《のぼる》と言えば
「土下座」と「借金」が
思い出を占めるわ
呆
「家族」について
考えた時、
父の存在は大きい
返済計画書
借用書
ズッ
おばあさま
きちんと返済
しますので
お助けください
説得2時間
土下座っ
…
そうそぼ
給料を
その日のうちに
使い切る
父の日常は

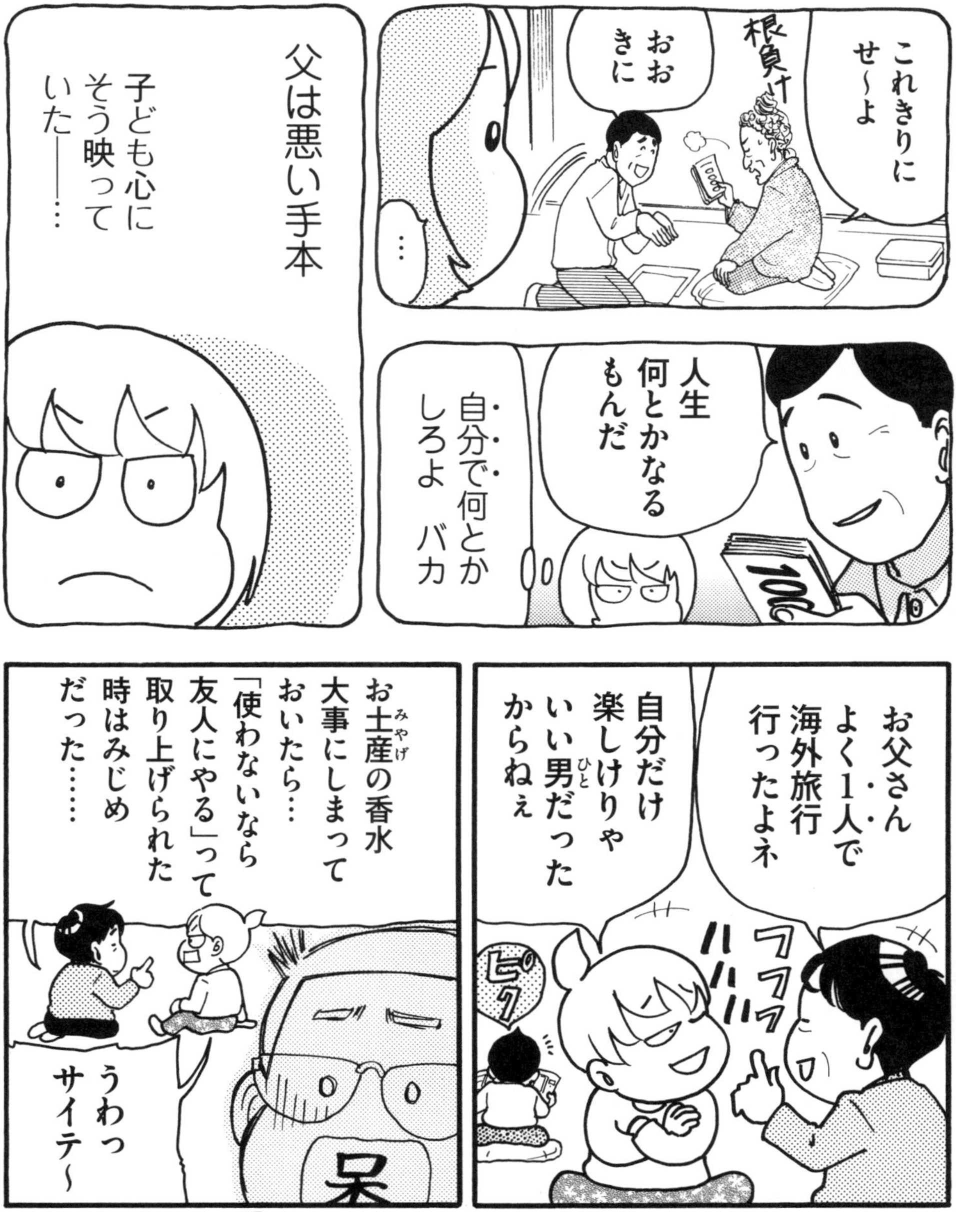

これきりにせ〜よ
根負け
おおきに
…
人生何とかなるもんだ
自分で何とかしろよ　バカ
父は悪い手本
子ども心にそう映っていた――…
お父さんよく1人で海外旅行行ったよネ
自分だけ楽しけりゃいい男《ひと》だったからねぇ
フフフ
ハハハ
ピク
お土産《みやげ》の香水大事にしまっておいたら…「使わないなら友人にやる」って取り上げられた時はみじめだった……
うわっサイテ〜
呆


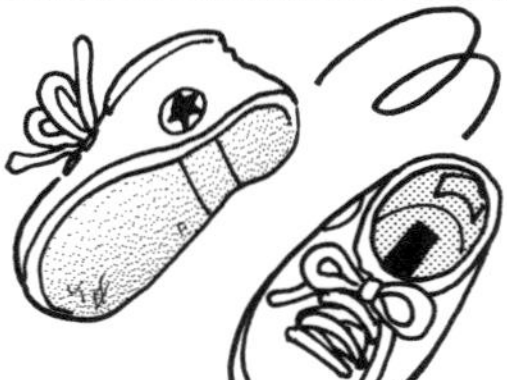

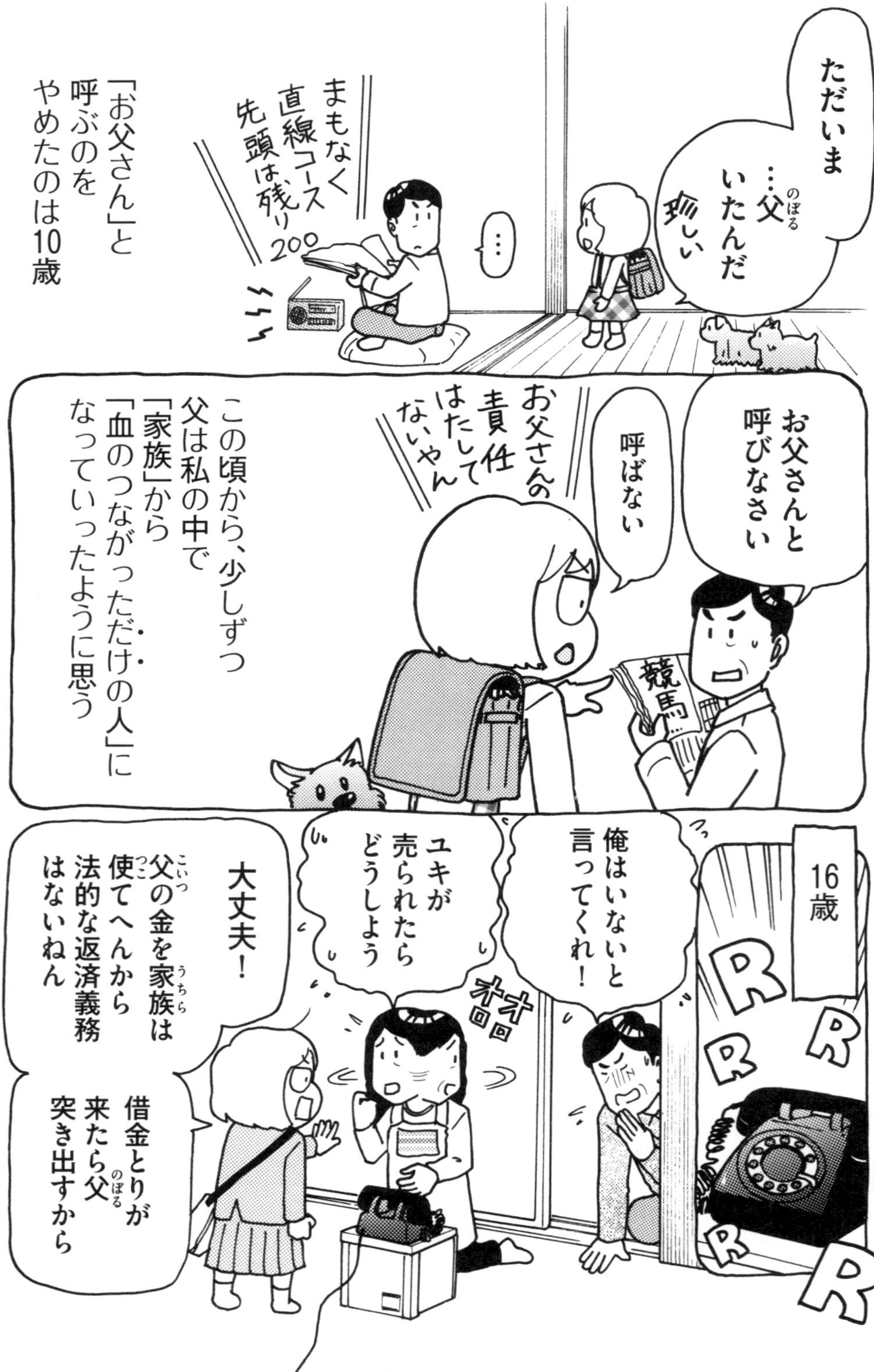
ただいま
…父《のぼる》いたんだ
珍しい
…
まもなく直線コース先頭は残り200
「お父さん」と呼ぶのをやめたのは10歳
お父さんと呼びなさい
呼ばない
お父さんの責任はたしてないやん
競馬
この頃から、少しずつ父は私の中で「家族」から「血のつながっただけの人」になっていったように思う
16歳
RRRRRR
俺はいないと言ってくれ！
ユキが売られたらどうしよう
オロオロ
大丈夫！
父《こいつ》の金を家族《うちら》は使《つこ》てへんから法的な返済義務はないねん
借金とりが来たら父《のぼる》突き出すから

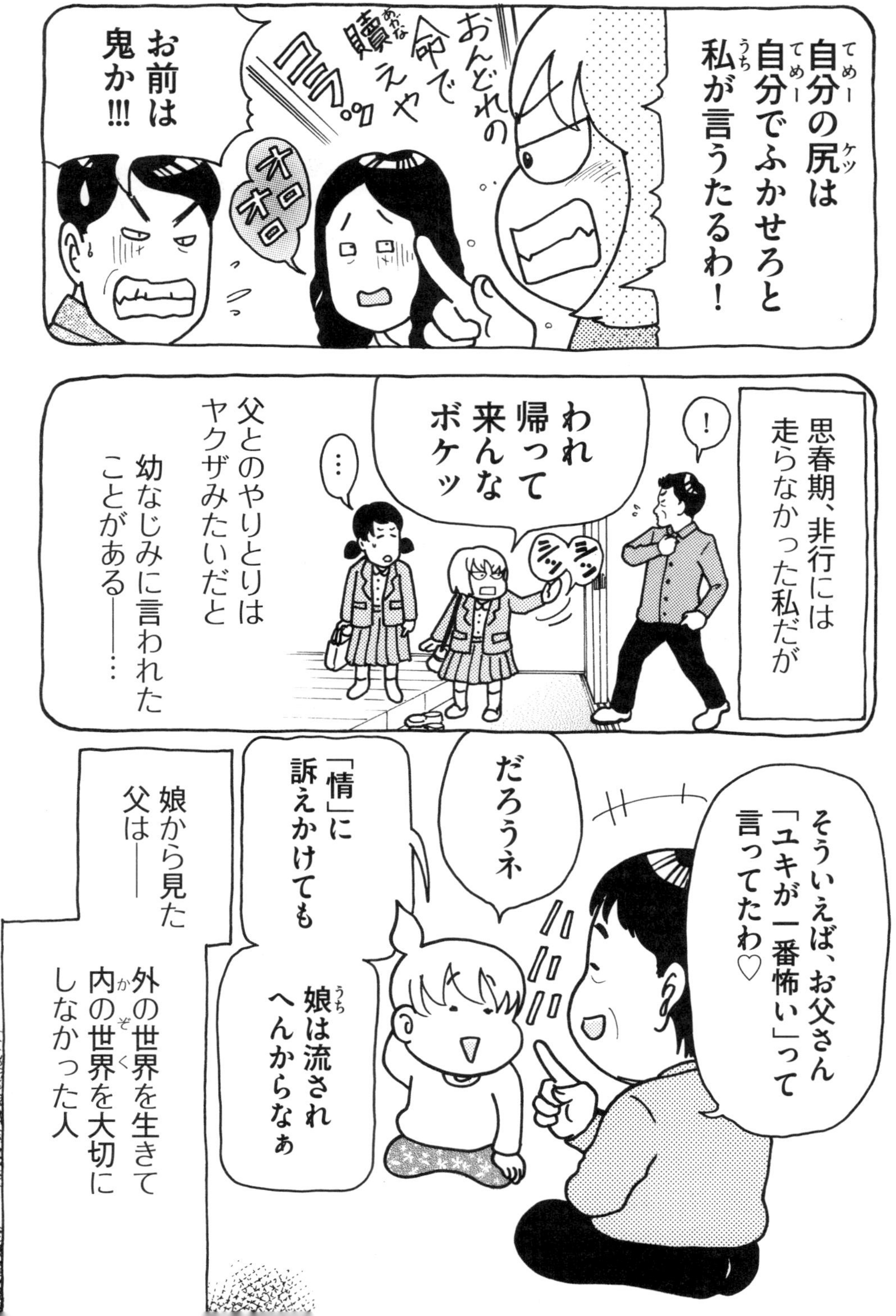
自分《てめー》の尻《ケツ》は
自分《てめー》でふかせろと
私《うち》が言うたるわ！
おんどれの命で贖《あがな》えや
オロオロ
お前は鬼か!!!
思春期、非行には走らなかった私だが
！
われ帰って来んなボケッ
シッシッ
…
父とのやりとりはヤクザみたいだと幼なじみに言われたことがある——…
そういえば、お父さん「ユキが一番怖い」って言ってたわ♡
だろうネ
「情」に訴えかけても
娘《うち》は流されへんからなぁ
娘から見た父は——
外の世界を生きて内《かぞく》の世界を大切にしなかった人

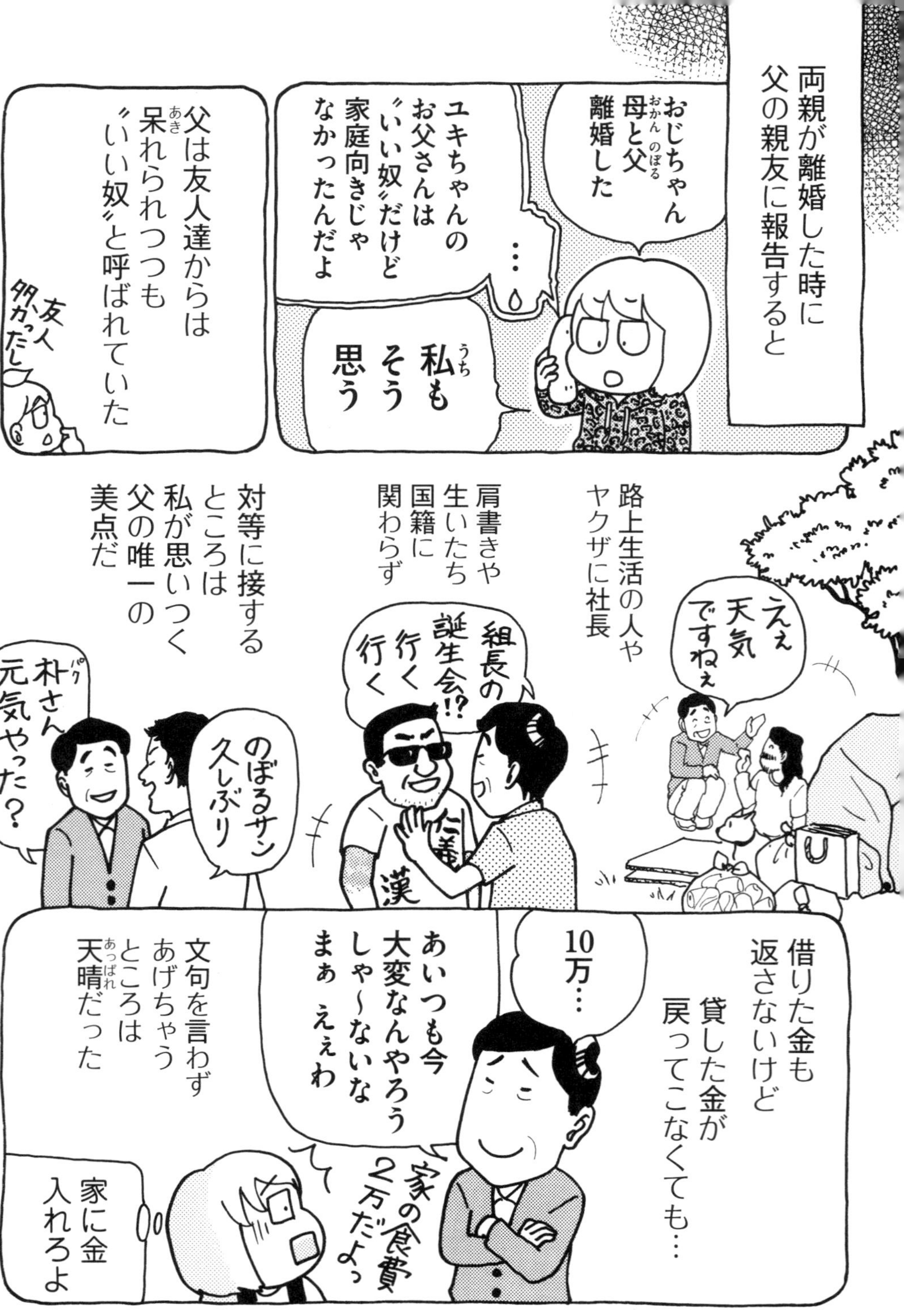
両親が離婚した時に
父の親友に報告すると
おじちゃん
母《おかん》と父《のぼる》
離婚した
ユキちゃんの
お父さんは
〝いい奴〟だけど
家庭向きじゃ
なかったんだよ
…
私《うち》も
そう
思う
父は友人達からは
呆《あき》れられつつも
〝いい奴〟と呼ばれていた
友人
多かったし
路上生活の人や
ヤクザに社長
肩書きや
生いたち
国籍に
関わらず
対等に接する
ところは
私が思いつく
父の唯一の
美点だ
ええ
天気
ですねぇ
組長の
誕生会!?
行く
行く
仁義
漢
のぼるサン
久しぶり
朴《パク》さん
元気やった？
借りた金も
返さないけど
貸した金が
戻ってこなくても…
10万…
あいつも今
大変なんやろう
しゃ～ないな
まぁ ええわ
文句を言わず
あげちゃう
ところは
天晴《あっぱれ》だった
家の食費
2万だよっ
家に金
入れろよ

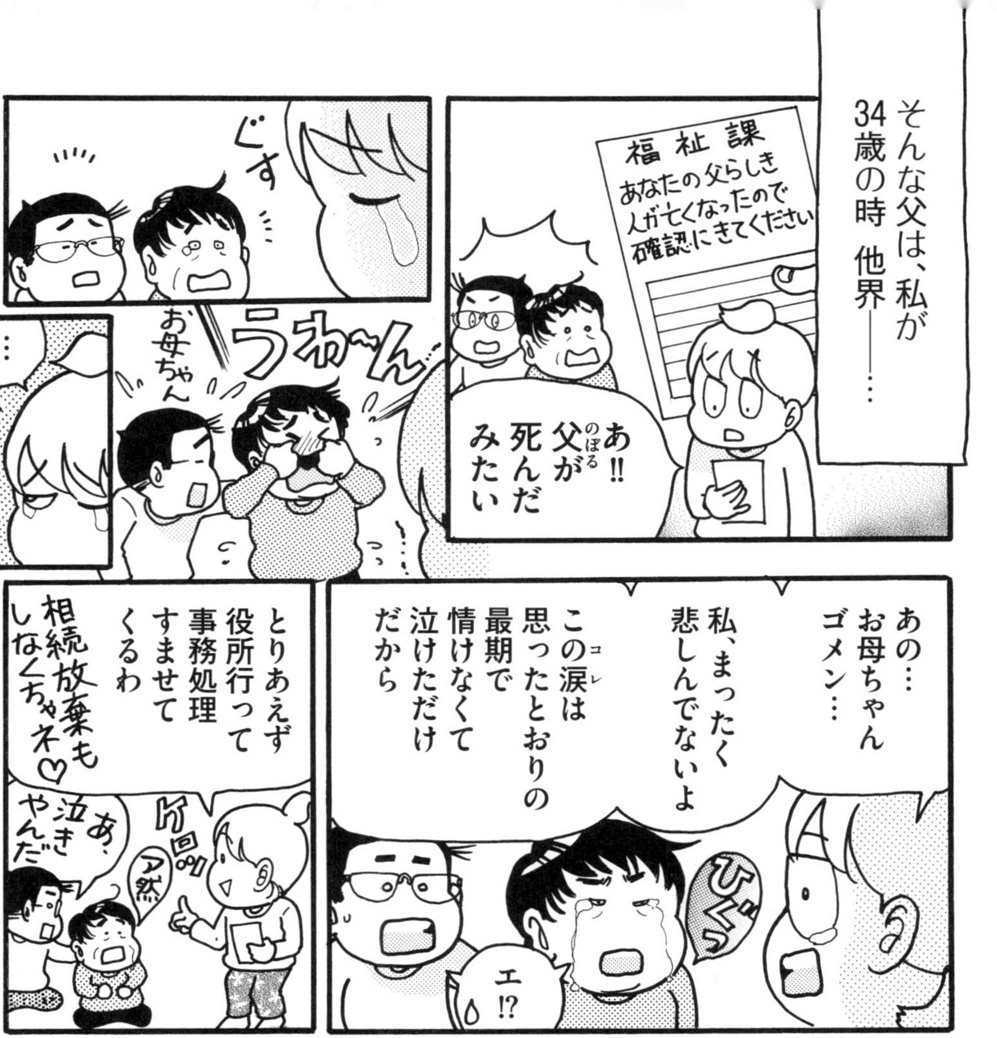
そんな父は、私が34歳の時 他界——…
福祉課
あなたの父らしき人がなくなったので確認にきてください
あ!! 父《のぼる》が死んだみたい
ぐす
うわ〜ん
お母ちゃん
…
あの…お母ちゃんゴメン…
私、まったく悲しんでないよ
この涙《コレ》は思ったとおりの最期で情けなくて泣けただけだから
ひぐっ
エ!?
とりあえず役所行って事務処理すませてくるわ
相続放棄もしなくちゃネ♡
ケロッ
ア然
あ、泣きやんだ

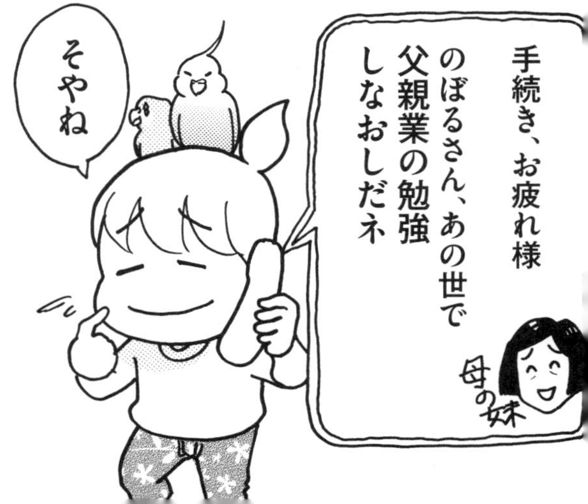
手続き、お疲れ様 のぼるさん、あの世で父親業の勉強しなおしだネ
母の妹
そやね

「父」としては呆れるばかりだったけれど——

家族にしばられずに自由に生きたのだから納得の人生ではないだろうか

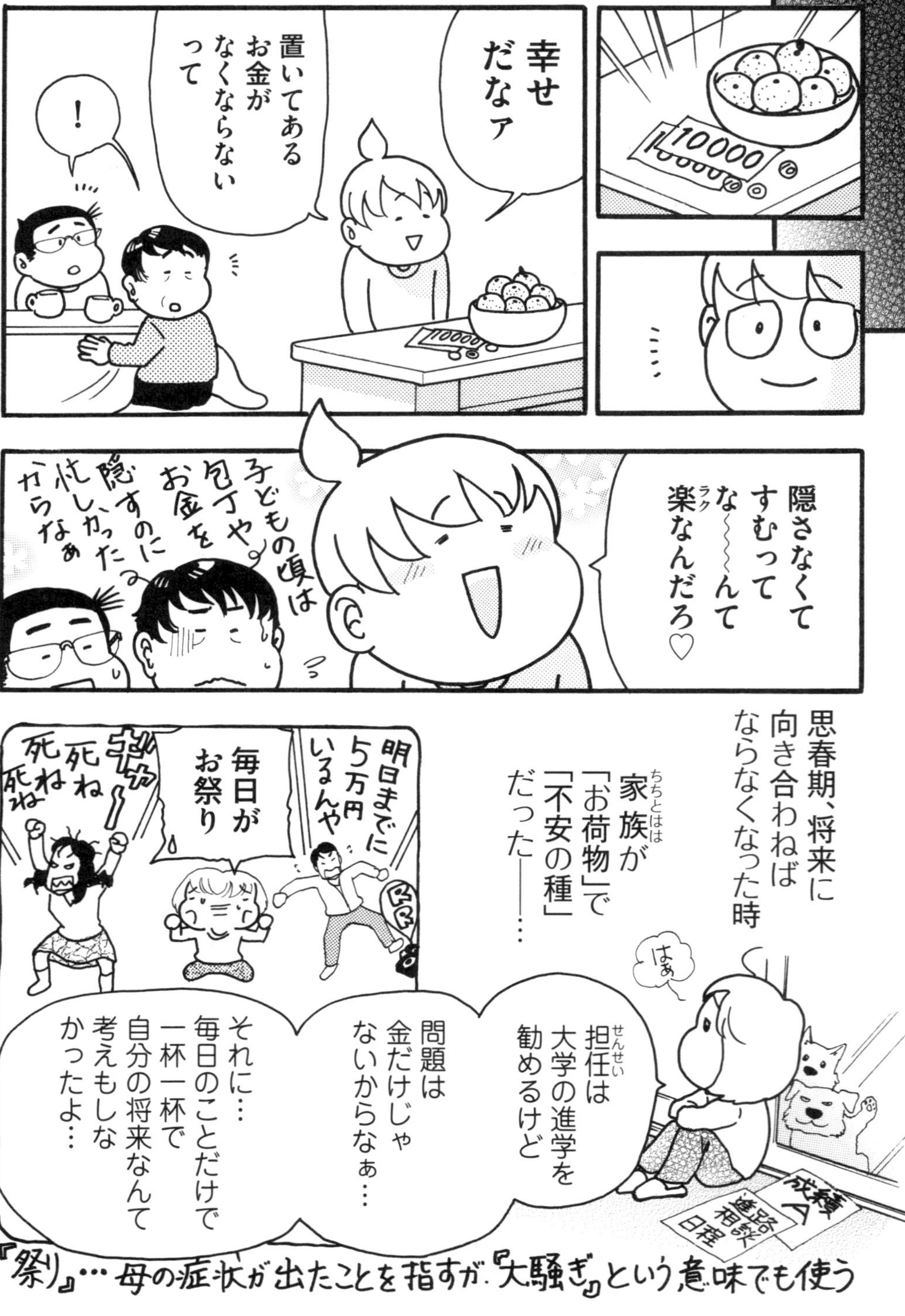

10000
幸せだなァ
置いてあるお金がなくならないって
！
……
隠さなくてすむってな〜〜〜んて楽《ラク》なんだろ♡
子どもの頃は包丁やお金を隠すのに忙しかったからなぁ
思春期、将来に向き合わねばならなくなった時
家族《ちちとはは》が「お荷物」で「不安の種」だった——…
明日までに5万円いるんや
毎日がお祭り
キャ〜
死ね死ね死ね
はぁ
担任《せんせい》は大学の進学を勧めるけど
問題は金だけじゃないからなぁ…
それに…毎日のことだけで一杯一杯で自分の将来なんて考えもしなかったよ…
成績
進路相談日程


『祭り』…母の症状が出たことを指すが、『大騒ぎ』という意味でも使う

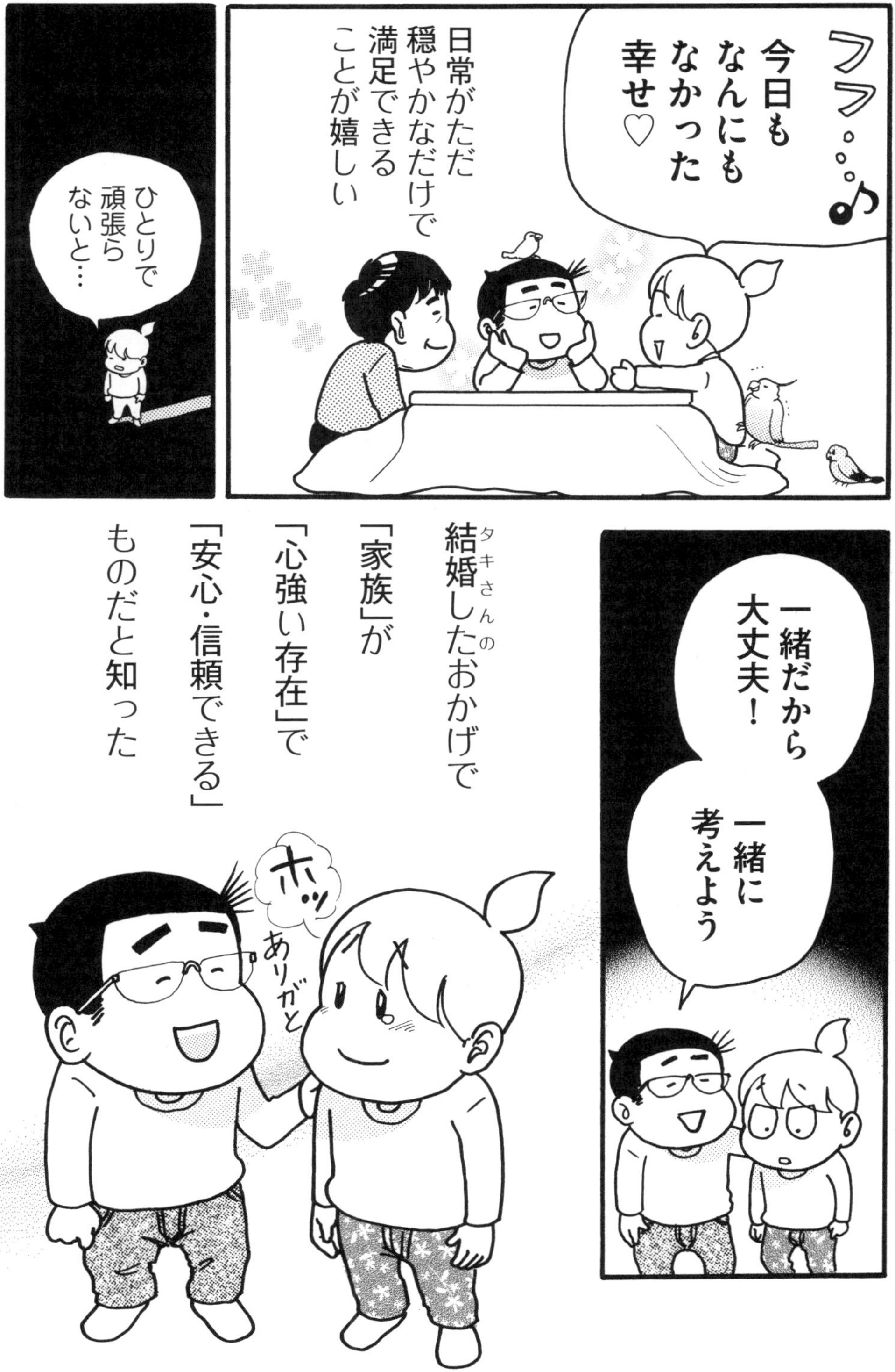

フフ。。。♪
今日もなんにもなかった幸せ♡
日常がただ穏やかなだけで満足できることが嬉しい
ひとりで頑張らないと…
一緒だから大丈夫!
一緒に考えよう
結婚《タキさんの》したおかげで
「家族」が
「心強い存在」で
「安心・信頼できる」
ものだと知った
ホッ
ありがと

愛は身近な人
家族を気遣う
ところに始まります

私たちの夫、妻
子どもたち
または親たちが
一緒に住んでいながら
十分に愛されて
いないと感じ

孤独な生活を
しているのではないかと
反省してみましょう

byマザー・テレサ

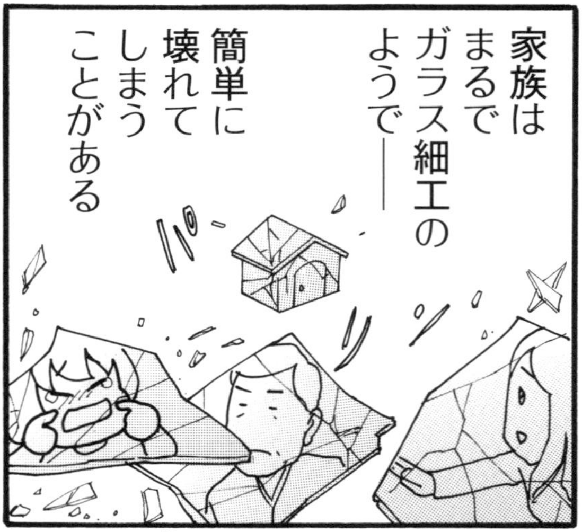
家族は
まるで
ガラス細工の
ようで――
簡単に
壊れて
しまう
ことがある
パ

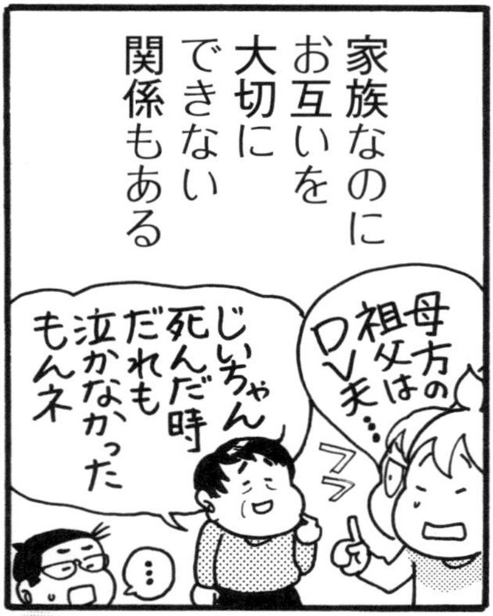
家族なのに
お互いを
大切に
できない
関係もある
母方の祖父はDV夫…
フフ
じいちゃん死んだ時だれも泣かなかったもんネ
…

私は手にした
今の温かい家族を

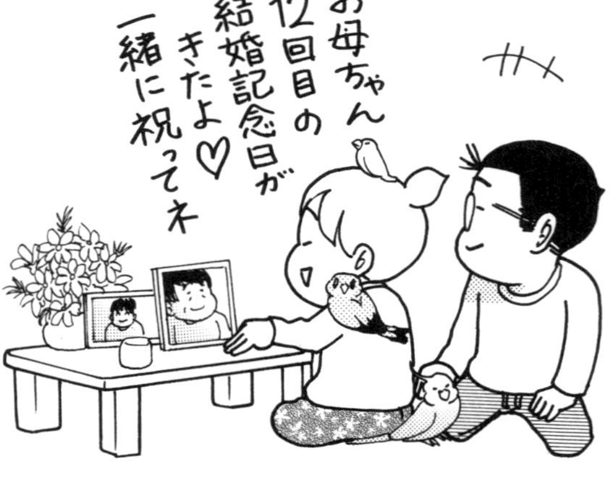
お母ちゃん
12回目の
結婚記念日が
きたよ♡
一緒に祝ってネ

何よりも大切に
一番にして
守って生きたい

# 父の訃報と娘の決別

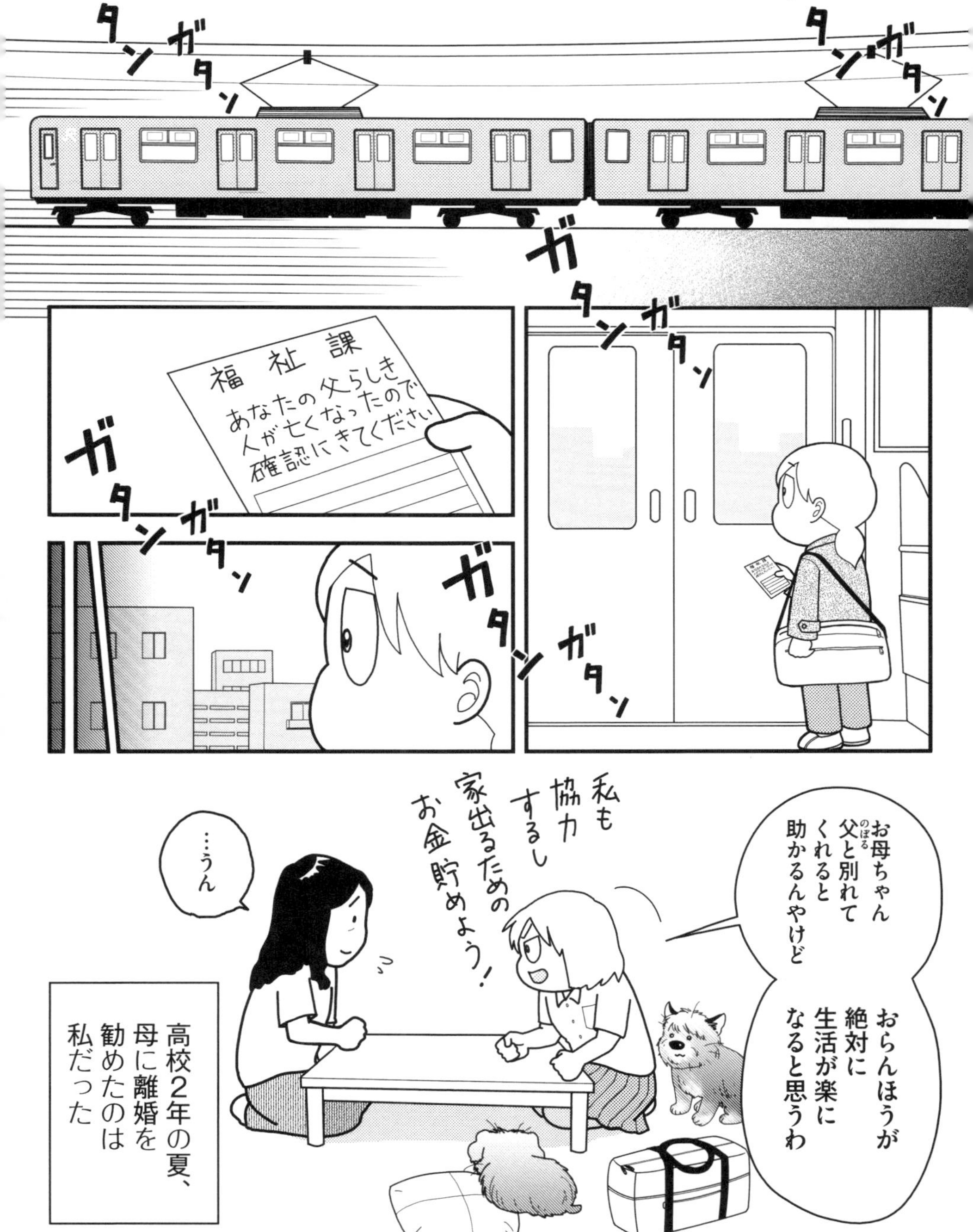
ガタンガタン
ガタンガタン
ガタンガタン
福祉課
あなたの父らしき人が亡くなったので確認にきてください
ガタンガタン
ガタンガタン
ガタンガタン
お母ちゃん 父《のぼる》と別れてくれると助かるんやけど
おらんほうが絶対に生活が楽になると思うわ
私も協力するし家出るためのお金貯めよう!
…うん
高校2年の夏、母に離婚を勧めたのは私だった

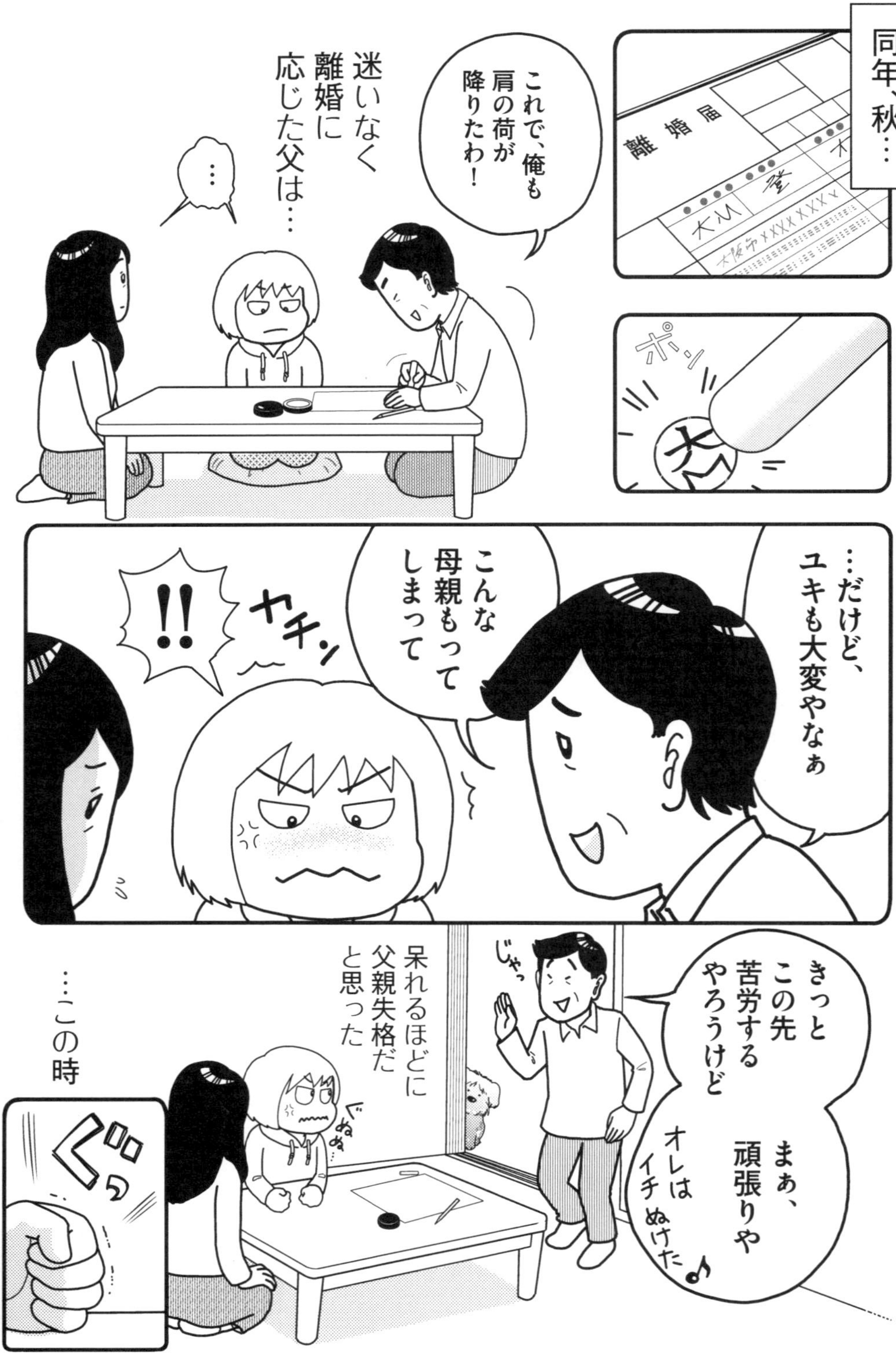
同年、秋…
離婚届
ポン
これで、俺も肩の荷が降りたわ！
迷いなく離婚に応じた父は…
…
…だけど、ユキも大変やなぁ
こんな母親もってしまって
カチン
!!
きっとこの先苦労するやろうけど
まぁ、頑張りや
オレはイチぬけた♪
じゃっ
呆れるほどに父親失格だと思った
ぐぬぬ…
…この時
ぐっ

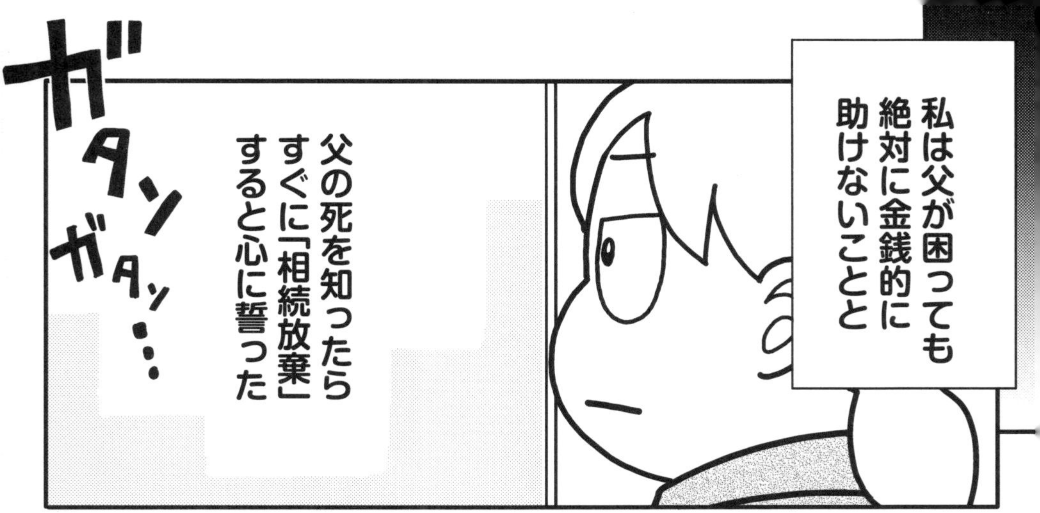
私は父が困っても絶対に金銭的に助けないことと
父の死を知ったらすぐに「相続放棄」すると心に誓った
ガタンガタッ…

## 相続放棄とは…

相続の内容は、3種類!

1、単純承認…財産《プラス》と債務《マイナス》、どちらも引き受ける

2、相続放棄…財産《プラス》と債務《マイナス》、どちらも引き受けない

3、限定承認…債務の内容が不明な場合や、債務があっても、財産が残る可能性が高い場合などに選ぶ場合が多い

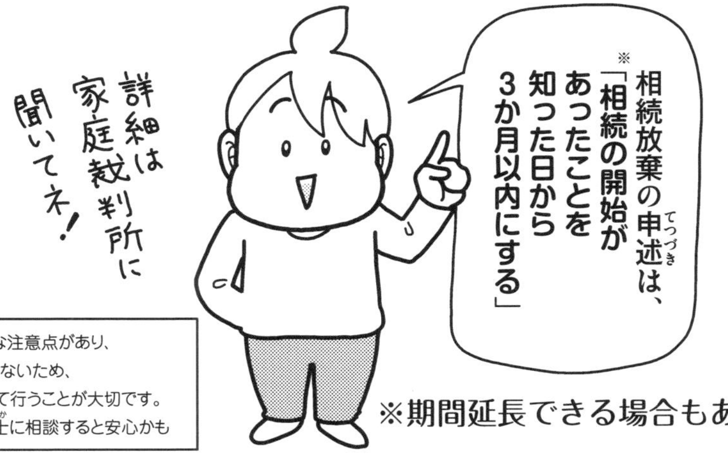
相続放棄の申述《てつづき》は、
※「相続の開始があったことを知った日から3か月以内にする」
詳細は家庭裁判所に聞いてネ!

※期間延長できる場合もある

相続の申述には色々な注意点があり、
受理されると撤回できないため、
しっかり内容を確認して行うことが大切です。
複雑な場合は司法書士《せんもんか》に相談すると安心かも

参考サイト:裁判所ホームページ「相続放棄の申述」のページ　http://www.courts.go.jp

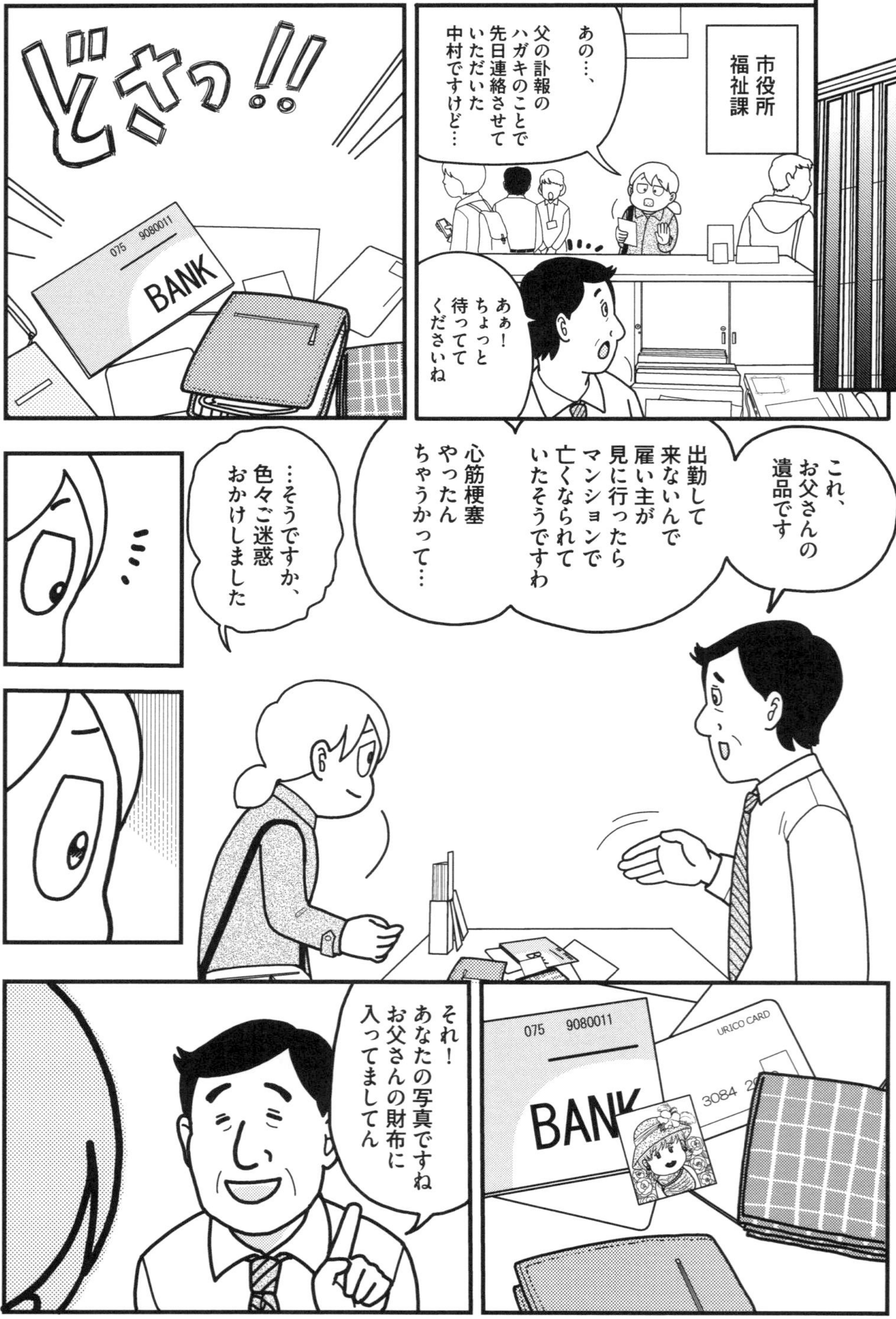
市役所
福祉課
あの…、
父の訃報のハガキのことで先日連絡させていただいた中村ですけど…
あぁ! ちょっと待っててくださいね
どさっ!!
075 9080011
BANK
これ、お父さんの遺品です
出勤して来ないんで雇い主が見に行ったらマンションで亡くなられていたそうですわ
心筋梗塞やったんちゃうかって…
…そうですか、色々ご迷惑おかけしました
075 9080011
BANK
URICO CARD
それ! あなたの写真ですね お父さんの財布に入ってましてん

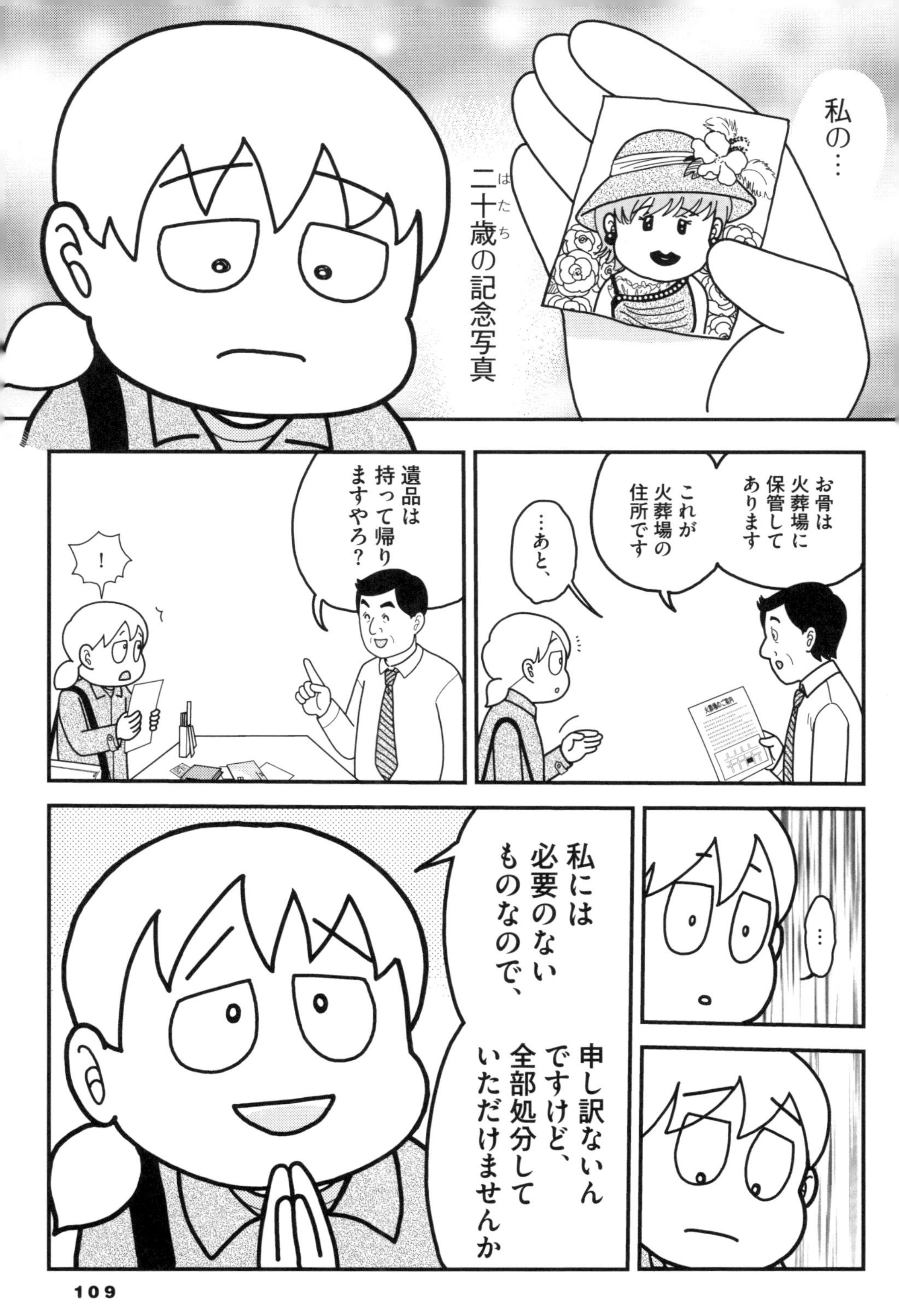
私の…
二十歳《はたち》の記念写真
お骨は火葬場に保管してあります
これが火葬場の住所です
…あと、
遺品は持って帰りますやろ？
！
…
私には必要のないものなので、
申し訳ないんですけど、全部処分していただけませんか

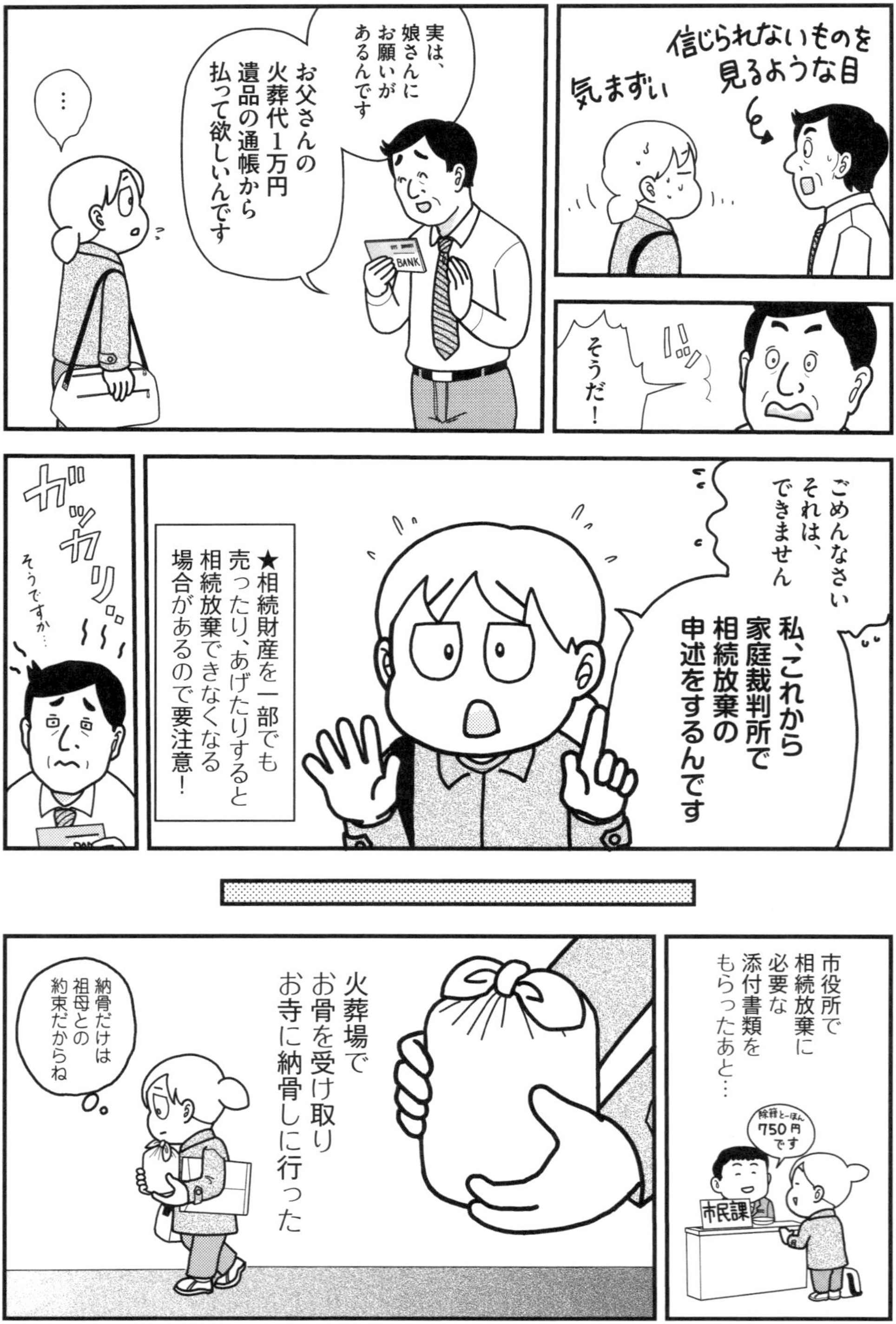

実は、娘さんにお願いがあるんです
お父さんの火葬代1万円遺品の通帳から払って欲しいんです
BANK
…
気まずい
信じられないものを見るような目
そうだ！
ごめんなさい それは、できません
私、これから家庭裁判所で相続放棄の申述をするんです
★相続財産を一部でも売ったり、あげたりすると相続放棄できなくなる場合があるので要注意！
ガッカリ
そうですか…
市役所で相続放棄に必要な添付書類をもらったあと…
除籍とーほん 750円です
市民課
火葬場でお骨を受け取りお寺に納骨しに行った
納骨だけは祖母との約束だからね

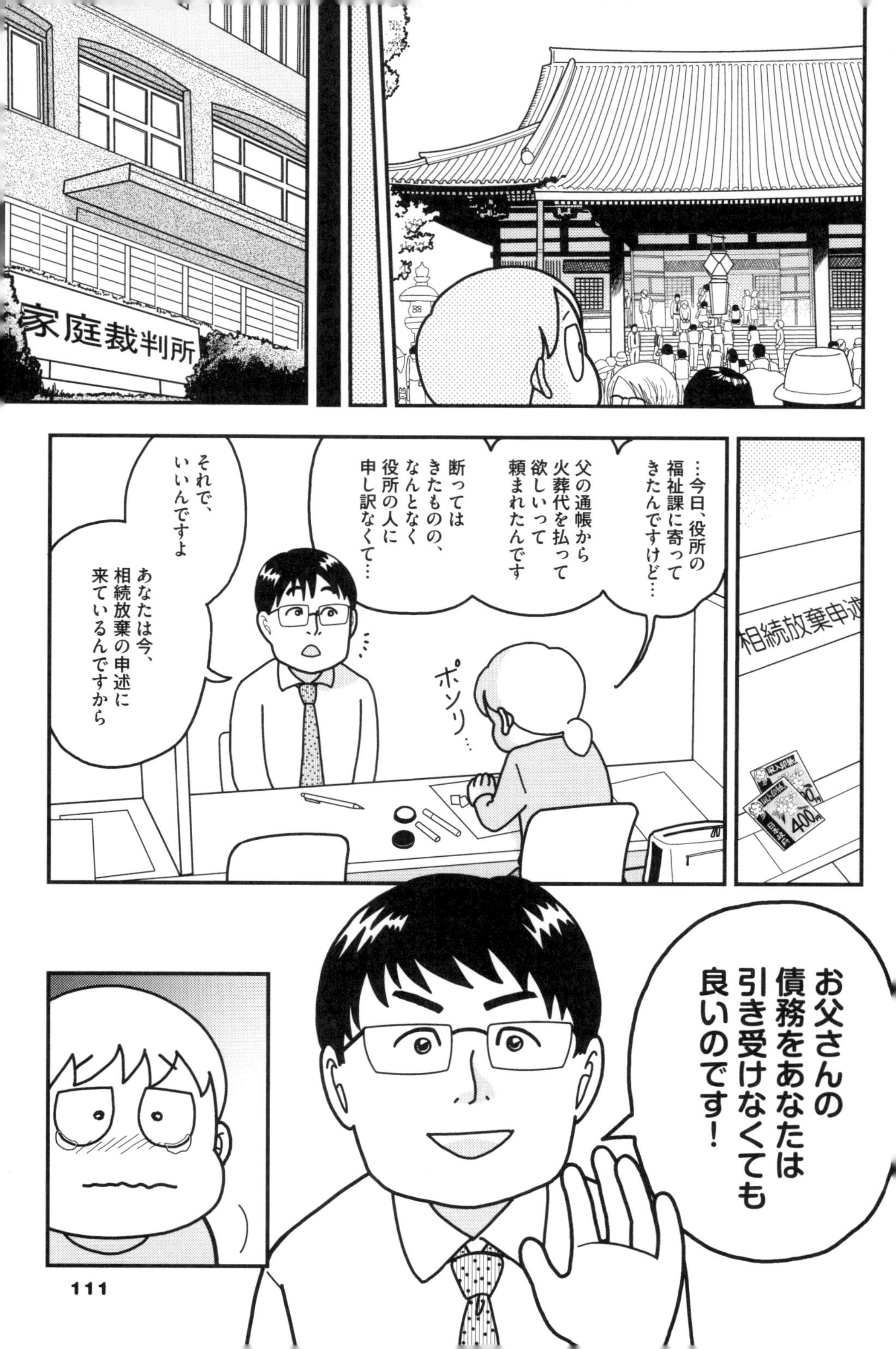
家庭裁判所
相続放棄申述
収入印紙
400円
…今日、役所の福祉課に寄ってきたんですけど…
父の通帳から火葬代を払って欲しいって頼まれたんです
断ってはきたものの、なんとなく役所の人に申し訳なくて…
ポツリ…
それで、いいんですよ
あなたは今、相続放棄の申述に来ているんですから
お父さんの債務をあなたは引き受けなくても良いのです！

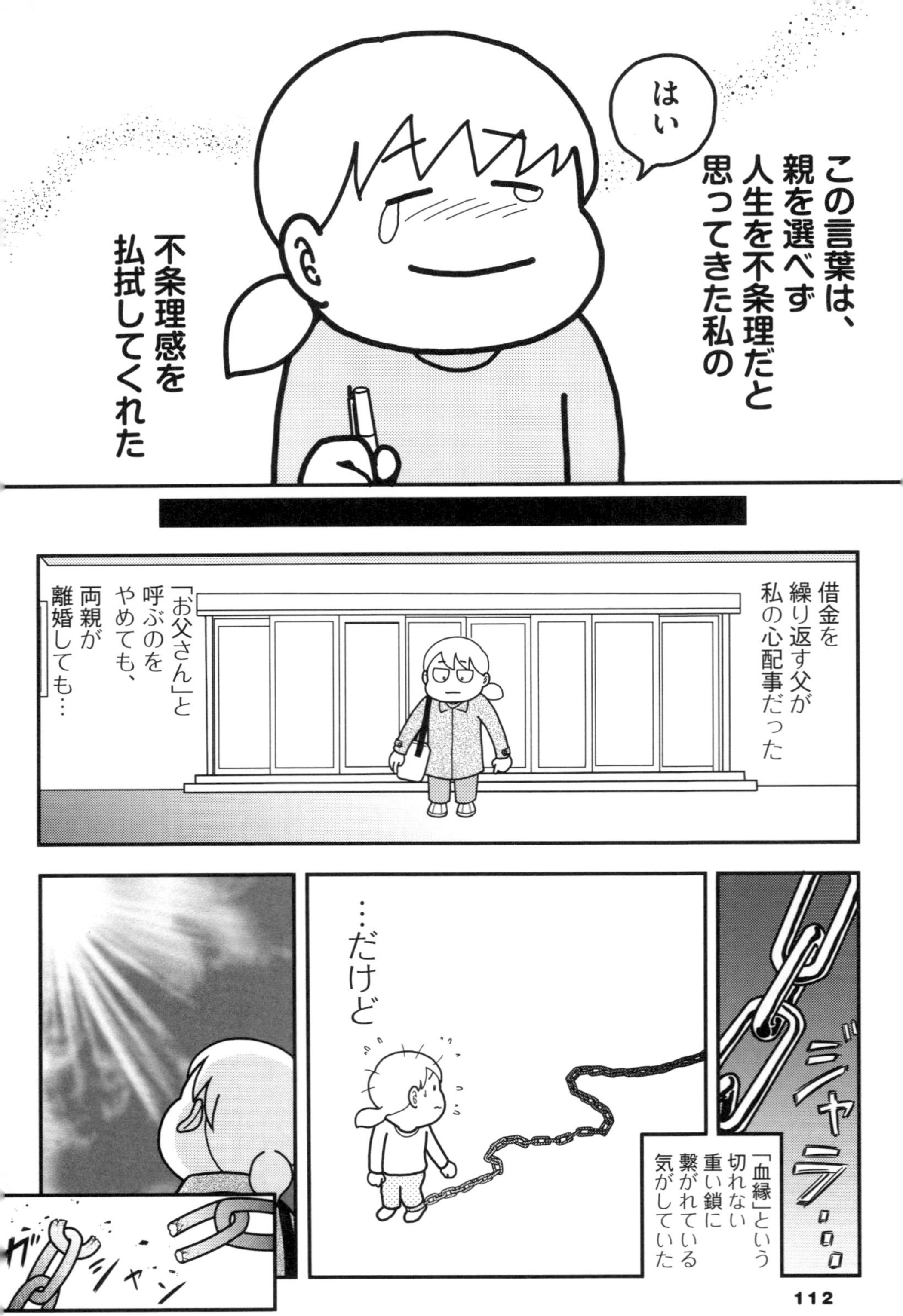
この言葉は、
親を選べず
人生を不条理だと
思ってきた私の
はい
不条理感を
払拭してくれた
借金を
繰り返す父が
私の心配事だった
「お父さん」と
呼ぶのを
やめても、
両親が
離婚しても…
ジャラ。。。
「血縁」という
切れない
重い鎖に
繋がれている
気がしていた
…だけど
ガシャン

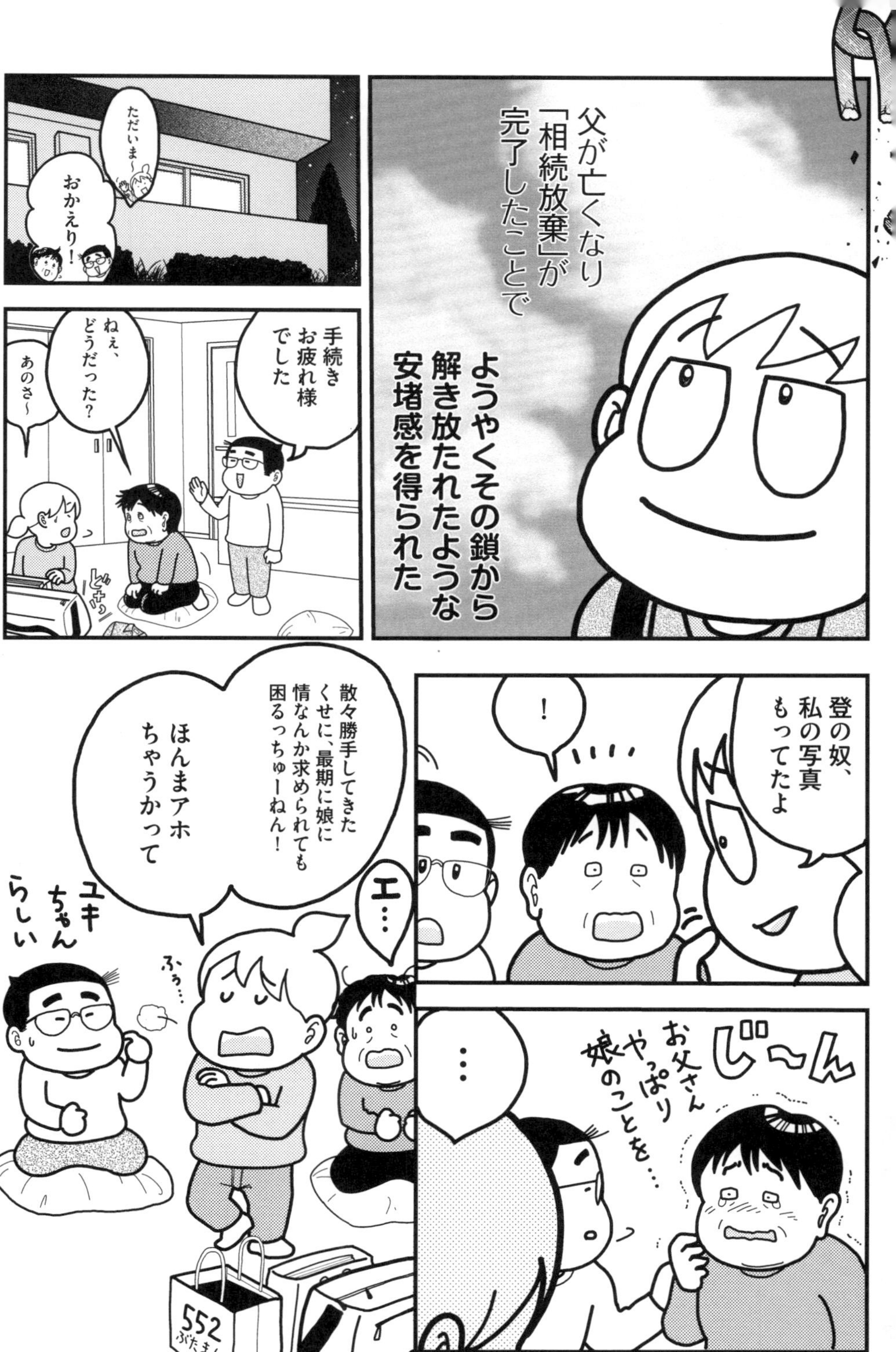
父が亡くなり「相続放棄」が完了したことで
ようやくその鎖から解き放たれたような安堵感を得られた
ただいま～
おかえり！
手続きお疲れ様でした
ねぇ、どうだった？
あのさ～
どさっ
登の奴、私の写真もってたよ
！
…
お父さんやっぱり娘のことを…
じ～ん
散々勝手してきたくせに、最期に娘に情なんか求められても困るっちゅーねん！
ほんまアホちゃうかって
エ…
ふぅ…
ユキちゃんらしい
552 ぶたまん

# 水中毒に気をつけよう!

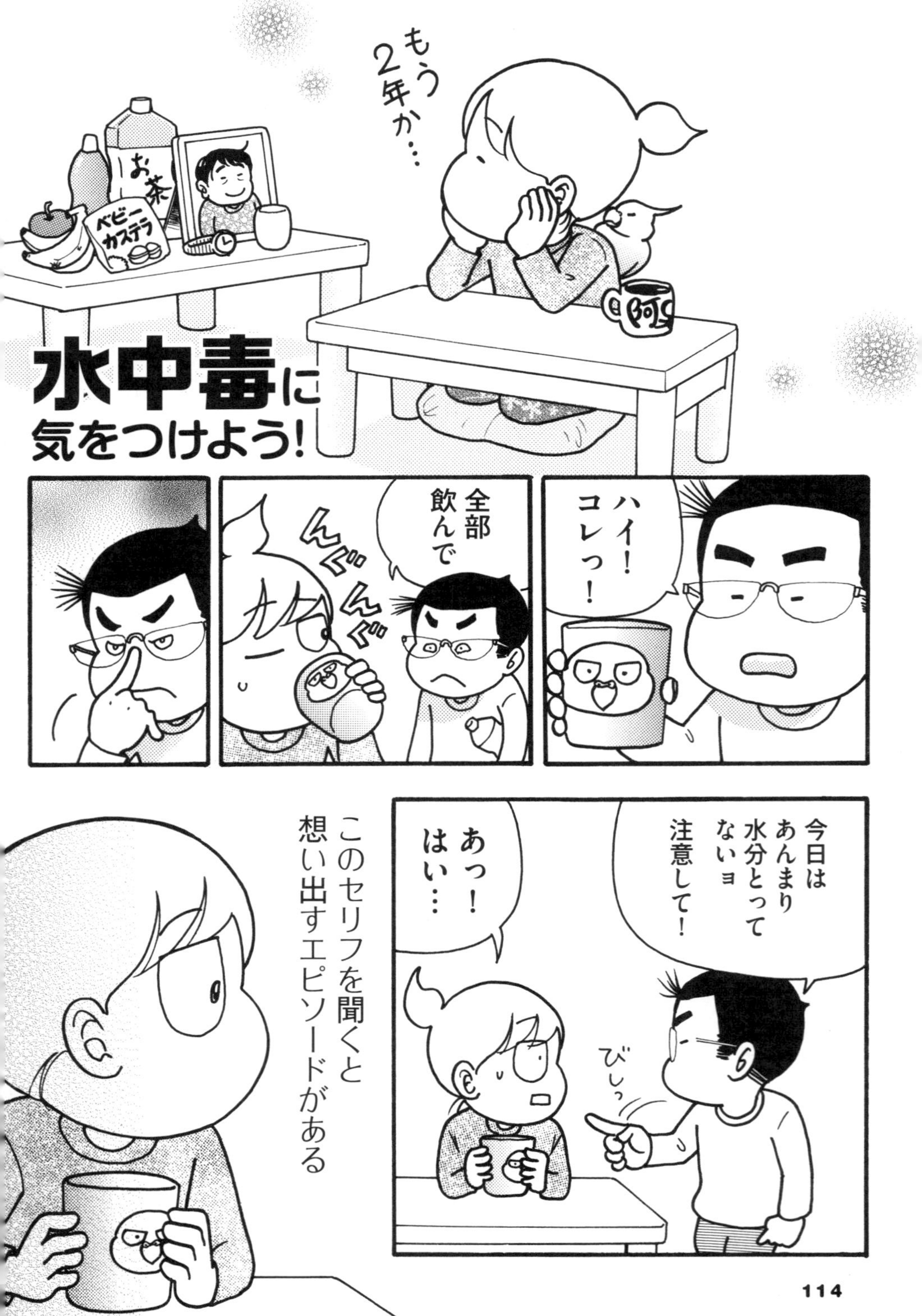

もう2年か…
お茶
ベビーカステラ
ハイ! コレっ!
全部飲んで
んぐんぐ
今日はあんまり水分とってないヨ 注意して!
あっ! はい…
びしっ
このセリフを聞くと想い出すエピソードがある

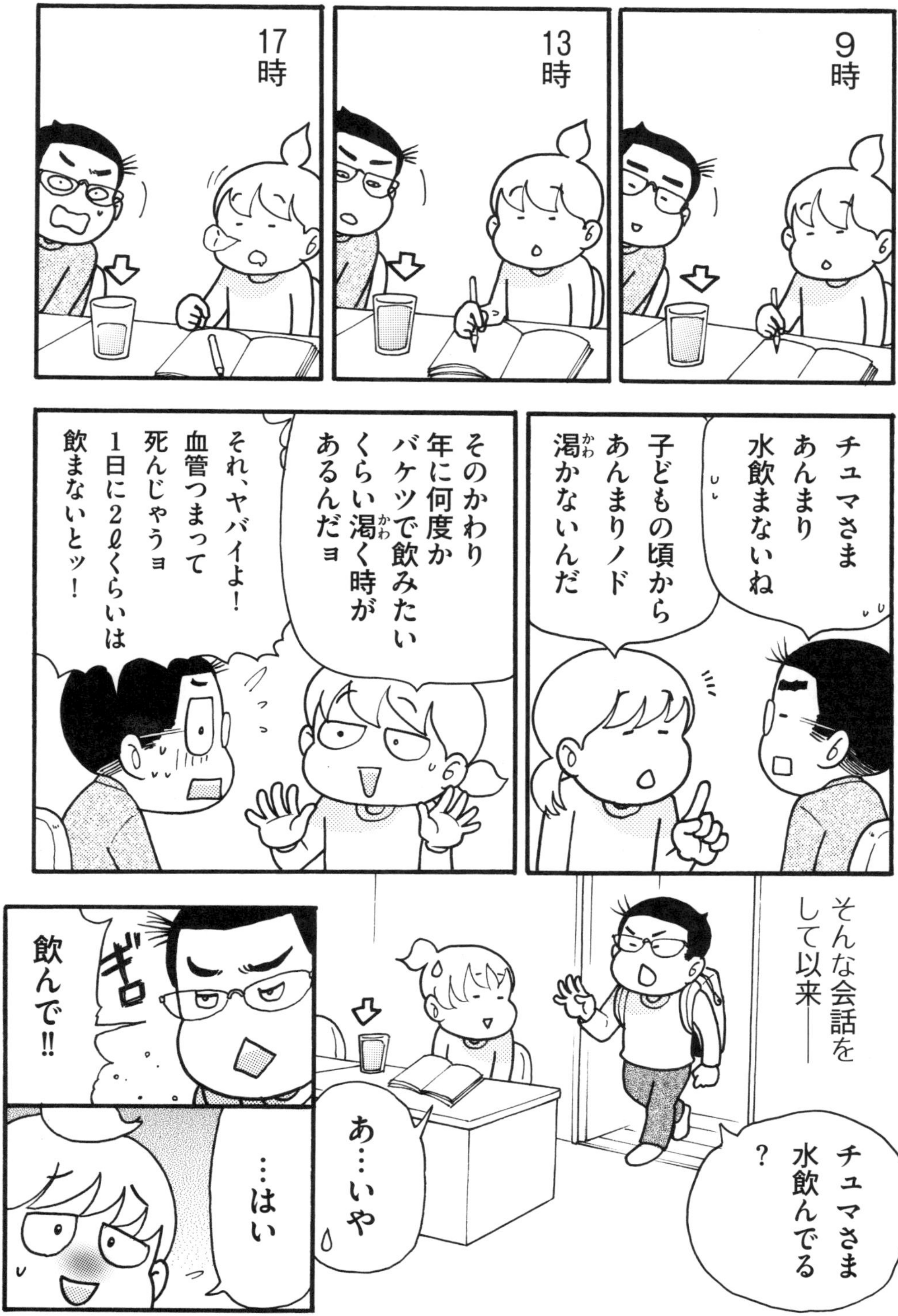
9時
13時
17時
チュマさま あんまり水飲まないね
子どもの頃から あんまりノド渇《かわ》かないんだ
そのかわり 年に何度か バケツで飲みたい くらい渇《かわ》く時が あるんだヨ
それ、ヤバイよ！ 血管つまって 死んじゃうヨ 1日に2ℓくらいは 飲まないとッ！
そんな会話をして以来――
チュマさま 水飲んでる？
あ…いや
飲んで!!
…はい

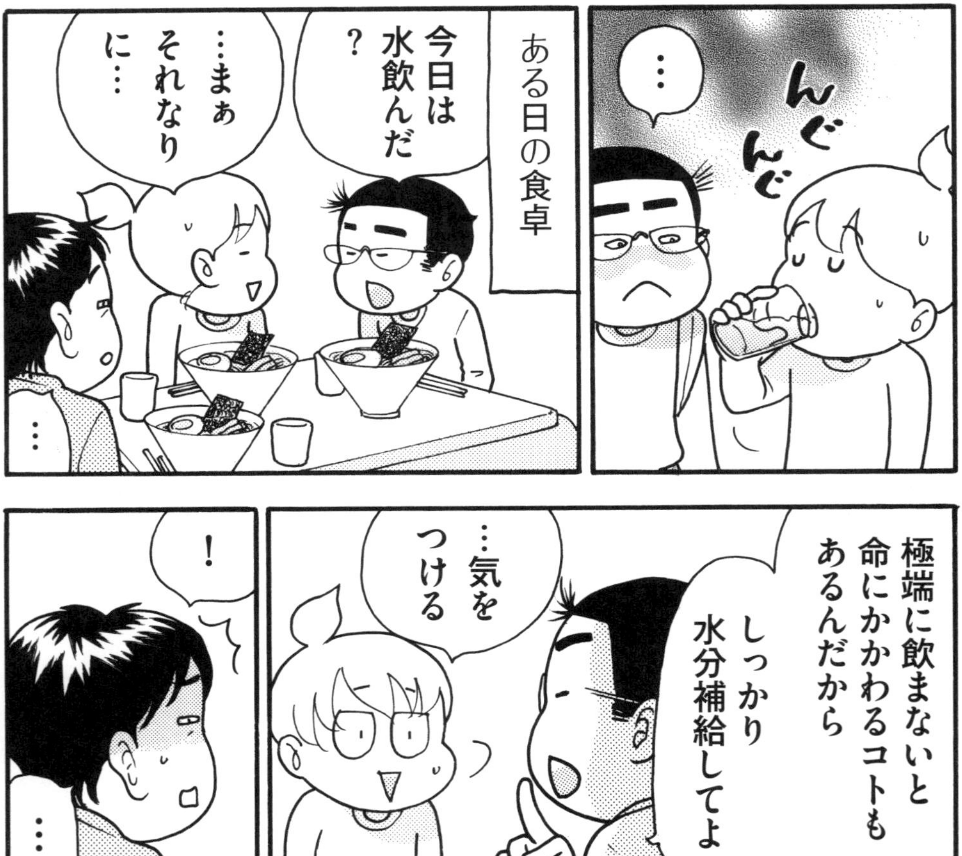
んぐんぐ
…
ある日の食卓
今日は水飲んだ？
…まぁそれなりに…
…
極端に飲まないと命にかかわるコトもあるんだから
しっかり水分補給してよ
…気をつける
!
…
行ってきます！
行ってらっしゃい！
ユキ
あの…
ん？

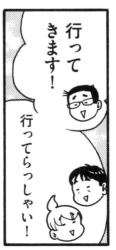

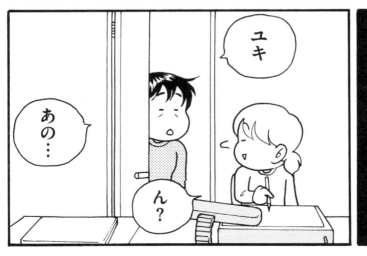

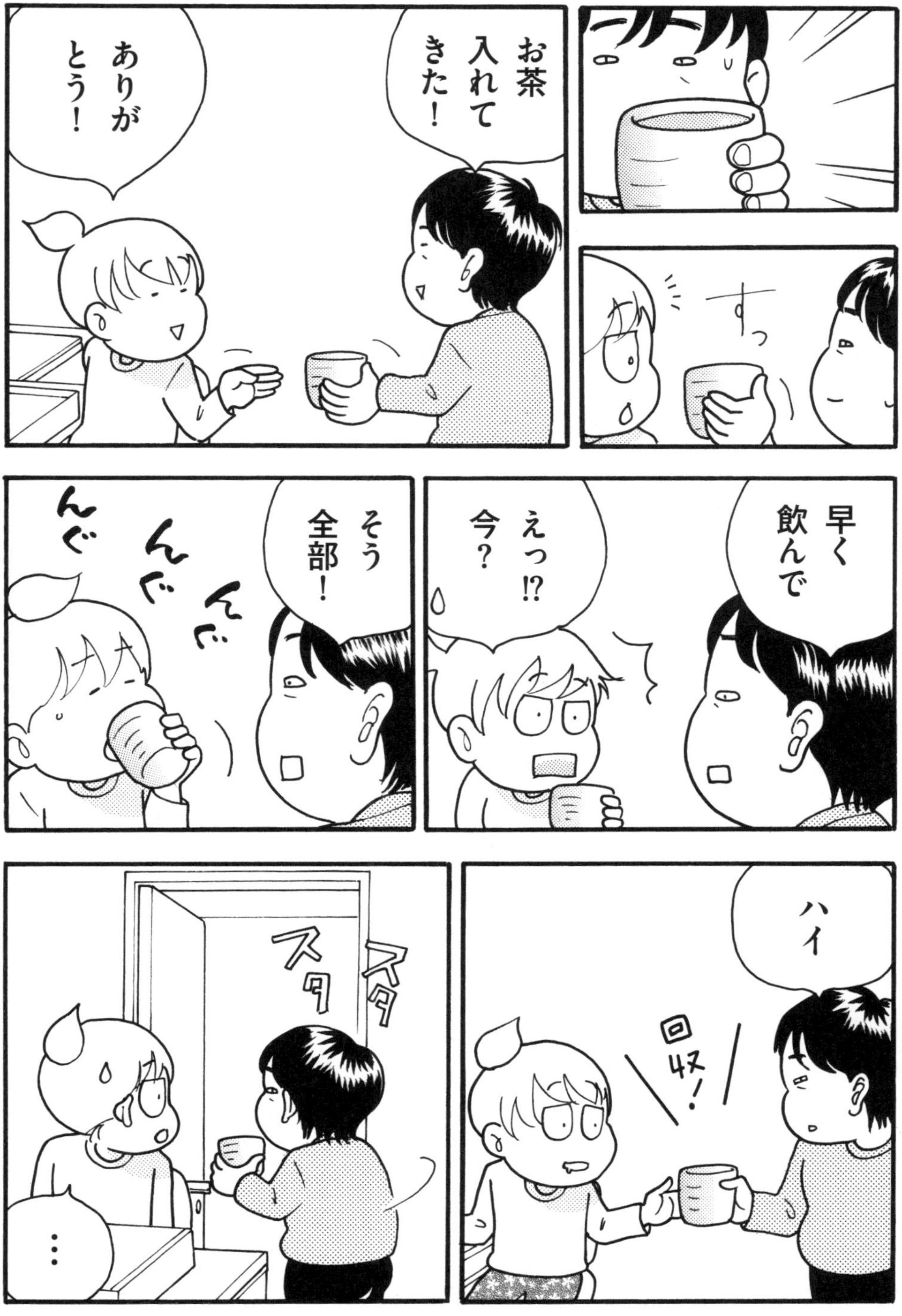

お茶入れてきた！
ありがとう！
すっ
早く飲んで
えっ⁉今？
そう全部！
んぐんぐんぐ
ハイ
回収！
スタスタ
…

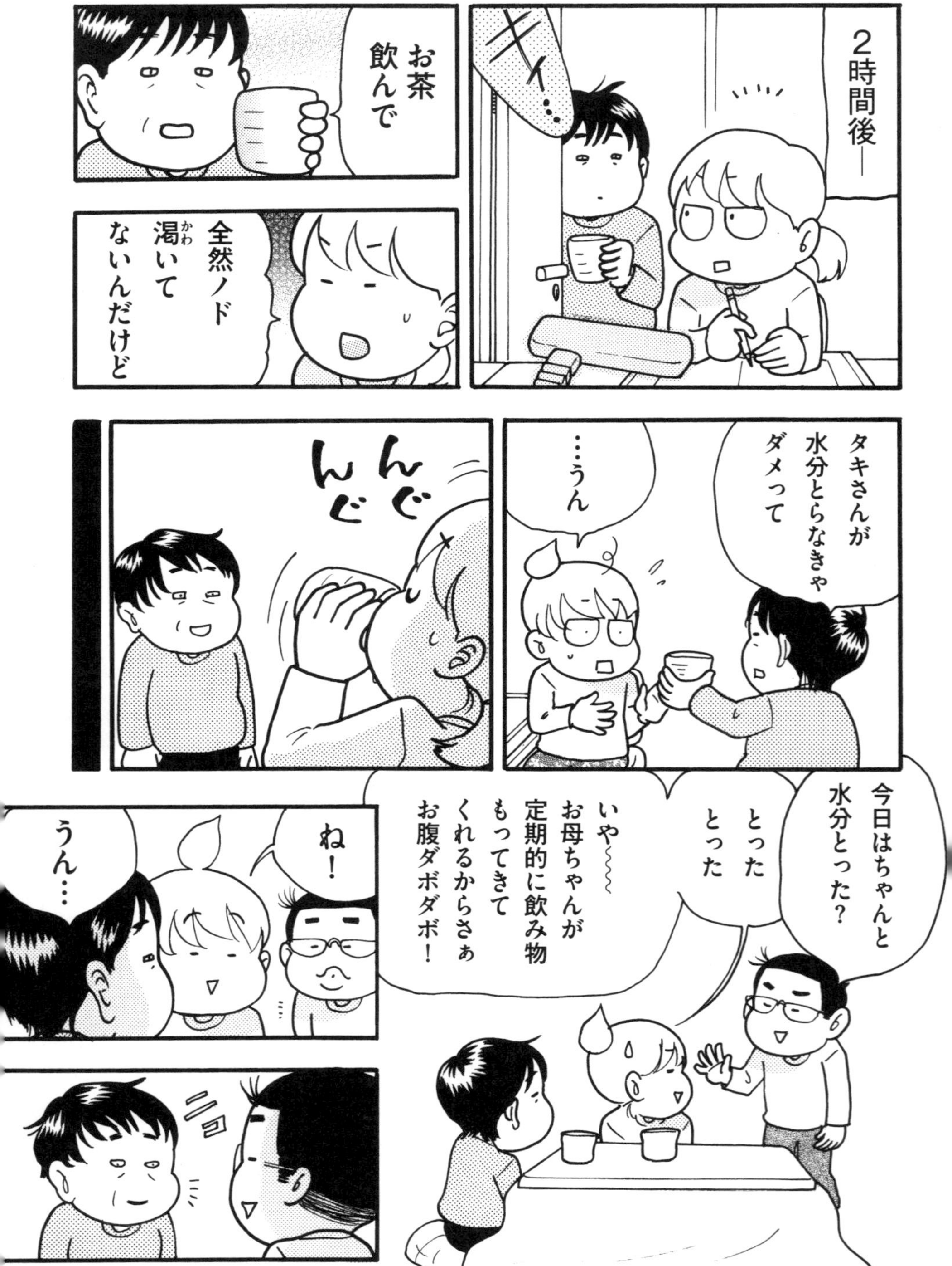
2時間後――
ギィ…
お茶飲んで
全然ノド渇《かわ》いてないんだけど
タキさんが水分とらなきゃダメって
…うん
んぐんぐ
今日はちゃんと水分とった?
とったとった
いや〜〜お母ちゃんが定期的に飲み物もってきてくれるからさぁお腹ダボダボ!
ね!
うん…
ニコ

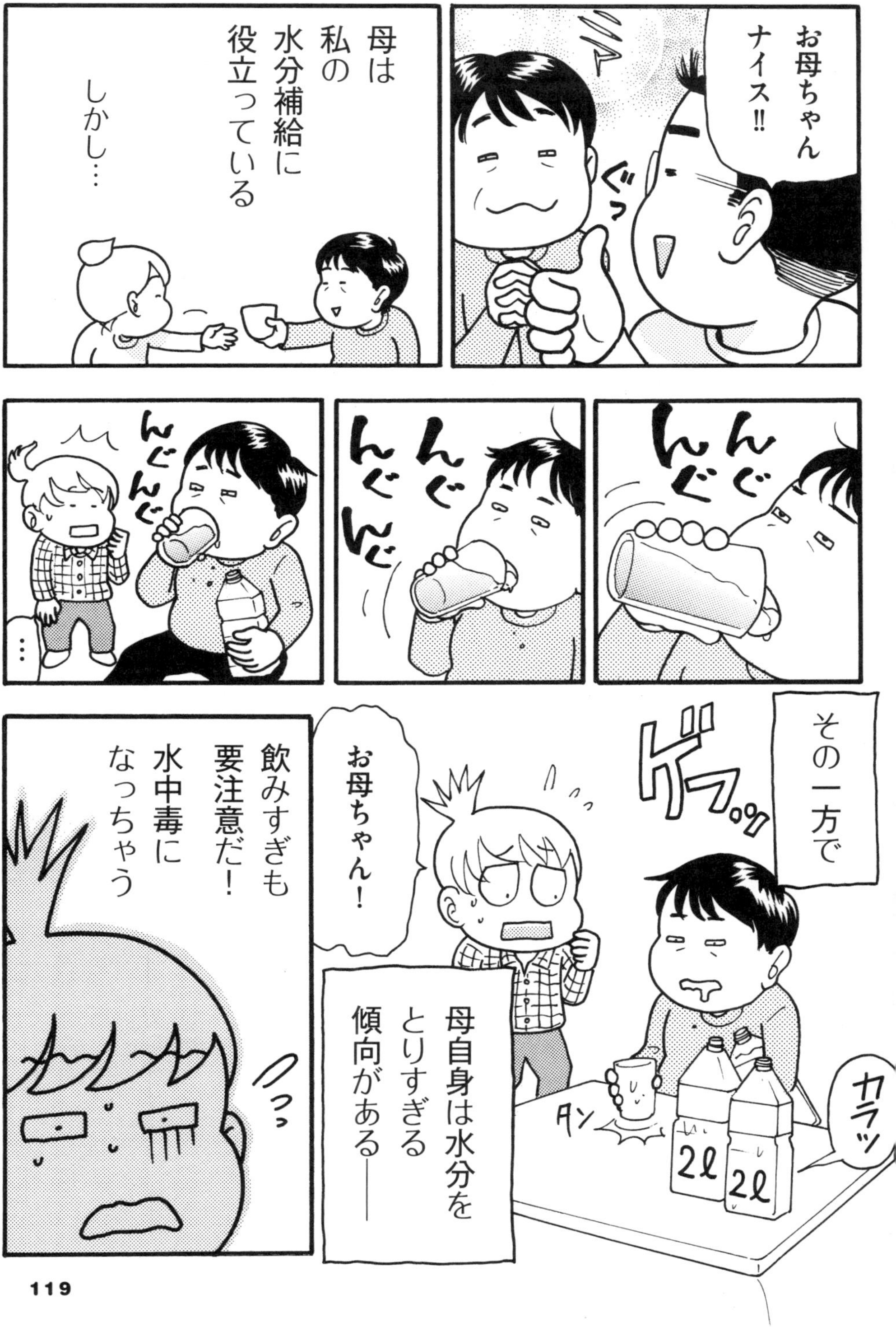

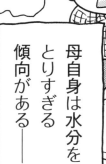

お母ちゃん ナイス!!
ニヤ
ぐっ
母は 私の 水分補給に 役立っている
しかし…
んぐ んぐ
んぐ んぐ んぐ
んぐんぐ
…
その一方で
ゲフッ
お母ちゃん!
母自身は水分をとりすぎる傾向がある——
カラッ
タン
2ℓ
2ℓ
飲みすぎも 要注意だ! 水中毒に なっちゃう

**水中毒**とは……

薬の副作用によるノドの渇《かわ》きをキッカケに
数ℓ《リットル》もの水を飲むようになることで
血液中のナトリウム濃度が低下し
頭痛や吐き気が起こる
意識障害やけいれんを起こし
命にかかわることも!!

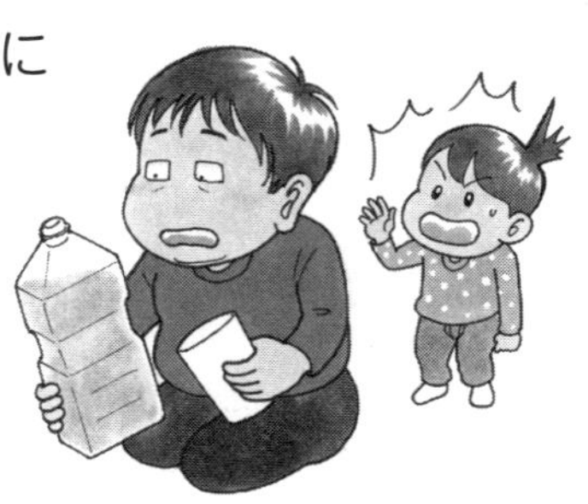

※『マンガでわかる！統合失調症』（日本評論社刊） P.85 ページより

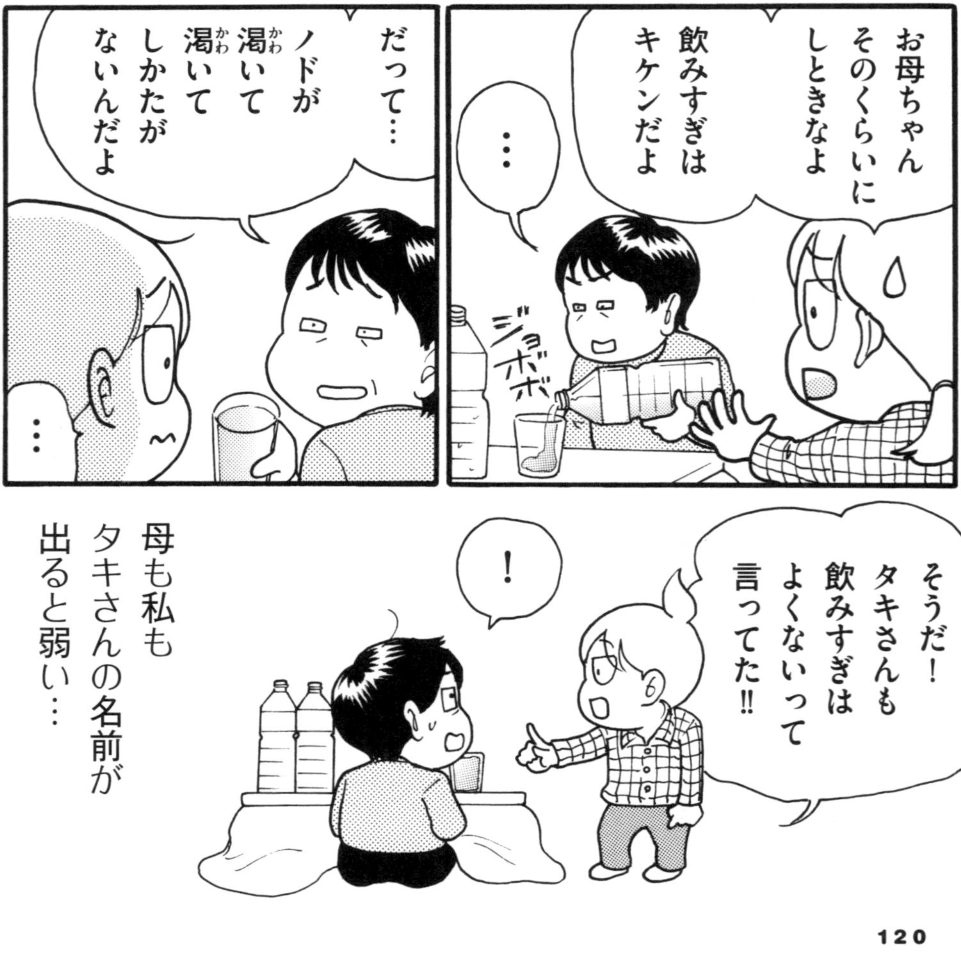

お母ちゃん そのくらいにしときなよ 飲みすぎはキケンだよ
…
ジョボボ
だって… ノドが 渇《かわ》いて 渇《かわ》いて しかたが ないんだよ
…
そうだ! タキさんも 飲みすぎは よくないって 言ってた!!
!
母も私も タキさんの名前が 出ると弱い…

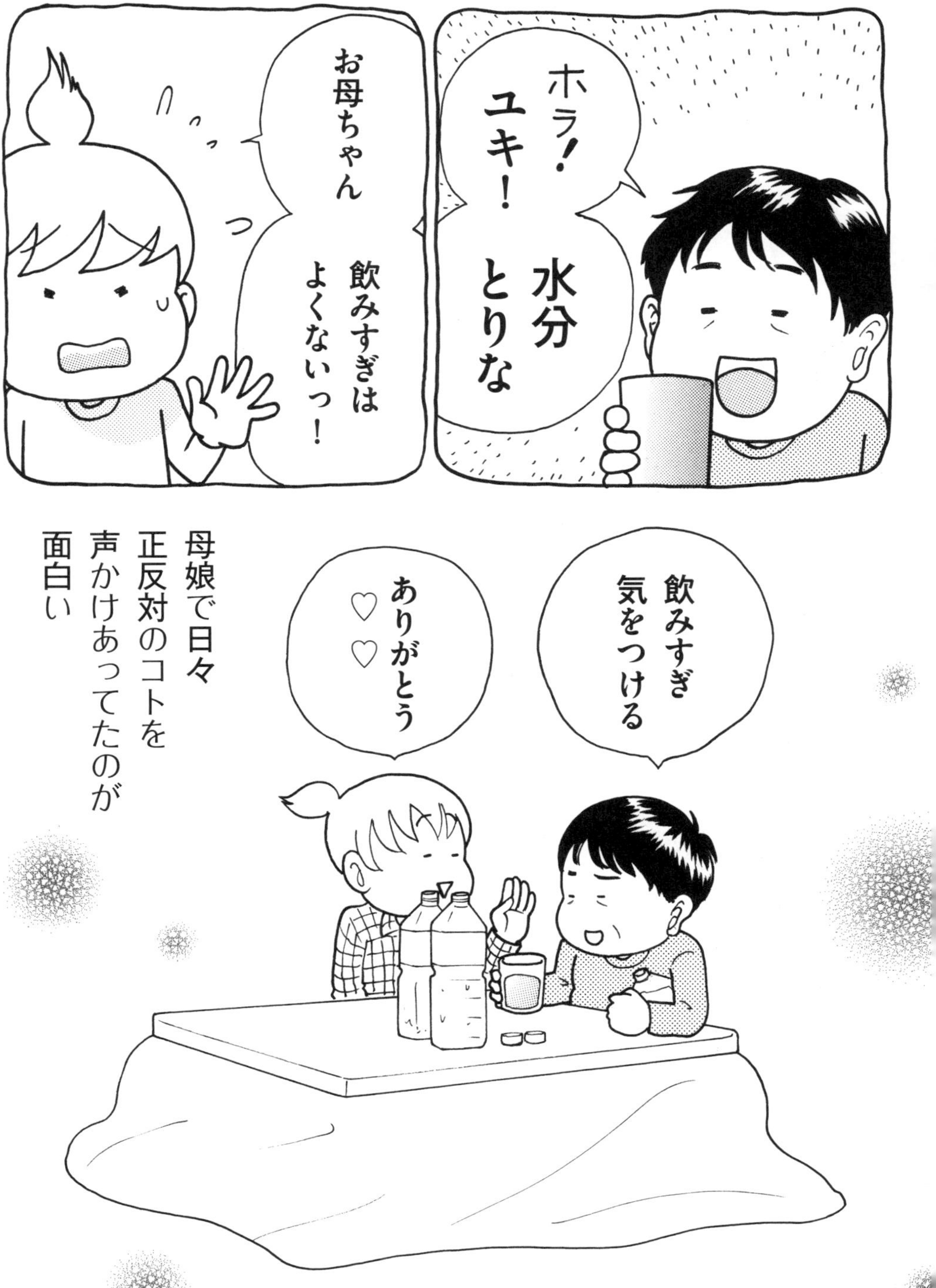
ホラ! ユキ!
水分とりな
お母ちゃん
飲みすぎはよくないっ!
飲みすぎ気をつける
ありがとう♡♡
母娘で日々正反対のコトを声かけあってたのが面白い

## 水中毒 飲みすぎないための工夫

- 飲むことを楽しむ
- 誰かと一緒に飲む
- 温かい飲み物にする
- 美味しいと思えるものを飲む
- 慌ててのまずに、ゆっくり味わって飲む

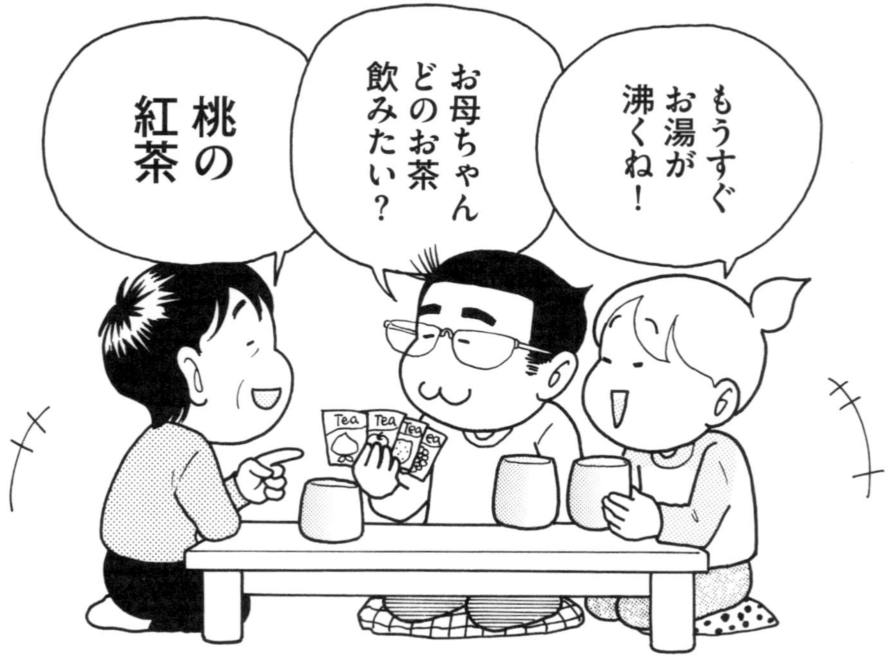
もうすぐお湯が沸くね！
お母ちゃんどのお茶飲みたい？
桃の紅茶
Tea
Tea
Tea
Tea

監修 横田 泉（オリブ山病院・精神科医）
高森信子（当事者・家族 SST リーダー）

## ガマンできず飲みすぎる時には…

- スポーツドリンクなどのナトリウムを含む飲料を飲むようにする
- 水やお茶を飲む合間に塩あめをなめる

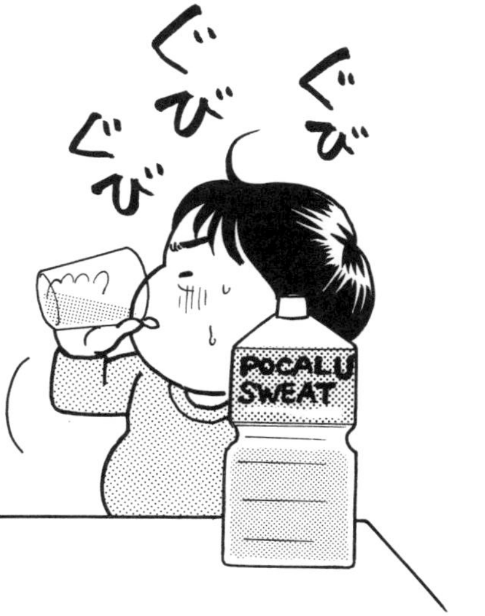
ぐび
ぐび
ぐび
POCALU SWEAT

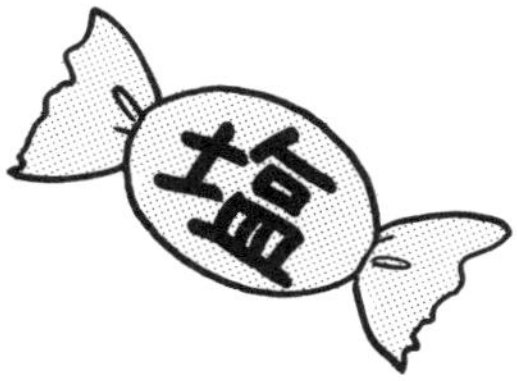
塩

## 水中毒で倒れて、救急車を呼ぶ際の注意点!

- 救急隊には状況のみを説明し精神科（統合失調症）の患者であることは最初に言わず、病院が決まってから伝える

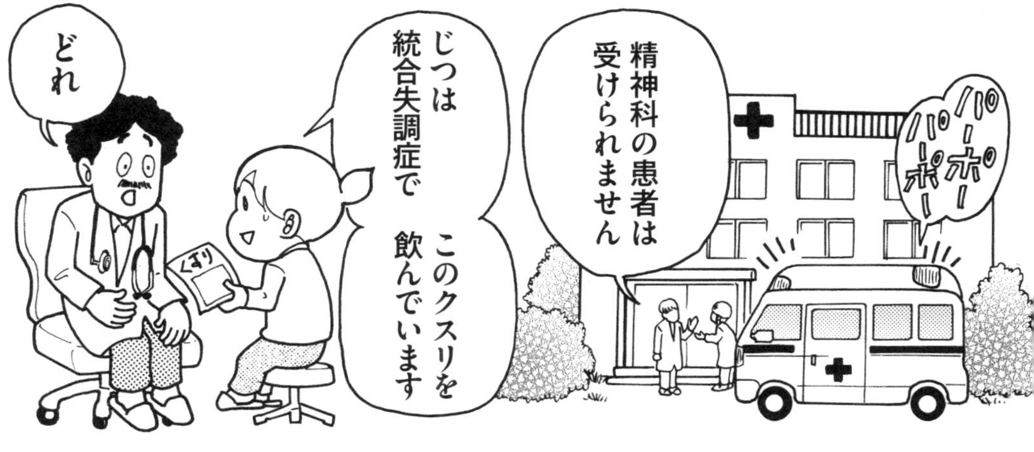
パーポー
パーポー
精神科の患者は受けられません
じっは統合失調症で このクスリを飲んでいます
くすり
どれ

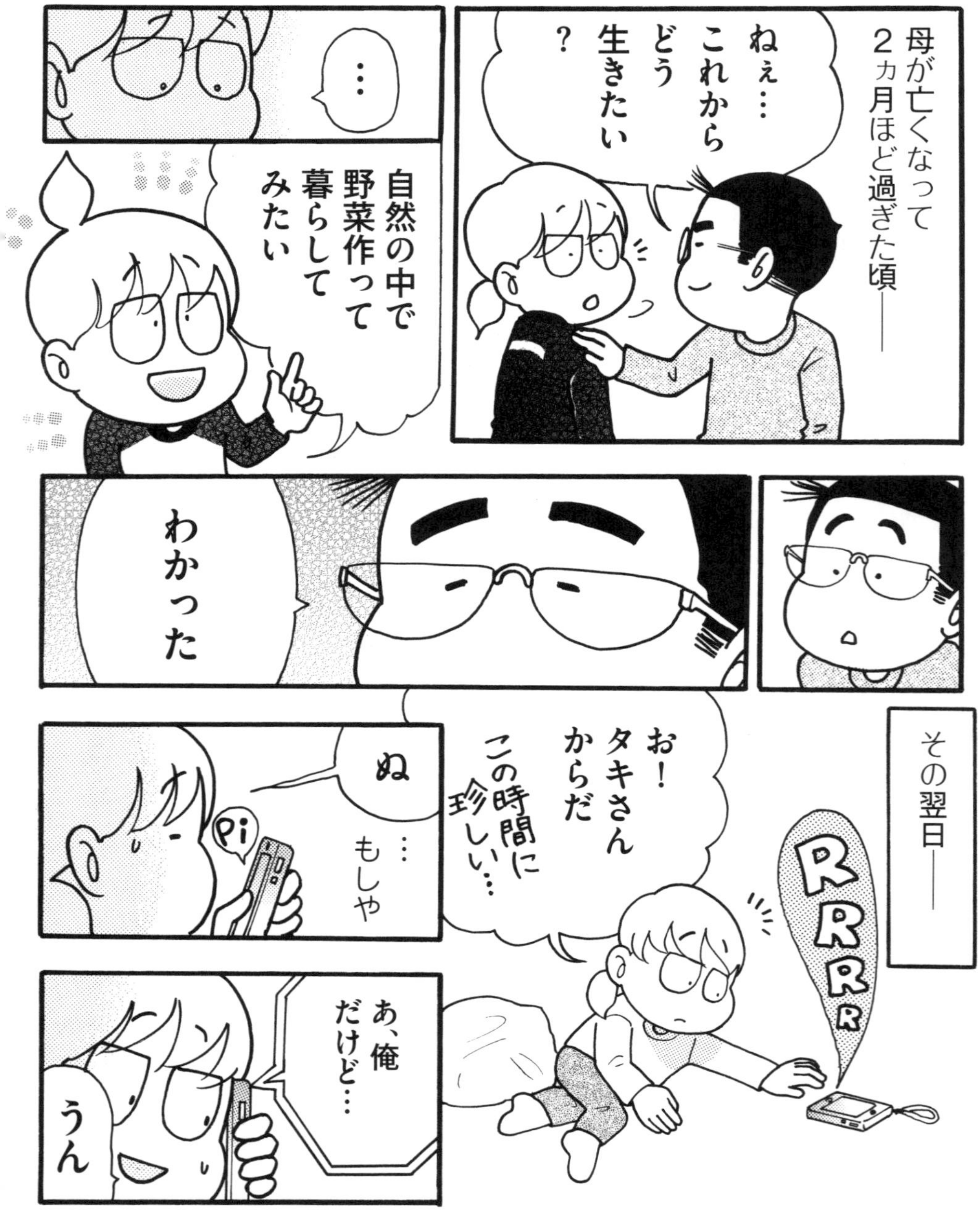
母が亡くなって
2ヵ月ほど過ぎた頃――
ねぇ…これからどう生きたい？
…
自然の中で野菜作って暮らしてみたい
わかった
その翌日――
RRRR
お！タキさんからだ
この時間に珍しい…
ぬ
Pi
…もしや
あ、俺だけど…
うん

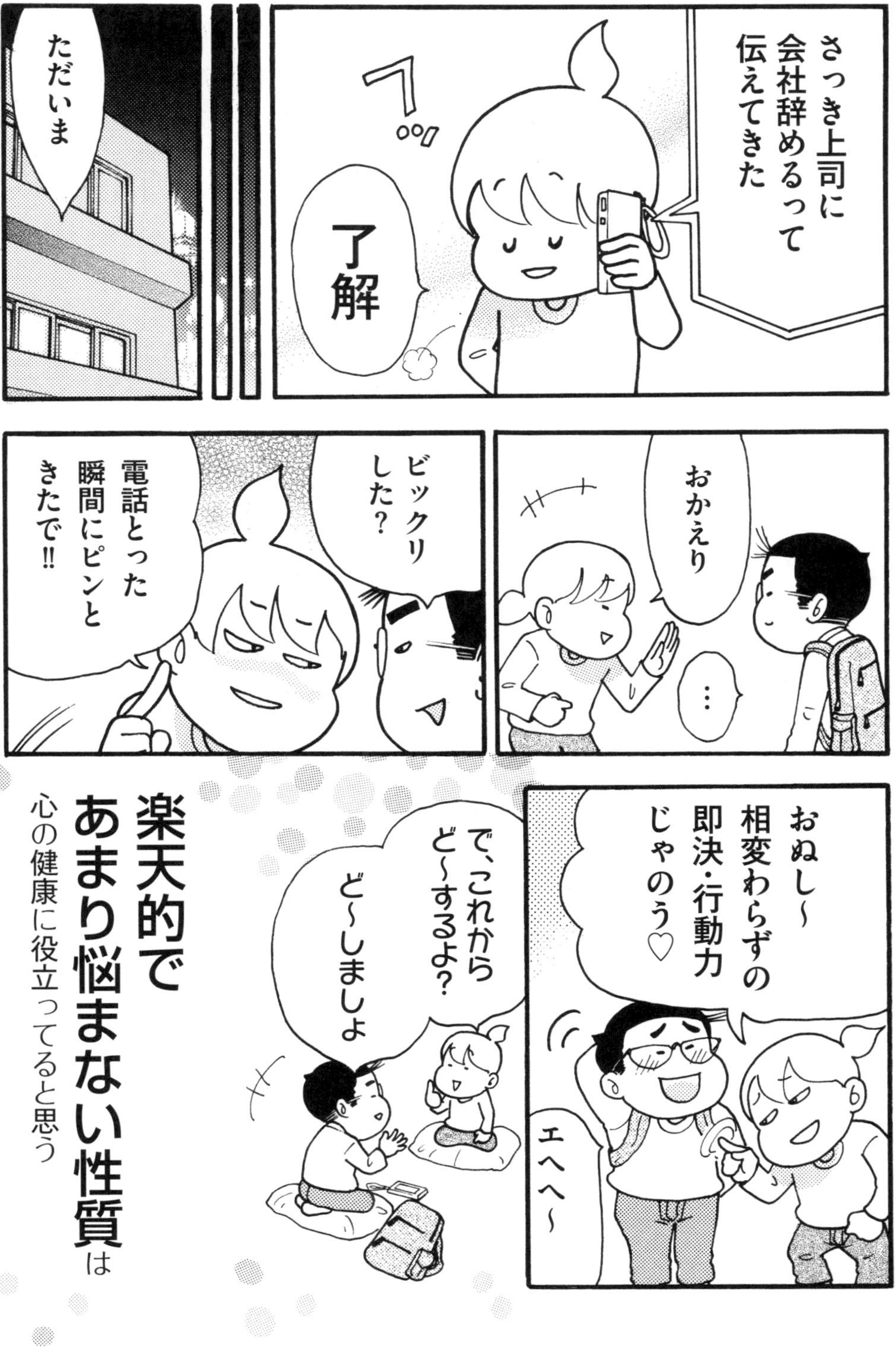
さっき上司に会社辞めるって伝えてきた
了解
ただいま
おかえり
…
ビックリした？
電話とった瞬間にピンときたで‼
おぬし～相変わらずの即決・行動力じゃのう♡
エヘヘ～
で、これからど～するよ？
ど～しましょ
楽天的であまり悩まない性質は心の健康に役立ってると思う

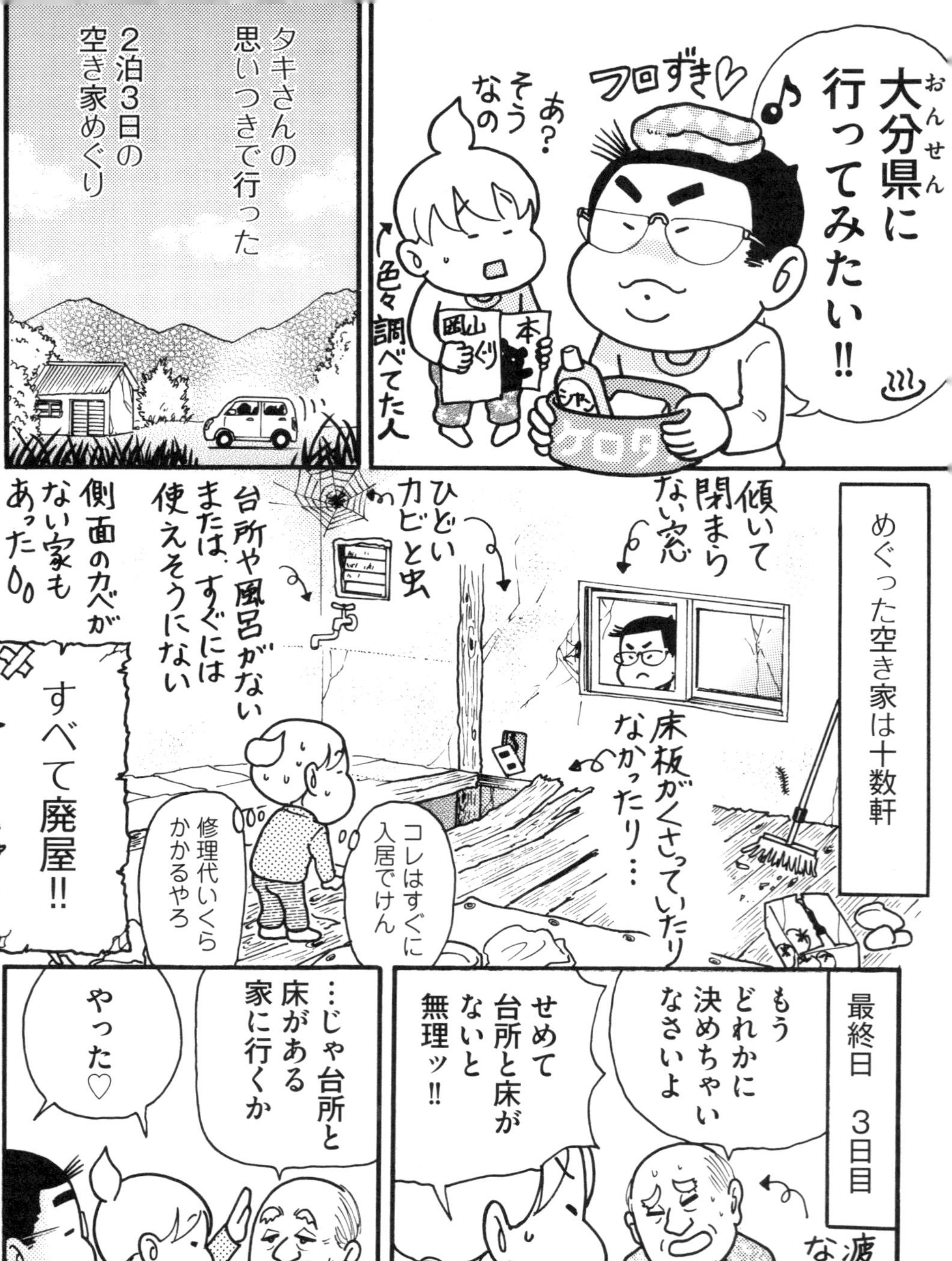

大分県《おんせん》に行ってみたい!!♪
フロずき♡
あ? そうなの
色々調べてた人
本
タキさんの思いつきで行った2泊3日の空き家めぐり
めぐった空き家は十数軒
傾いて閉まらない窓
床板がくさっていたりなかったり…
ひどいカビと虫
台所や風呂がないまたは、すぐには使えそうにない
側面のカベがない家もあった
すべて廃屋!!
コレはすぐに入居でけん
修理代いくらかかるやろ
最終日 3日目
もうどれかに決めちゃいなさいよ
せめて台所と床がないと無理ッ!!
疲れてヤケになるガイド
…じゃ台所と床がある家に行くか
やった♡

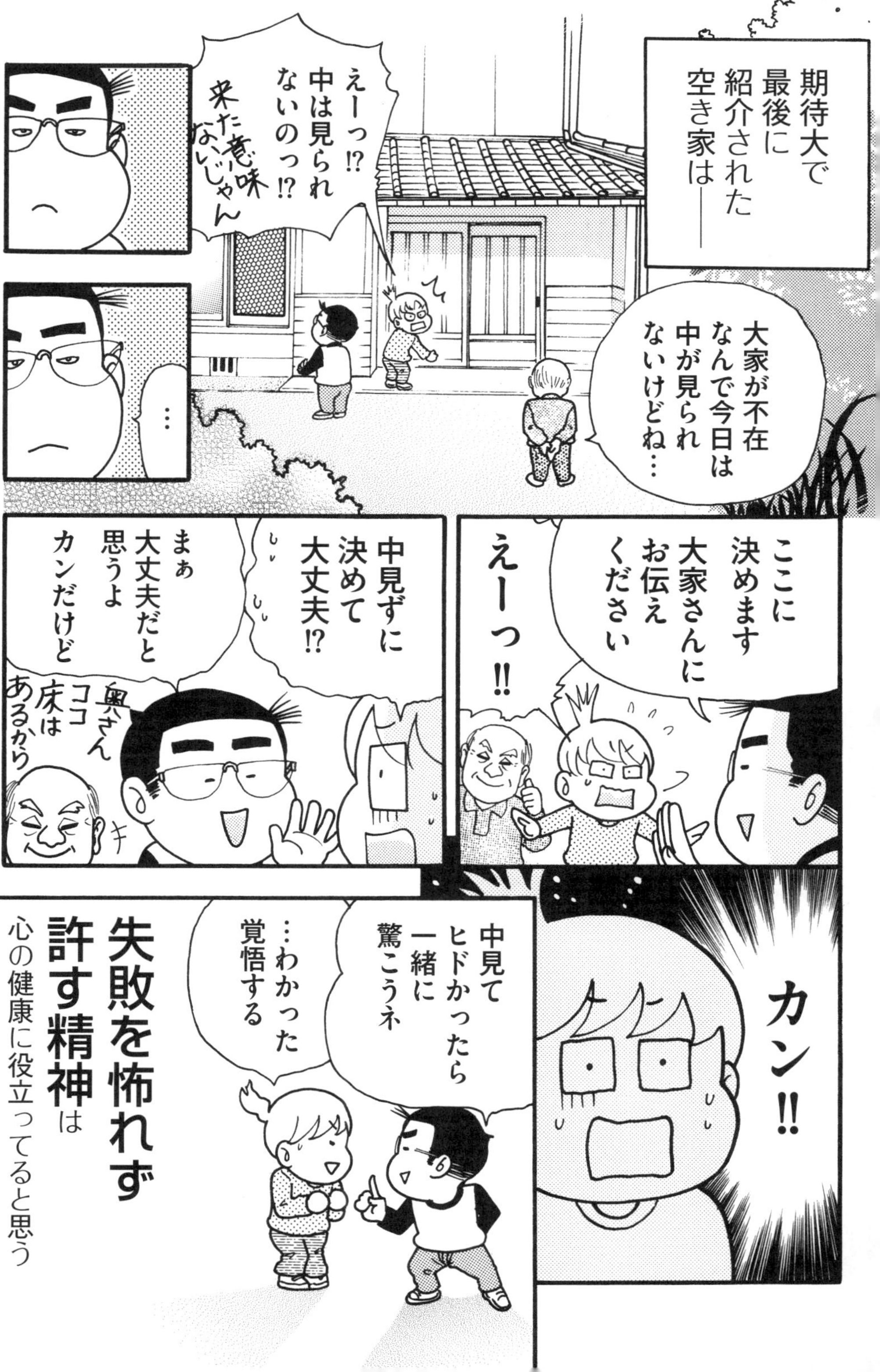
期待大で最後に紹介された空き家は——
大家が不在なんで今日は中が見られないけどね…
えーっ⁉中は見られないのっ⁉
来た意味ないじゃん
…
ここに決めます大家さんにお伝えください
えーっ‼
中見ずに決めて大丈夫⁉
まぁ大丈夫だと思うよカンだけど
奥さんココ床はあるから
カン‼
中見てヒドかったら一緒に驚こうネ
…わかった覚悟する
失敗を怖れず許す精神は心の健康に役立ってると思う

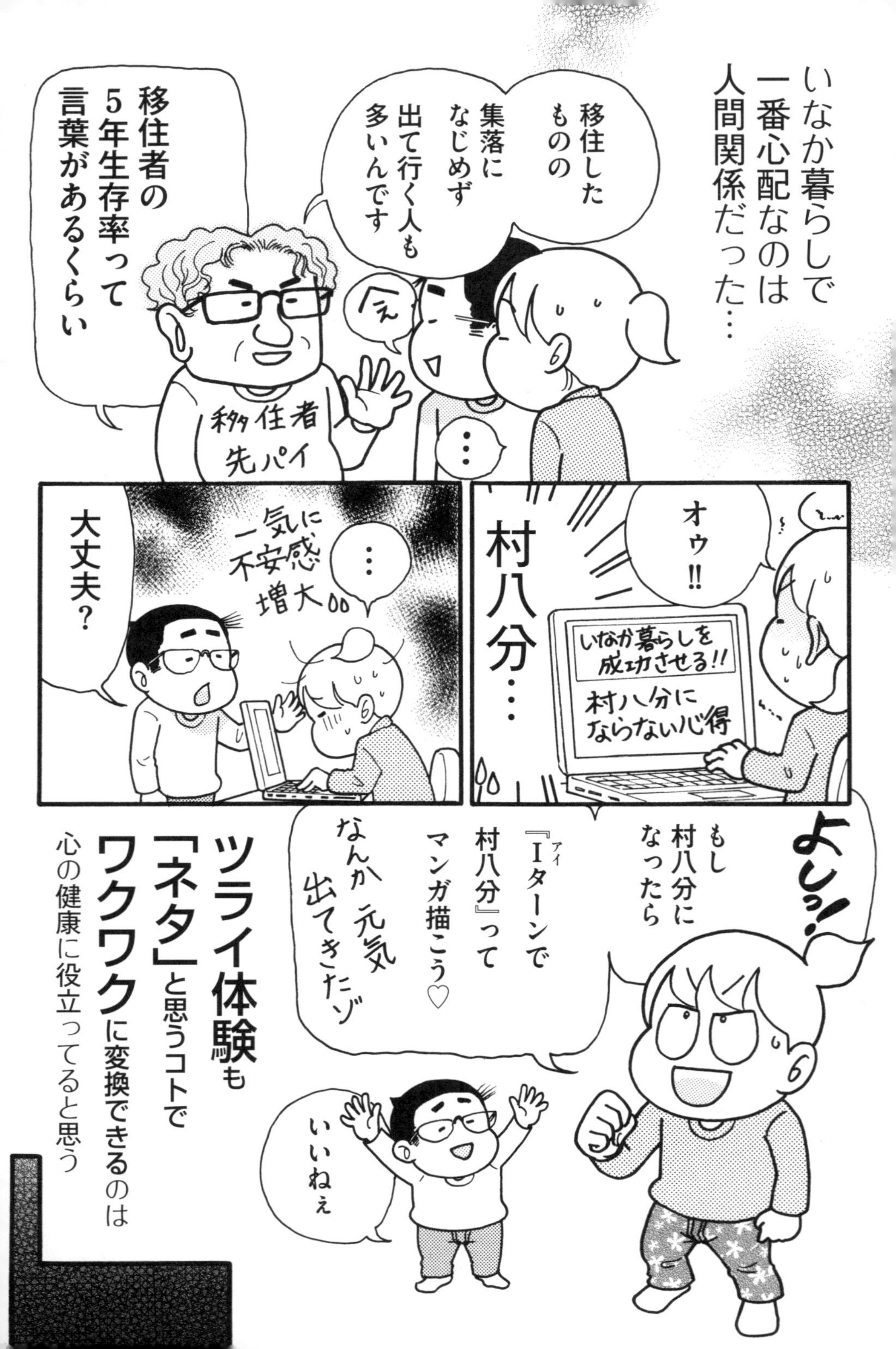
いなか暮らしで一番心配なのは人間関係だった…
移住したものの集落になじめず出て行く人も多いんです
え
移住者の5年生存率って言葉があるくらい
移住者先パイ
…
オウ!!
村八分…
いなか暮らしを成功させる!!
村八分にならない心得
…
一気に不安感増大
大丈夫?
よしっ!
もし村八分になったら『I《アイ》ターンで村八分』ってマンガ描こう♡
なんか元気出てきたゾ
いいねぇ
ツライ体験も「ネタ」と思うコトでワクワクに変換できるのは心の健康に役立ってると思う

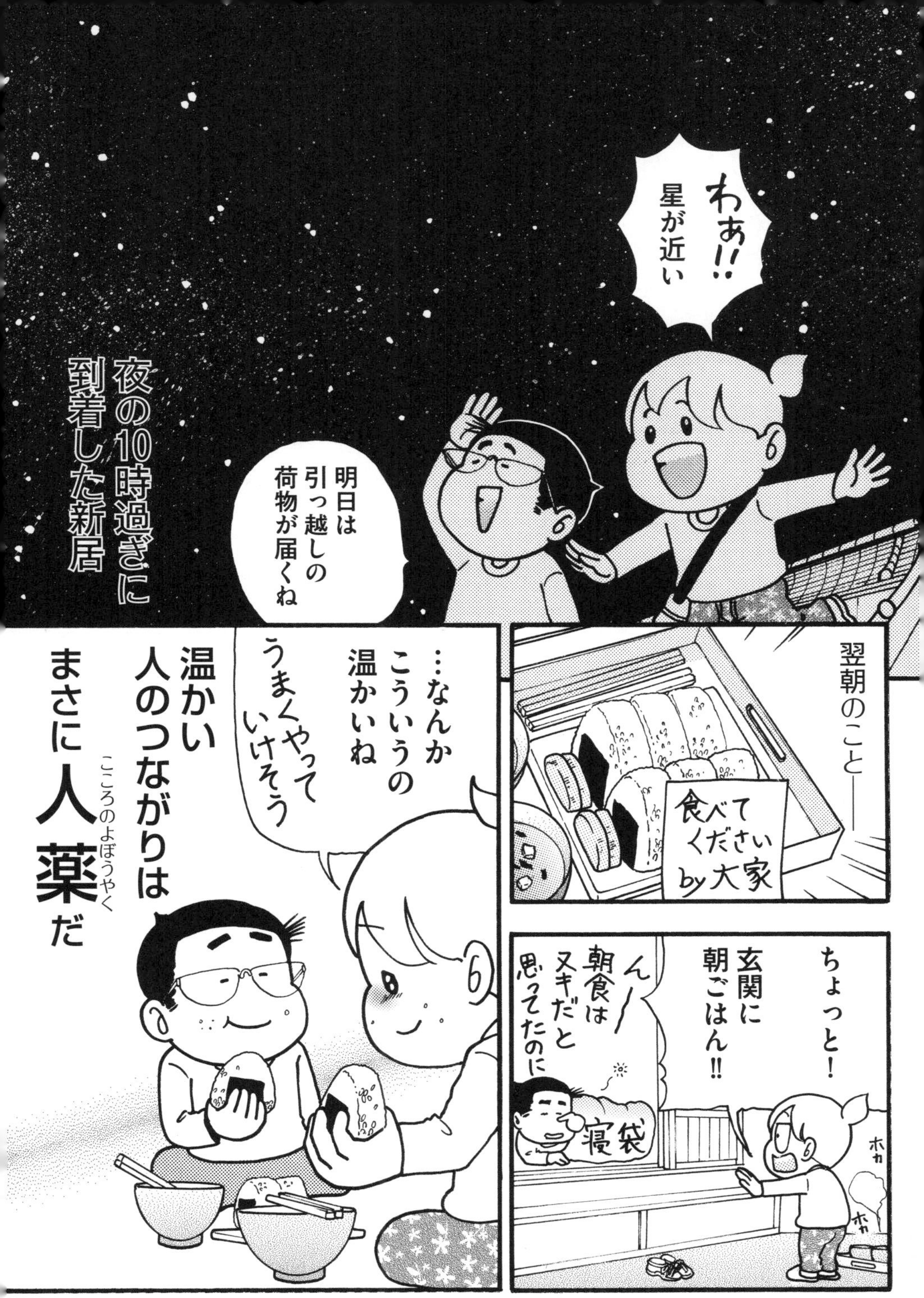
わあ!!
星が近い
明日は引っ越しの荷物が届くね
夜の10時過ぎに到着した新居
翌朝のこと——
食べてください by大家
ちょっと！
玄関に朝ごはん!!
ん〜
朝食はヌキだと思ってたのに
寝袋
ホカ
ホカ
…なんかこういうの温かいね
うまくやっていけそう
温かい人のつながりは
まさに人薬《こころのよぼうやく》だ

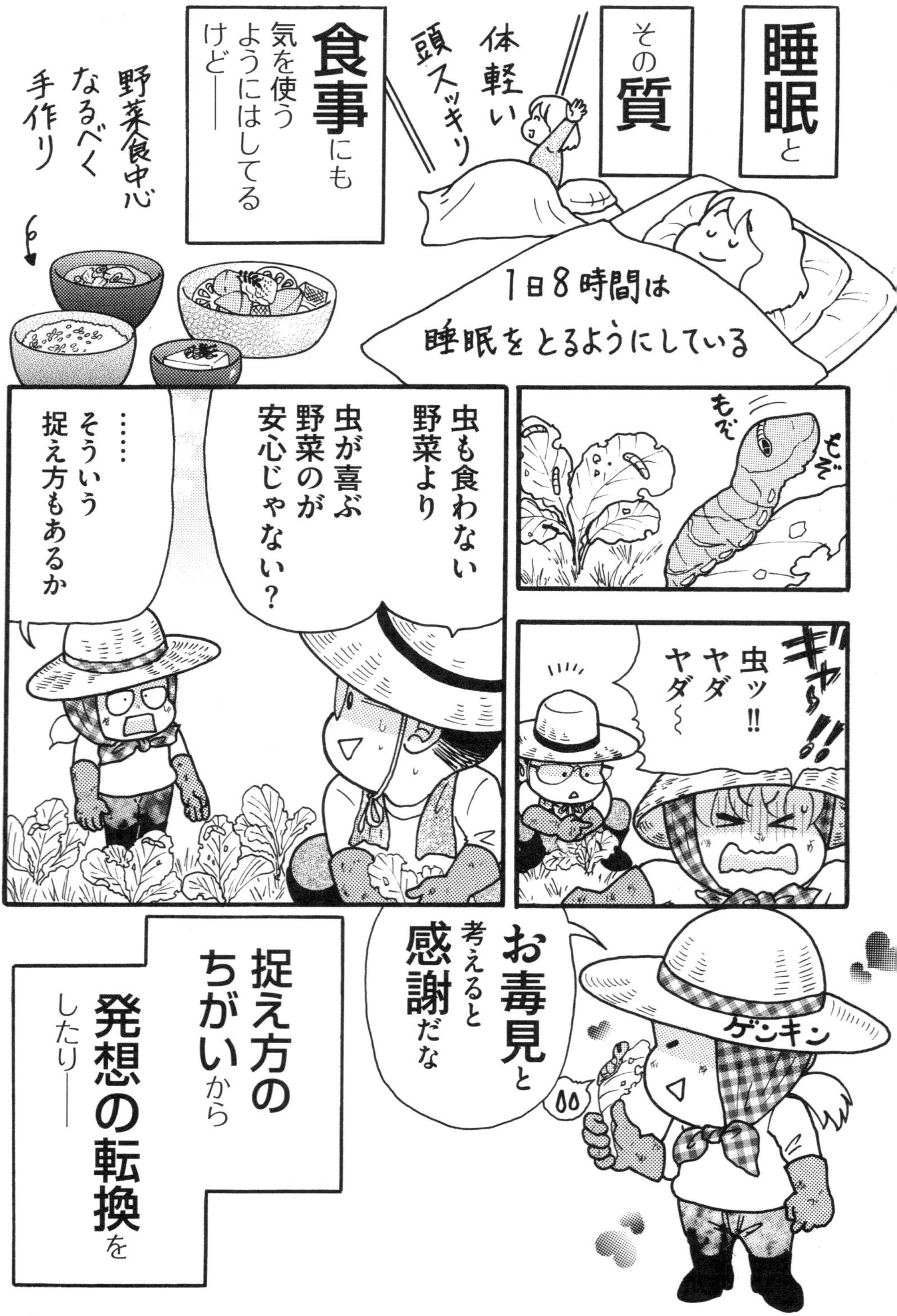

睡眠と
その質
体軽い
頭スッキリ
1日8時間は
睡眠をとるようにしている
食事にも
気を使うようにはしてるけど——
野菜食中心
なるべく
手作り
もぞ
もぞ
虫も食わない野菜より
虫が喜ぶ野菜のが安心じゃない？
……そういう捉え方もあるか
ギャ～!!
虫ッ!!
ヤダヤダ～
お毒見と
考えると
感謝だな
ゲンキン
捉え方のちがいから
発想の転換をしたり——

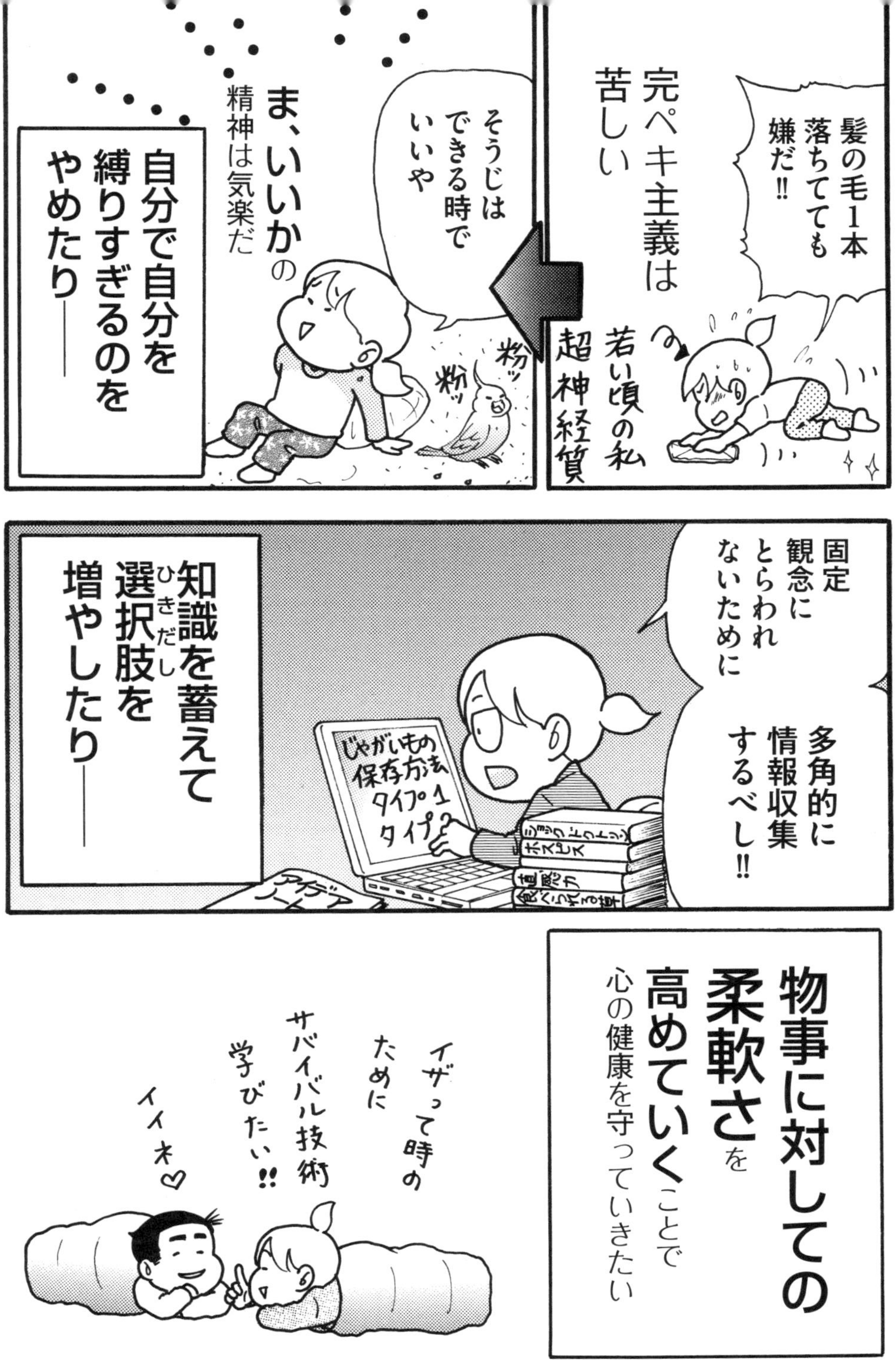

髪の毛1本落ちてても嫌だ!!
完ペキ主義は苦しい
若い頃の私
超神経質
そうじはできる時でいいや
ま、いいかの精神は気楽だ
粉ッ
粉ッ
自分で自分を縛りすぎるのをやめたり――
固定観念にとらわれないために
多角的に情報収集するべし!!
じゃがいもの保存方法
タイプ1
タイプ2
知識を蓄えて選択肢《ひきだし》を増やしたり――
物事に対しての柔軟さを高めていくことで心の健康を守っていきたい
イザって時のためにサバイバル技術学びたい!!
イイネ♡

# ストレスで沈みかけた夏

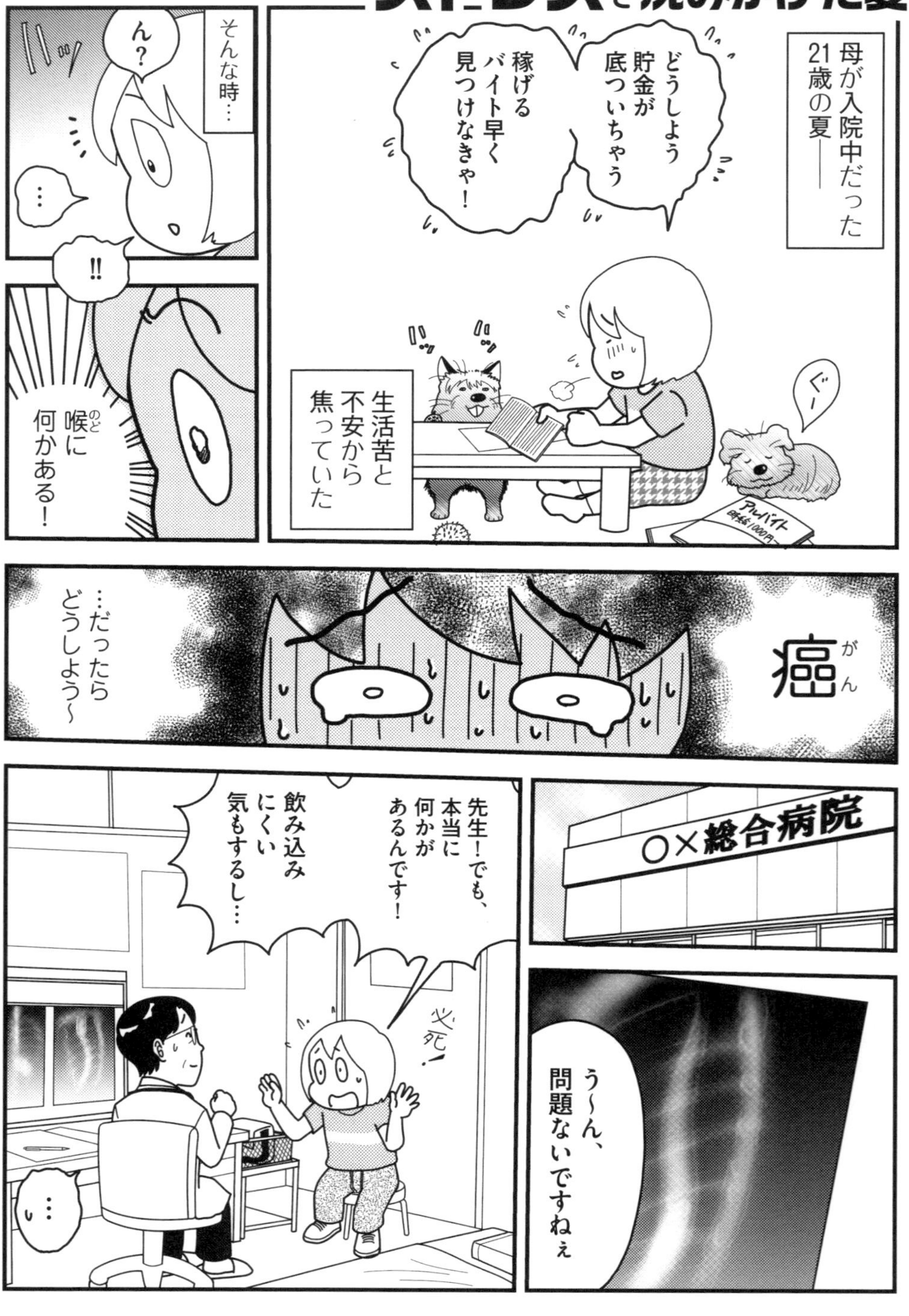

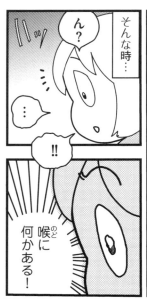

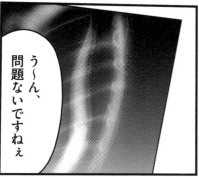

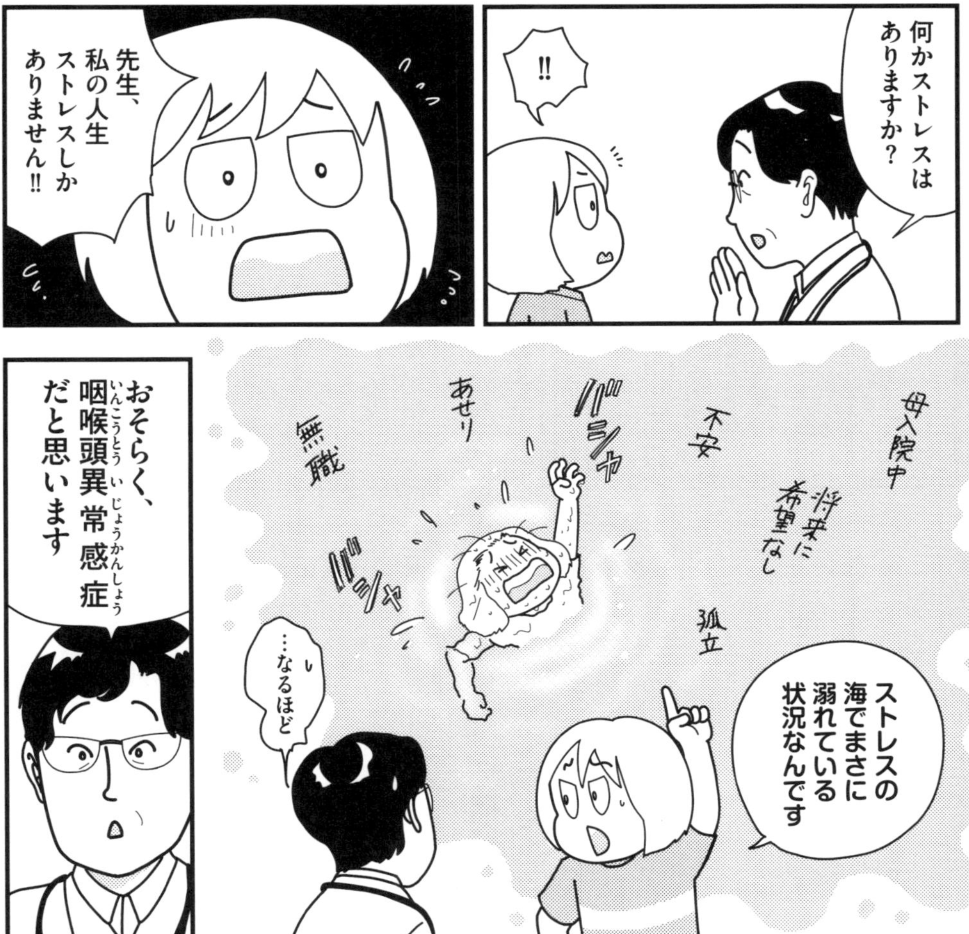
何かストレスはありますか？
!!
先生、私の人生ストレスしかありません!!
母入院中
将来に希望なし
不安
孤立
バシャ
あせり
無職
バシャ
ストレスの海でまさに溺れている状況なんです
…なるほど
おそらく、咽喉頭《いんこうとう》異《い》常感症《じょうかんしょう》だと思います
「ヒステリー球」とも呼ばれ、「喉がつかえたような症状」が特徴です
イメージ
ヒステリー球…
すごい名前…
…で、それはどうしたら？
ストレスを軽減するのが一番の治療です

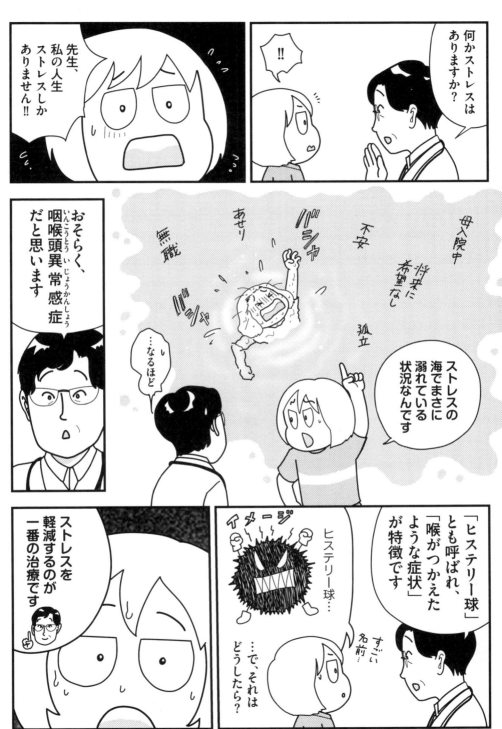

※ヒステリー球…DSMの診断基準上「鑑別不能型身体表現性障害」の感覚障害の一種に分類される。ストレスにより自律神経のバランスが崩れて交感神経が優位になると、食道付近の筋肉が過剰に収縮し、食道の内腔が細く締め付けられるため、喉の異物感や圧迫感、嚥下時の不快感が生じると考えられている

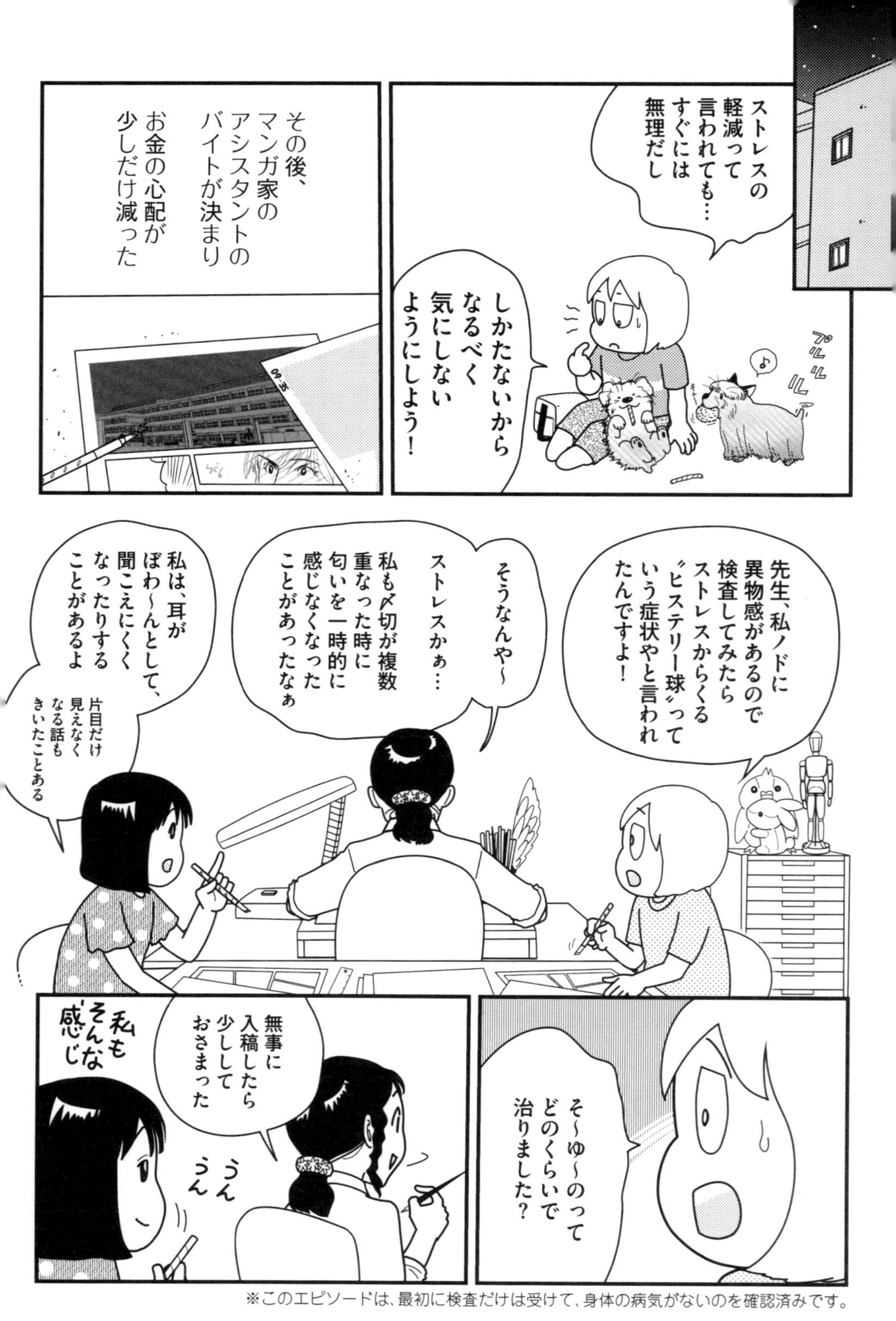
ストレスの軽減って言われてもすぐには無理だし
しかたないからなるべく気にしないようにしよう!
その後、マンガ家のアシスタントのバイトが決まりお金の心配が少しだけ減った
先生、私ノドに異物感があるので検査してみたらストレスからくる〝ヒステリー球〟っていう症状やと言われたんですよ!
そうなんや~
ストレスかぁ…
私も〆切が複数重なった時に匂いを一時的に感じなくなったことがあったなぁ
私は、耳がぼわ~んとして、聞こえにくくなったりすることがあるよ
片目だけ見えなくなる話もきいたことある
そ~ゆ~のってどのくらいで治りました?
無事に入稿したら少ししておさまった
うんうん
私もそんな感じ

※このエピソードは、最初に検査だけは受けて、身体の病気がないのを確認済みです。

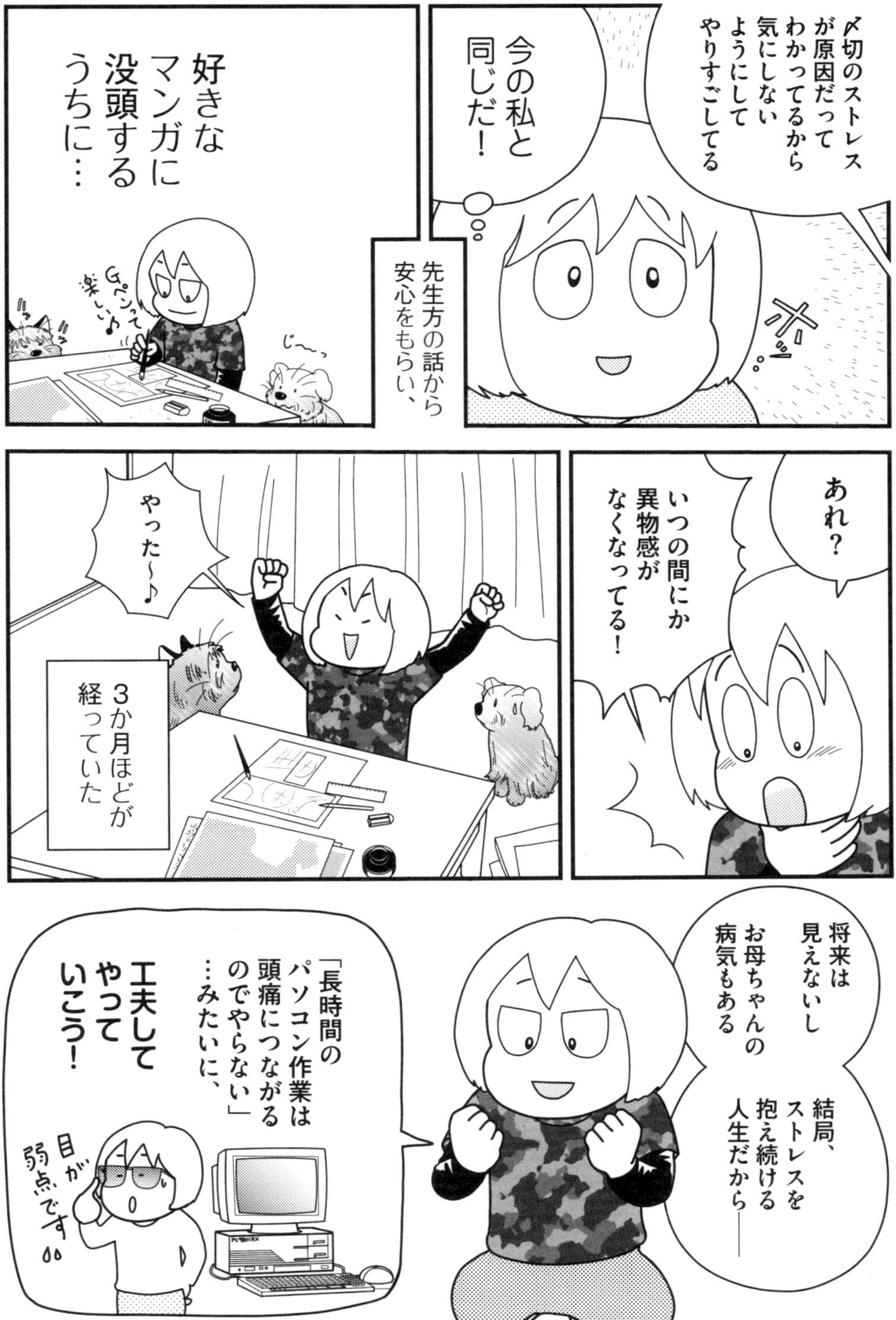
〆切のストレスが原因だってわかってるから気にしないようにしてやりすごしてる
今の私と同じだ！
先生方の話から安心をもらい、
好きなマンガに没頭するうちに…
Gペンって楽しい♪
じ〜〜っ
あれ？
いつの間にか異物感がなくなってる！
やった〜♪
3か月ほどが経っていた
将来は見えないしお母ちゃんの病気もある
結局、ストレスを抱え続ける人生だから——
「長時間のパソコン作業は頭痛につながるのでやらない」…みたいに、
工夫してやっていこう！
目が弱点です

# ストレスと上手に付き合おう

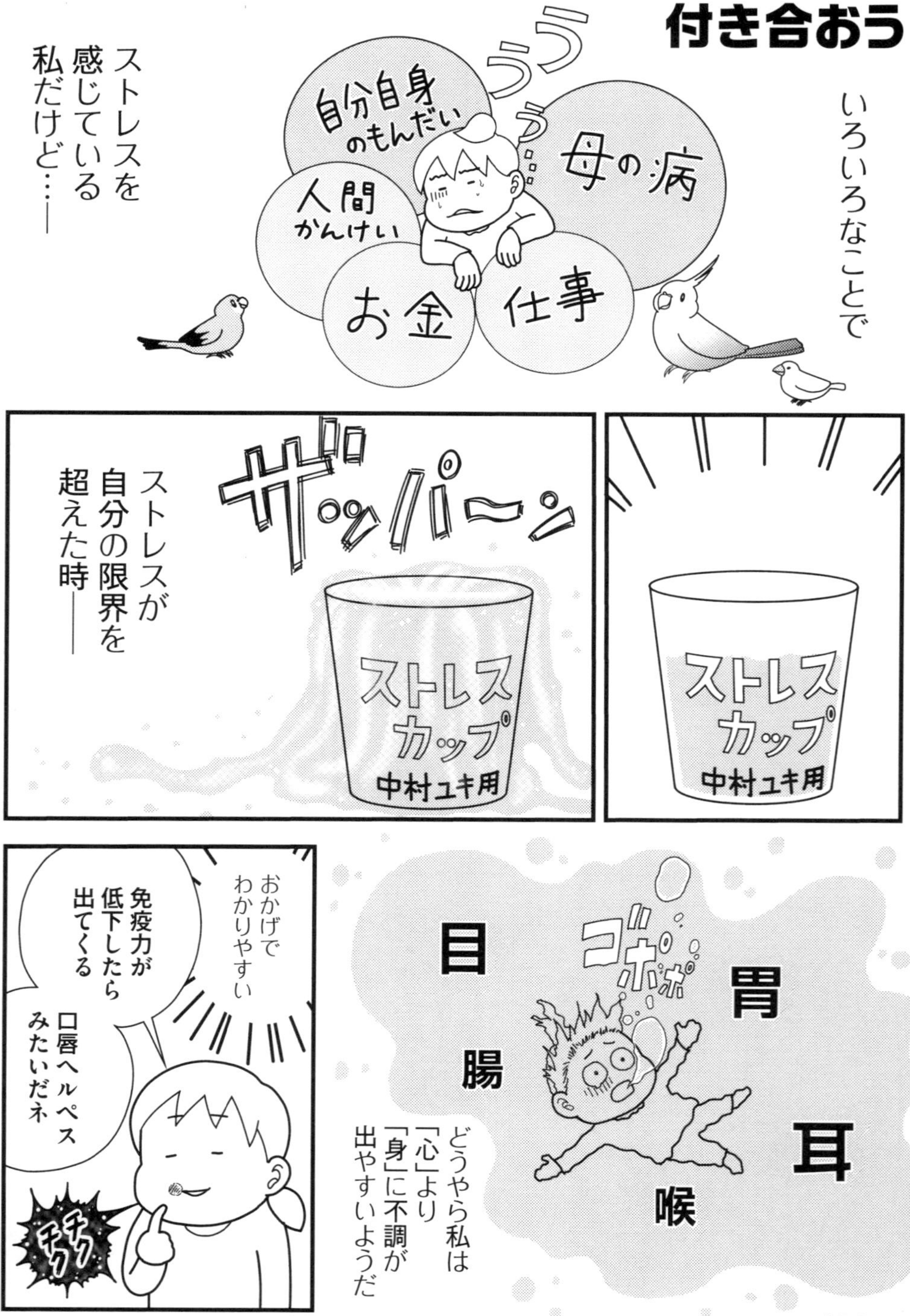
うう
う
自分自身のもんだい
母の病
人間かんけい
お金
仕事
いろいろなことで
ストレスを感じている私だけど……——
ストレスカップ
中村ユキ用
ストレスが自分の限界を超えた時——
ザッパーン
ストレスカップ
中村ユキ用
ゴボボ
目
胃
腸
耳
喉
どうやら私は「心」より「身」に不調が出やすいようだ
おかげでわかりやすい
免疫力が低下したら出てくる
口唇ヘルペスみたいだネ
チクチク

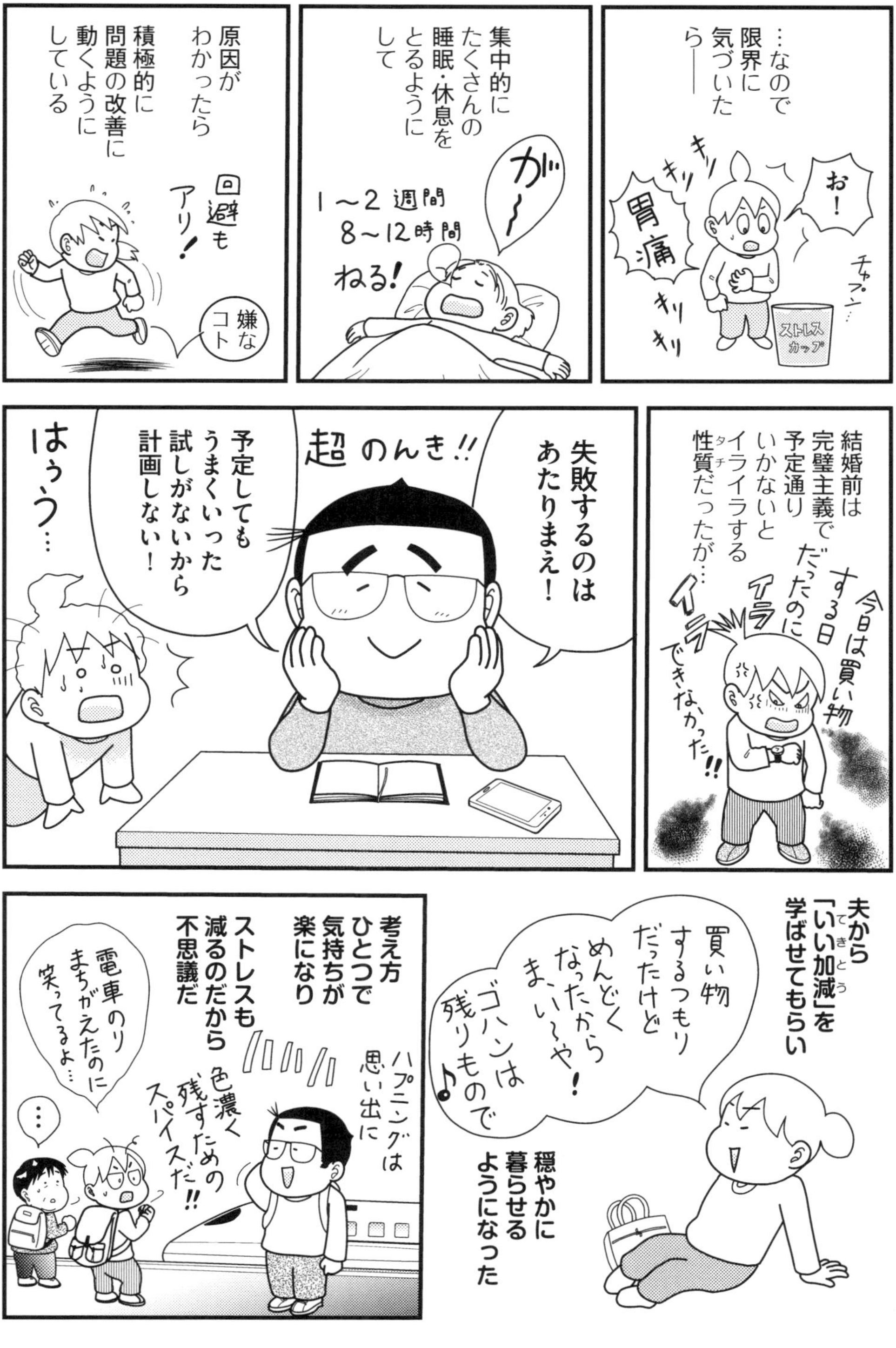

…なので限界に気づいたら——
お!
キリキリ
胃痛
キリキリ
チャプン…
ストレスカップ
集中的にたくさんの睡眠・休息をとるようにして
が〜
1〜2週間 8〜12時間 ねる!
原因がわかったら積極的に問題の改善に動くようにしている
回避もアリ!
嫌なコト
結婚前は完璧主義で予定通りいかないとイライラする性質《タチ》だったが…
今日は買い物する日だったのに
イラ イラ
できなかった!!
失敗するのはあたりまえ!
超のんき!!
予定してもうまくいった試しがないから計画しない!
はぅう…
夫から「いい加減《てきとう》」を学ばせてもらい
買い物するつもりだったけどめんどくなったからま、い〜や! ゴハンは残りもので♪
穏やかに暮らせるようになった
考え方ひとつで気持ちが楽になりストレスも減るのだから不思議だ
ハプニングは思い出に色濃く残すためのスパイスだ!!
電車のりまちがえたのに笑ってるよ…
…

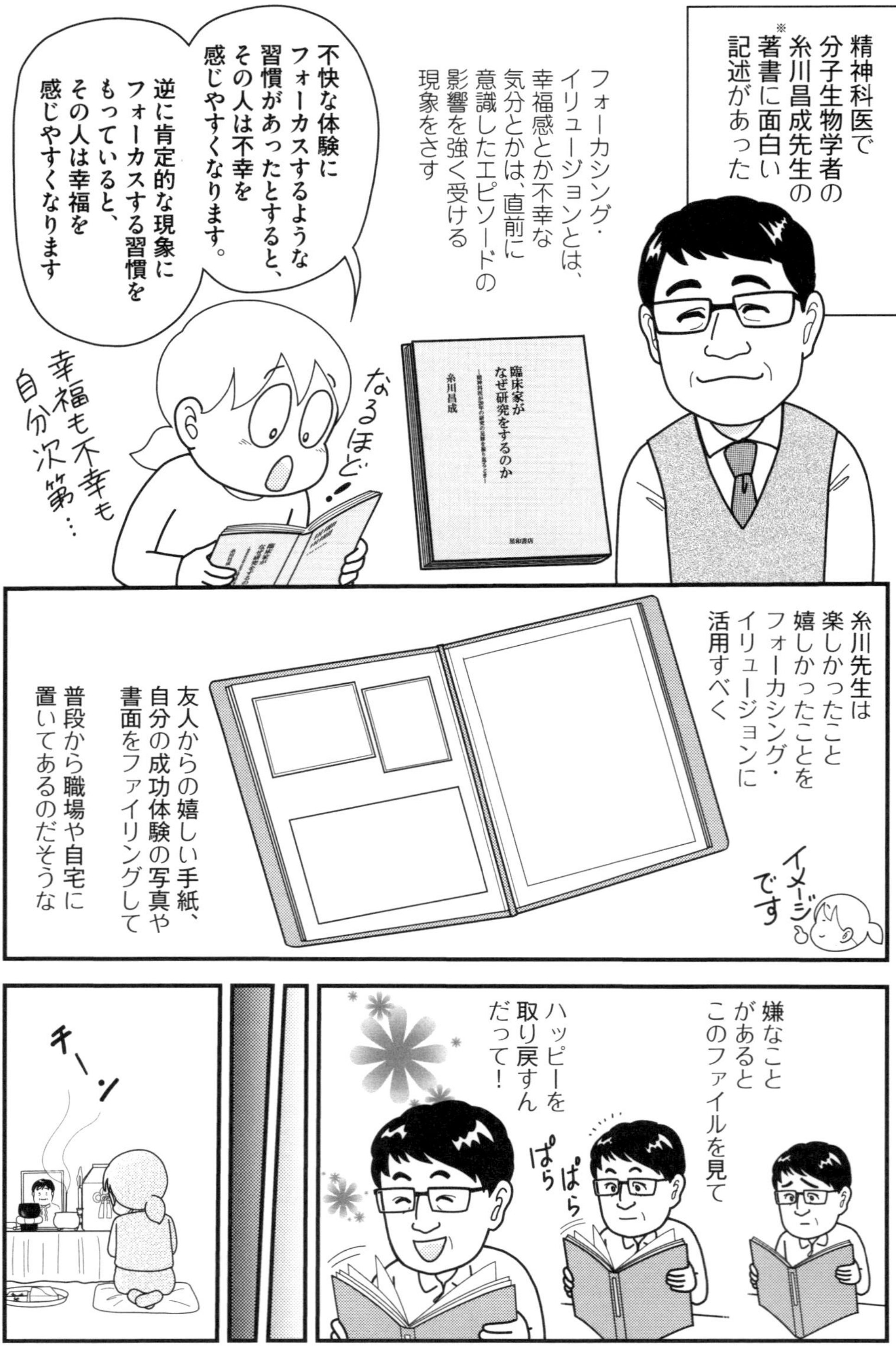
精神科医で
分子生物学者の
糸川昌成先生の
※著書に面白い
記述があった
フォーカシング・イリュージョンとは、幸福感とか不幸な気分とかは、直前に意識したエピソードの影響を強く受ける現象をさす
不快な体験にフォーカスするような習慣があったとすると、その人は不幸を感じやすくなります。
逆に肯定的な現象にフォーカスする習慣をもっていると、その人は幸福を感じやすくなります
臨床家がなぜ研究をするのか
糸川昌成
星和書店
なるほど…
幸福も不幸も自分次第…
糸川先生は楽しかったこと嬉しかったことをフォーカシング・イリュージョンに活用すべく
友人からの嬉しい手紙、自分の成功体験の写真や書面をファイリングして普段から職場や自宅に置いてあるのだそうな
イメージです
嫌なことがあるとこのファイルを見て
ぱらぱら
ハッピーを取り戻すんだって！
チーン

※『臨床家がなぜ研究をするのか――精神科医が20年の研究の足跡を振り返るとき』星和書店、123～124ページより一部抜粋・加筆修正

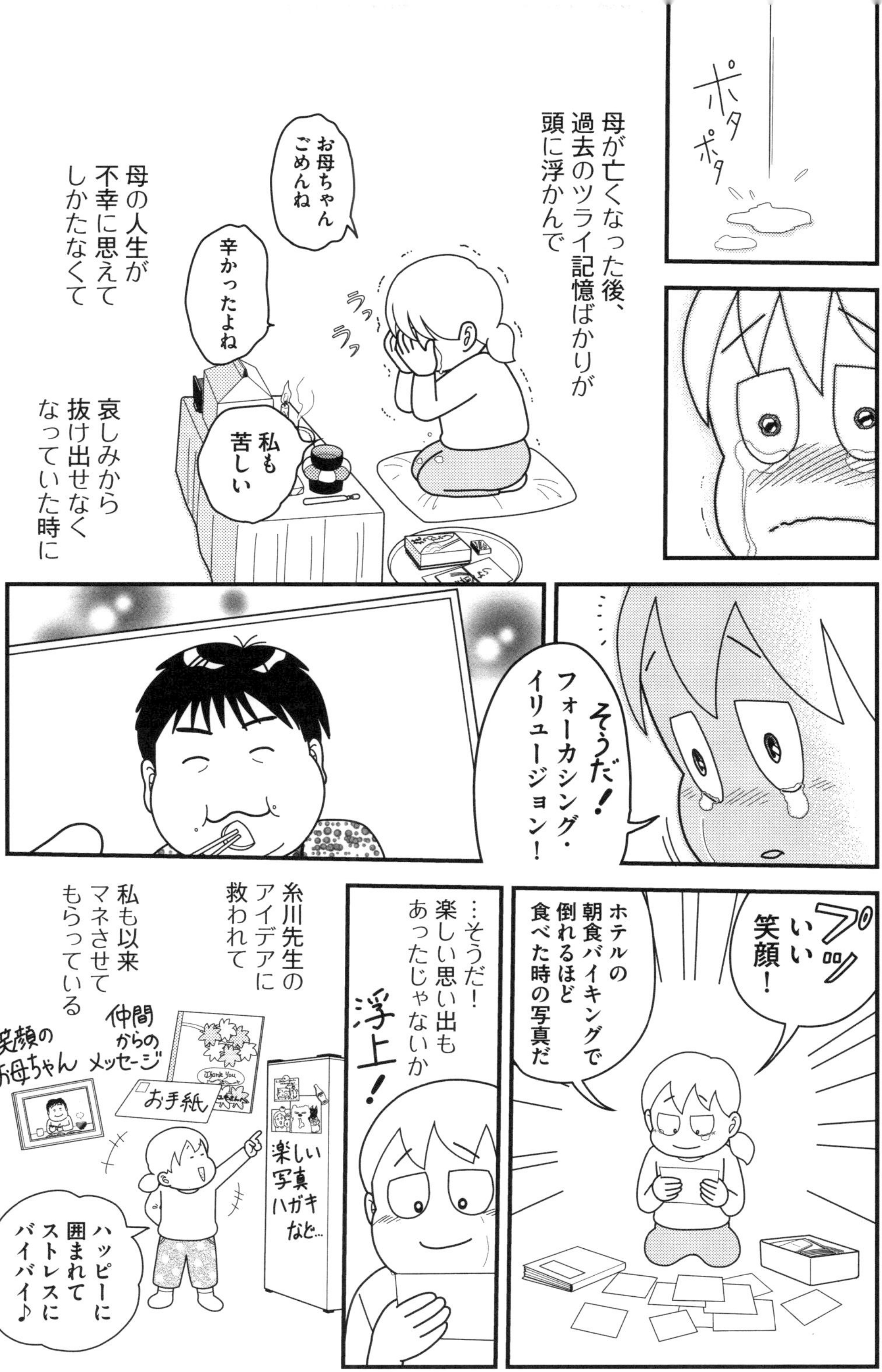
ポタ
ポタ
母が亡くなった後、過去のツライ記憶ばかりが頭に浮かんで
お母ちゃんごめんね
辛かったよね
ウゥ
ウゥ
私も苦しい
母の人生が不幸に思えてしかたなくて
哀しみから抜け出せなくなっていた時に
そうだ！
フォーカシング・イリュージョン！
プッ
いい笑顔！
ホテルの朝食バイキングで倒れるほど食べた時の写真だ
…そうだ！楽しい思い出もあったじゃないか
浮上！
糸川先生のアイデアに救われて
私も以来マネさせてもらっている
仲間からのメッセージ
笑顔のお母ちゃん
お手紙
Thank you
楽しい写真ハガキなど…
ハッピーに囲まれてストレスにバイバイ♪

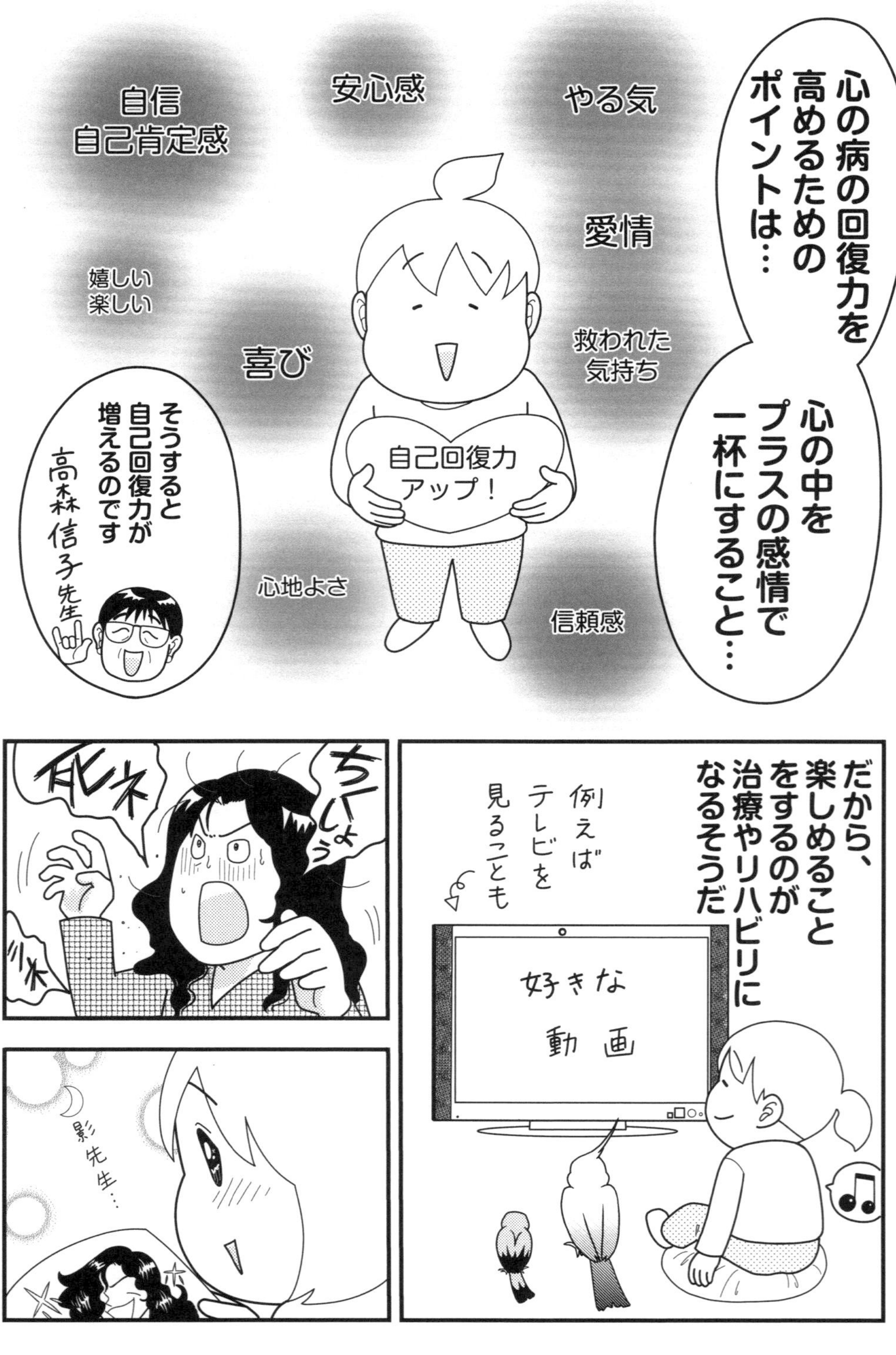
心の病の回復力を高めるためのポイントは…
心の中をプラスの感情で一杯にすること…
やる気
安心感
自信
自己肯定感
愛情
嬉しい
楽しい
救われた気持ち
喜び
自己回復力アップ！
心地よさ
信頼感
そうすると自己回復力が増えるのです
高森信子先生
だから、楽しめることをするのが治療やリハビリになるそうだ
例えばテレビを見ることも
好きな動画
ちくしょう
死ネ
影先生…

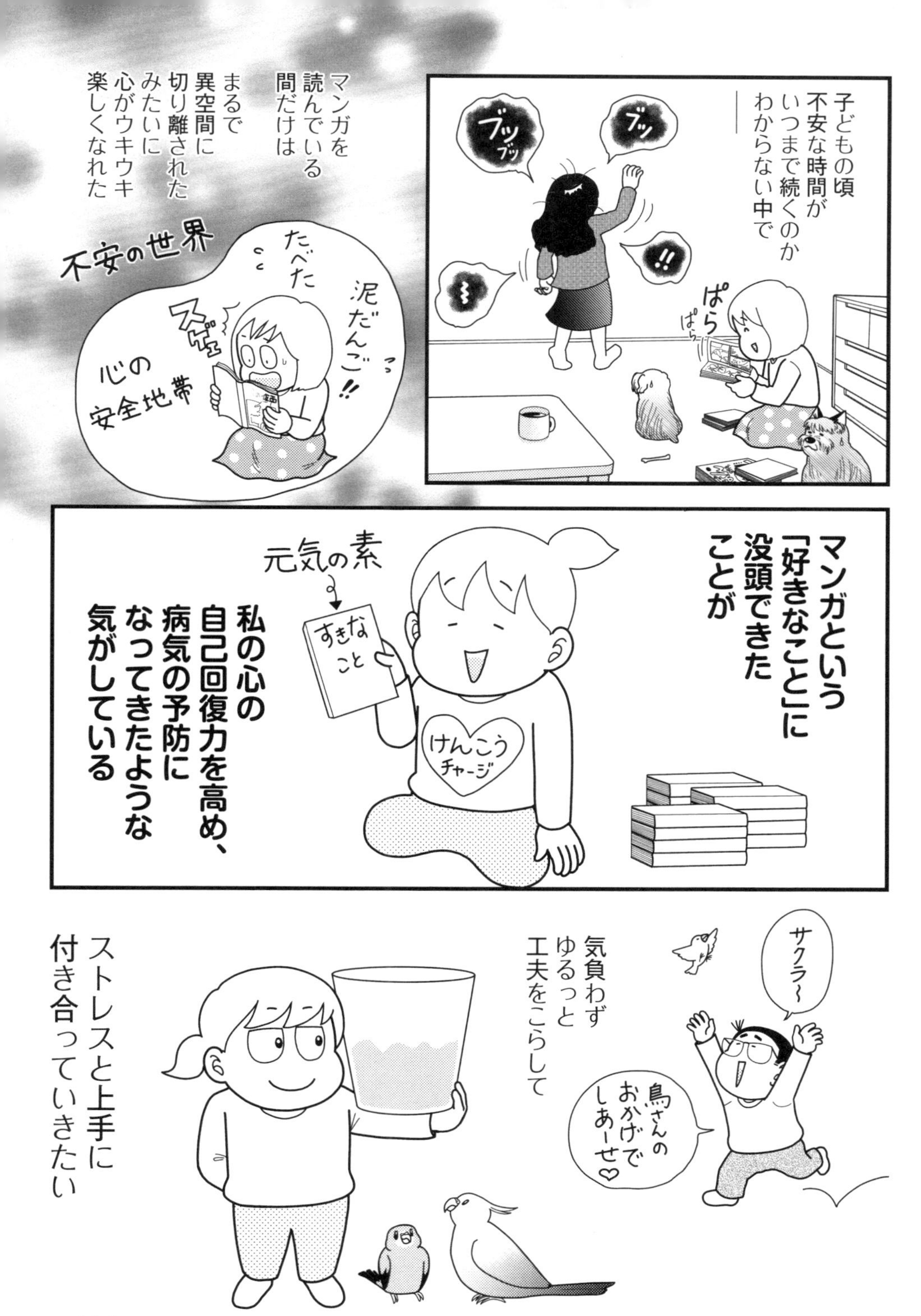
子どもの頃
不安な時間が
いつまで続くのか
わからない中で
ブツブツ
ブツ
!!
ぱら
ぱら
マンガを
読んでいる
間だけは
まるで
異空間に
切り離された
みたいに
心がウキウキ
楽しくなれた
不安の世界
泥だんご!!
たべた
ス
心の
安全地帯
マンガという
「好きなこと」に
没頭できた
ことが
私の心の
自己回復力を高め、
病気の予防に
なってきたような
気がしている
元気の素
すきなこと
けんこう
チャージ
サクラ〜
気負わず
ゆるっと
工夫をこらして
鳥さんの
おかげで
しあーせ♡
ストレスと上手に
付き合っていきたい

# わが家流
# 回避術

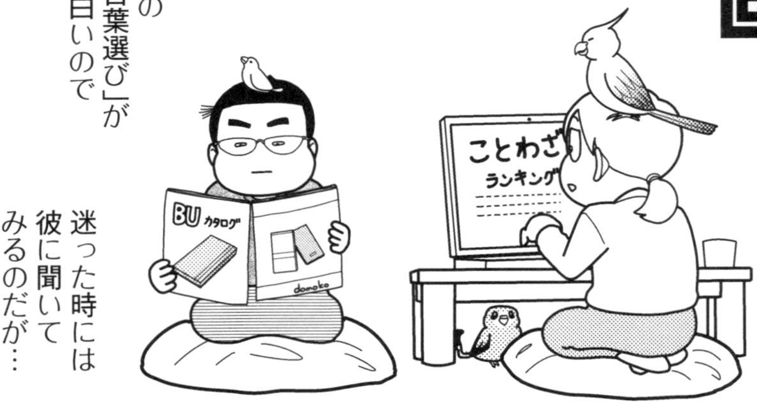
夫の「言葉選び」が面白いので
迷った時には彼に聞いてみるのだが…
ことわざ
ランキング
BU カタログ

**〈変換〉**

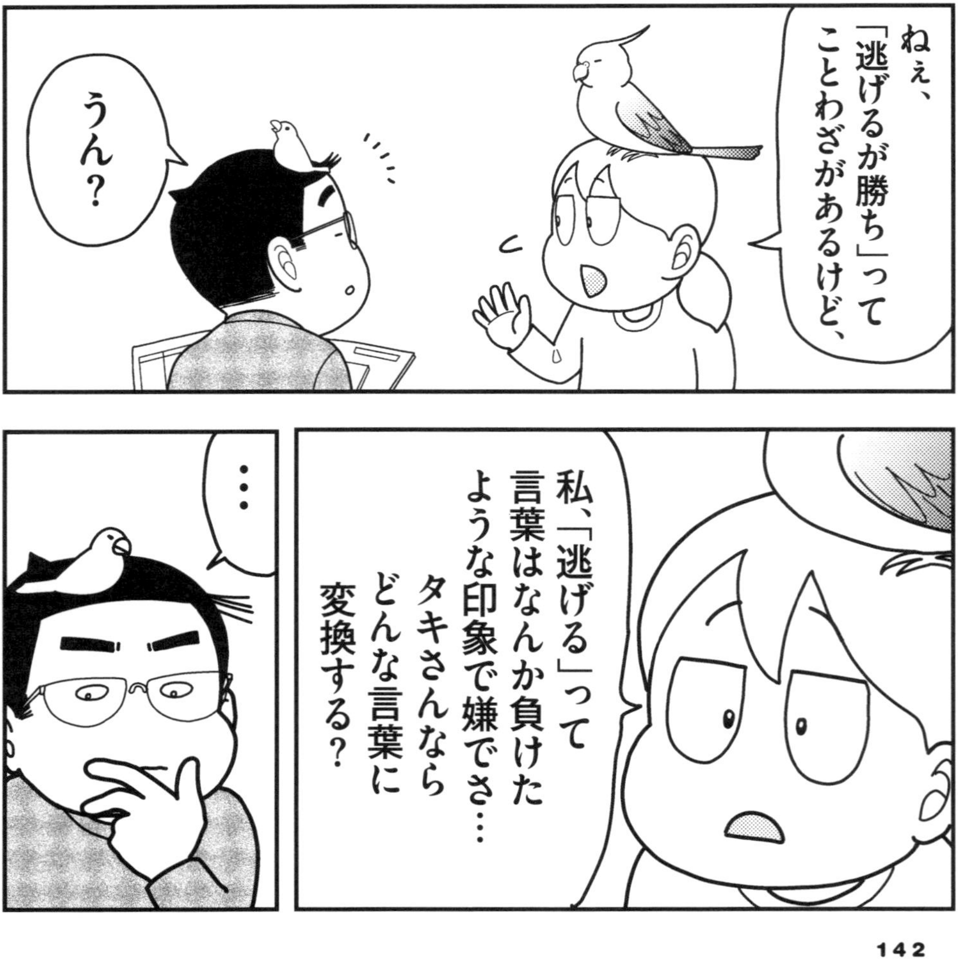
ねぇ、「逃げるが勝ち」ってことわざがあるけど、
うん？
私、「逃げる」って言葉はなんか負けたような印象で嫌でさ…タキさんならどんな言葉に変換する？
…

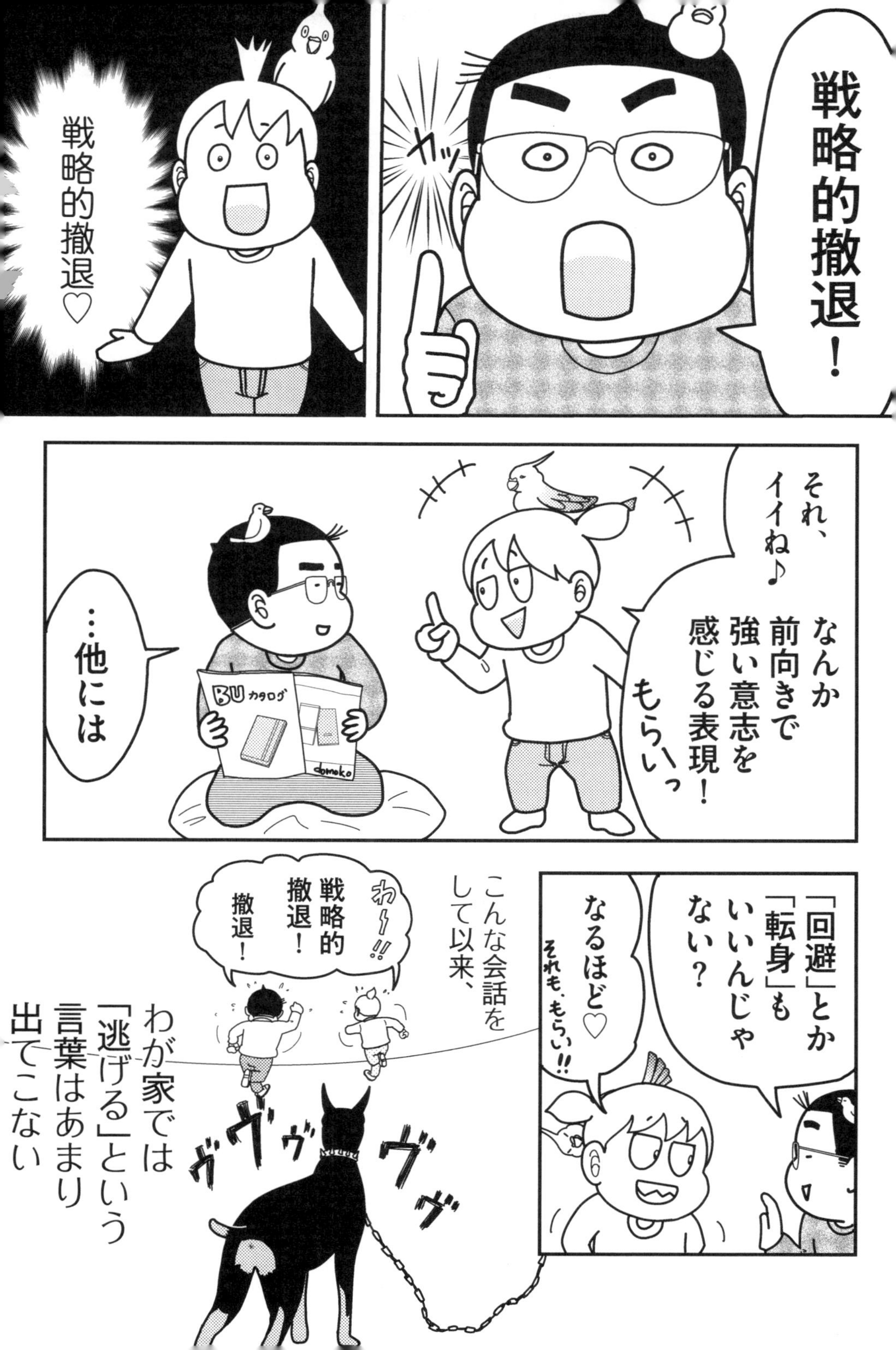
戦略的撤退！
カッ
戦略的撤退♡
それ、イイね♪
なんか前向きで強い意志を感じる表現！
もらいっ
…他には
BU カタログ
domoko
「回避」とか「転身」もいいんじゃない？
なるほど♡
それも、もらい!!
こんな会話をして以来、
わ〜!!
戦略的撤退！
撤退！
ヴヴヴヴヴ
わが家では「逃げる」という言葉はあまり出てこない

**〈回避術〉**

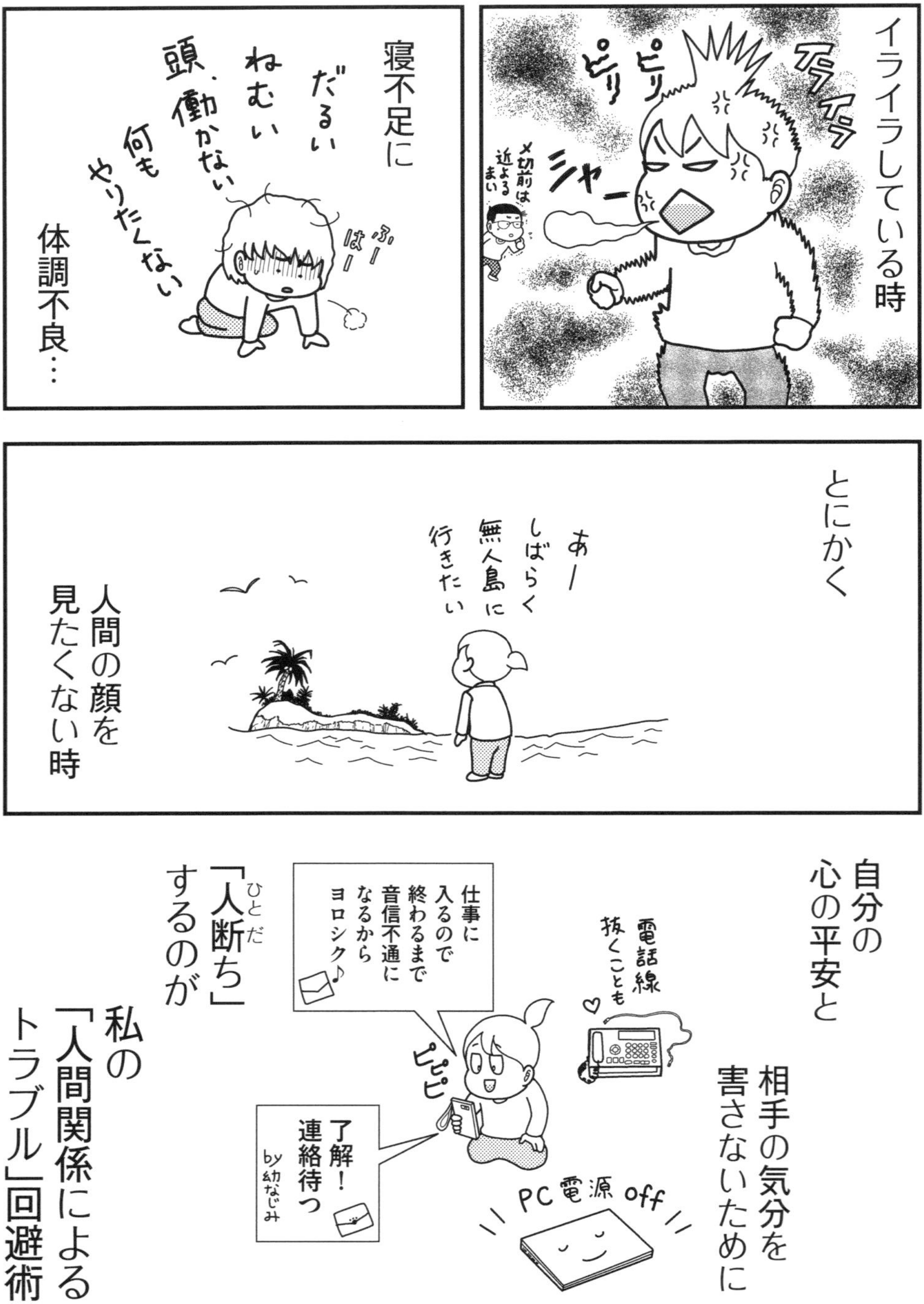

イライラしている時
イライラ
ピリピリ
シャー
〆切前は近よるまい
寝不足に
だるい
ねむい
頭、働かない
何もやりたくない
ふーはー
体調不良…
とにかく
あー しばらく無人島に行きたい
人間の顔を見たくない時
自分の心の平安と
相手の気分を害さないために
電話線抜くことも♡
仕事に入るので終わるまで音信不通になるからヨロシク♪
ピピピ
了解！連絡待つ by幼なじみ
PC電源 off
「人断《ひとだ》ち」するのが
私の「人間関係によるトラブル」回避術

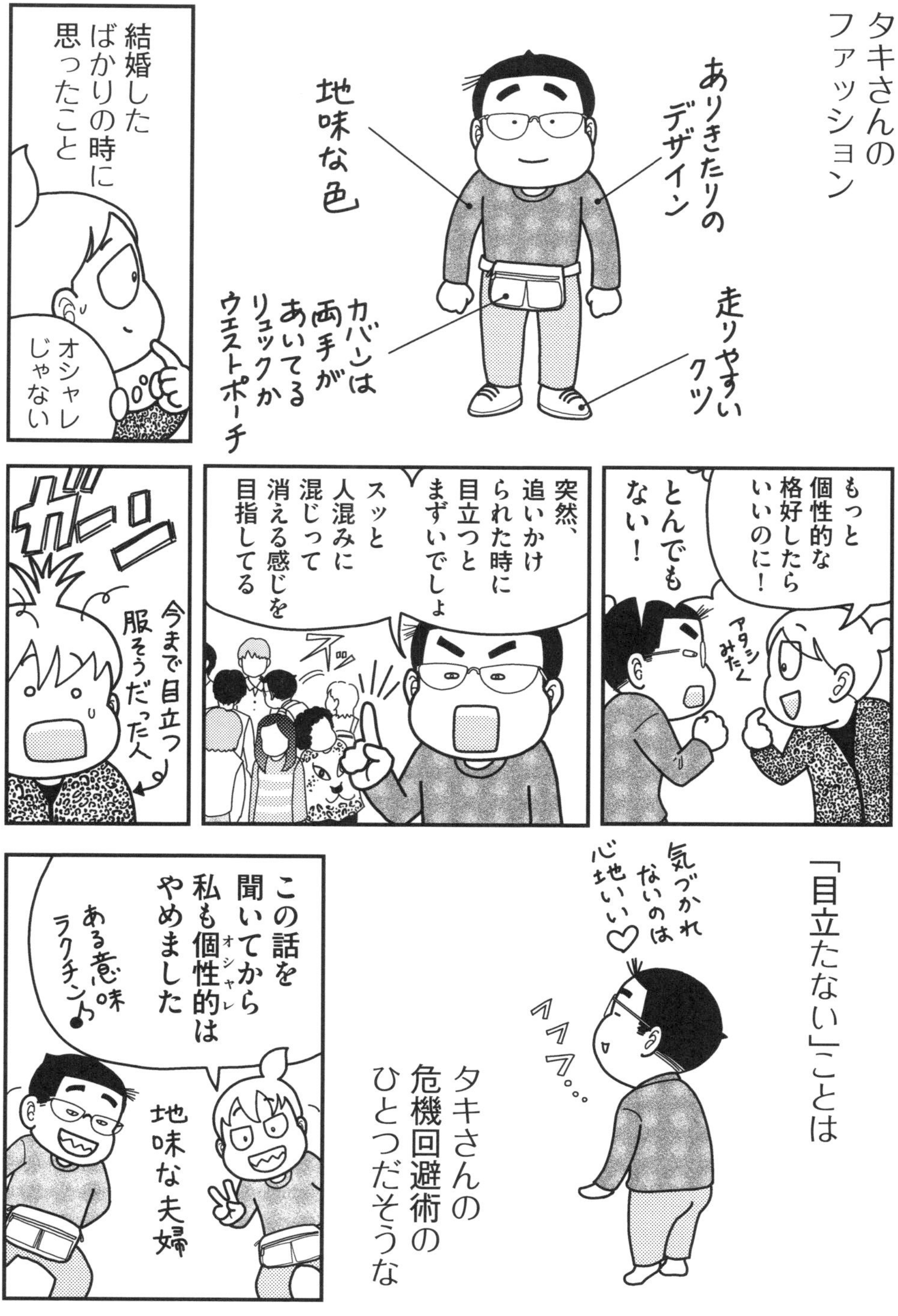
タキさんのファッション
ありきたりのデザイン
地味な色
走りやすいクツ
カバンは両手があいてるリュックかウエストポーチ
結婚したばかりの時に思ったこと
オシャレじゃない
もっと個性的な格好したらいいのに!
アタシみたく
とんでもない!
突然、追いかけられた時に目立つとまずいでしょ
スッと人混みに混じって消える感じを目指してる
スッ
ガーン
今まで目立つ服そうだった人
「目立たない」ことは
タキさんの危機回避術のひとつだそうな
気づかれないのは心地いい♡
フフフ…
この話を聞いてから私も個性的《オシャレ》はやめました
ある意味ラクチン♪
地味な夫婦

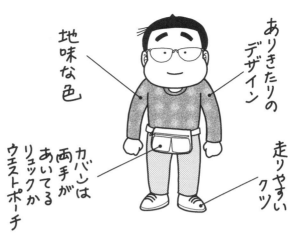

# 毎日が
# 高森デー

高森信子先生は1989年より地域作業所、保健所のデイケア、家族会などでSST（ソーシャル・スキル・トレーニング：対人関係や服薬・症状をうまく管理しながら、生活の質を上げる工夫をする練習）を教えるためのリーダーをされています。

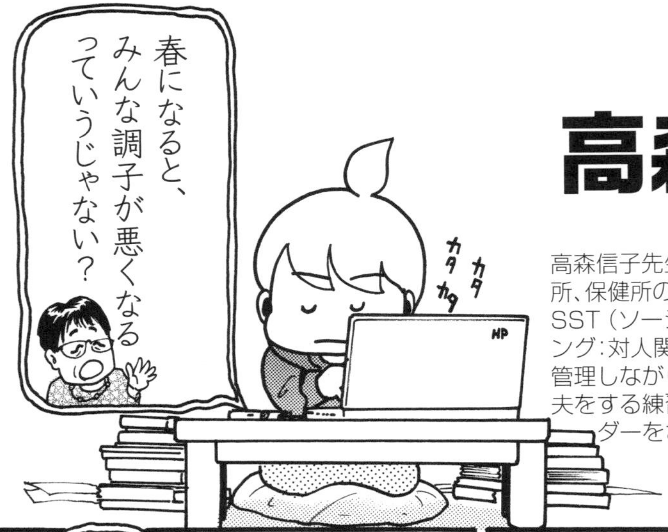
春になると、みんな調子が悪くなるっていうじゃない？
カタ カタ カタ
HP

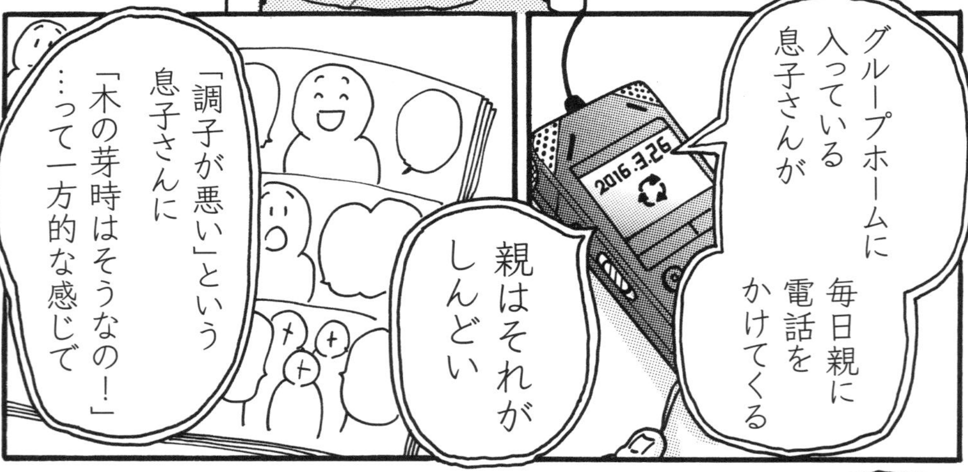
グループホームに入っている息子さんが
毎日親に電話をかけてくる
2016.3.26
親はそれがしんどい
「調子が悪い」という息子さんに「木の芽時はそうなの！」…って一方的な感じで

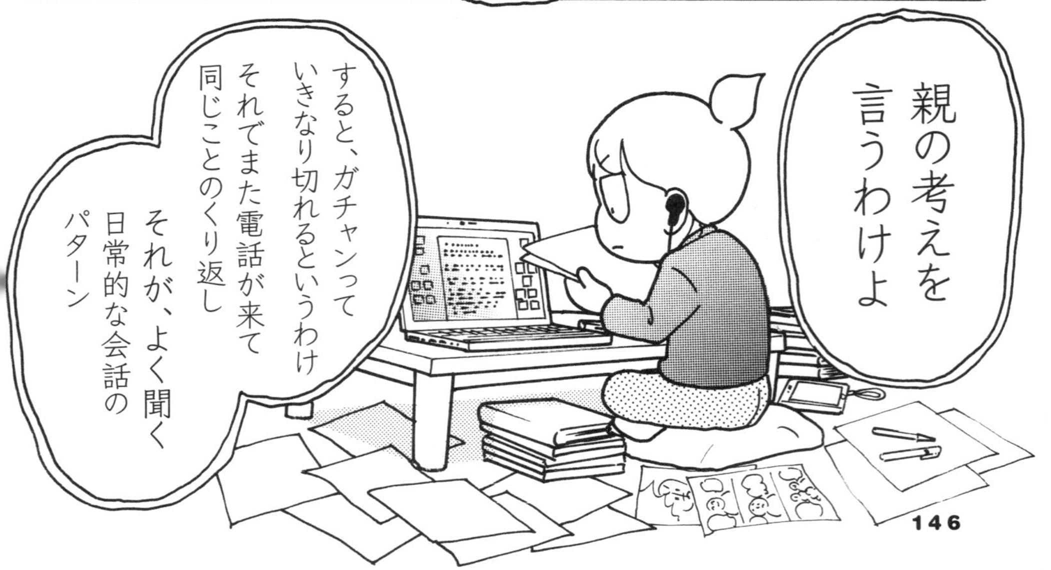
親の考えを言うわけよ
すると、ガチャンっていきなり切れるというわけ
それでまた電話が来て同じことのくり返し
それが、よく聞く日常的な会話のパターン

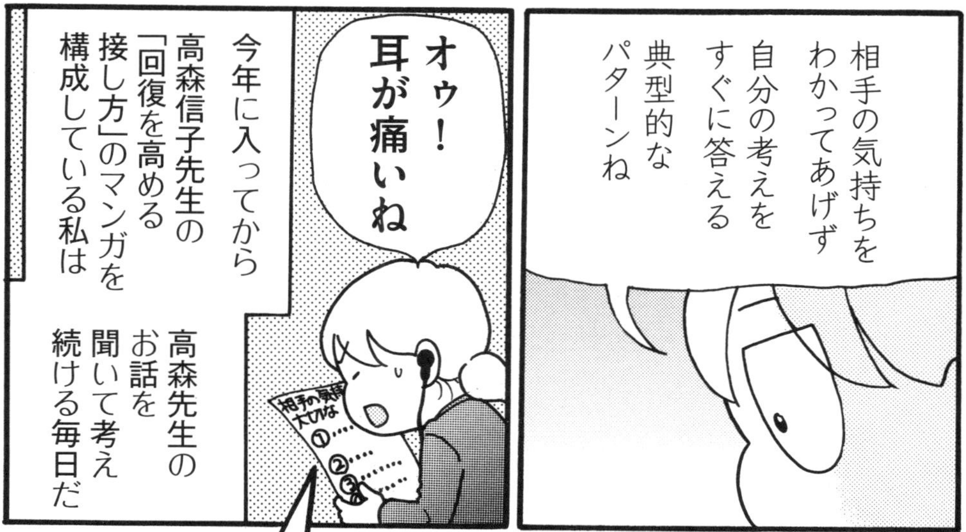

相手の気持ちを
わかってあげず
自分の考えを
すぐに答える
典型的な
パターンね
オゥ！
耳が痛いね
今年に入ってから
高森信子先生の
「回復を高める
接し方」のマンガを
構成している私は
高森先生の
お話を
聞いて考え
続ける毎日だ


## 相手の気持ちをわかるための大切なポイント

1. 関心表明

「あなたの話をきちんと聞こうと思っています」と示すこと

①視線を合わせる
②手を使って表現する
③身をのり出して話をする
④はっきりと大きな声で
⑤明るい表情
⑥話の内容が適切

2. 反復確認（相手の言葉をくり返す）
3. 話が具体的になるための質問
4. 共感の言葉　☆同意ではない
5. 自分の考え

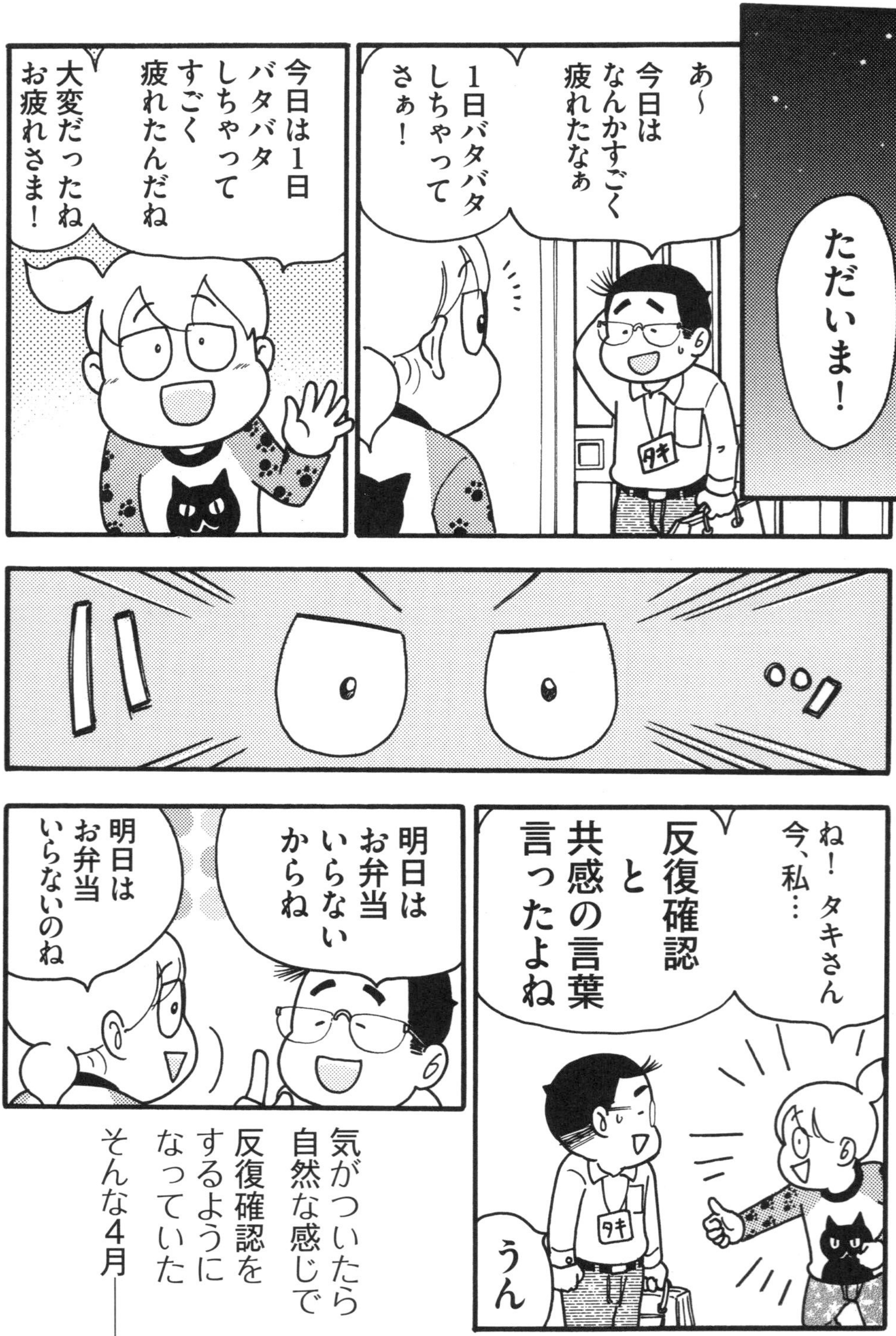

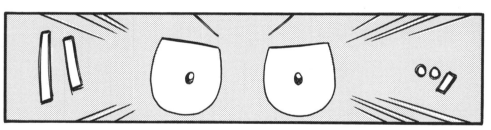


気がついたら自然な感じで反復確認をするようになっていたそんな4月——

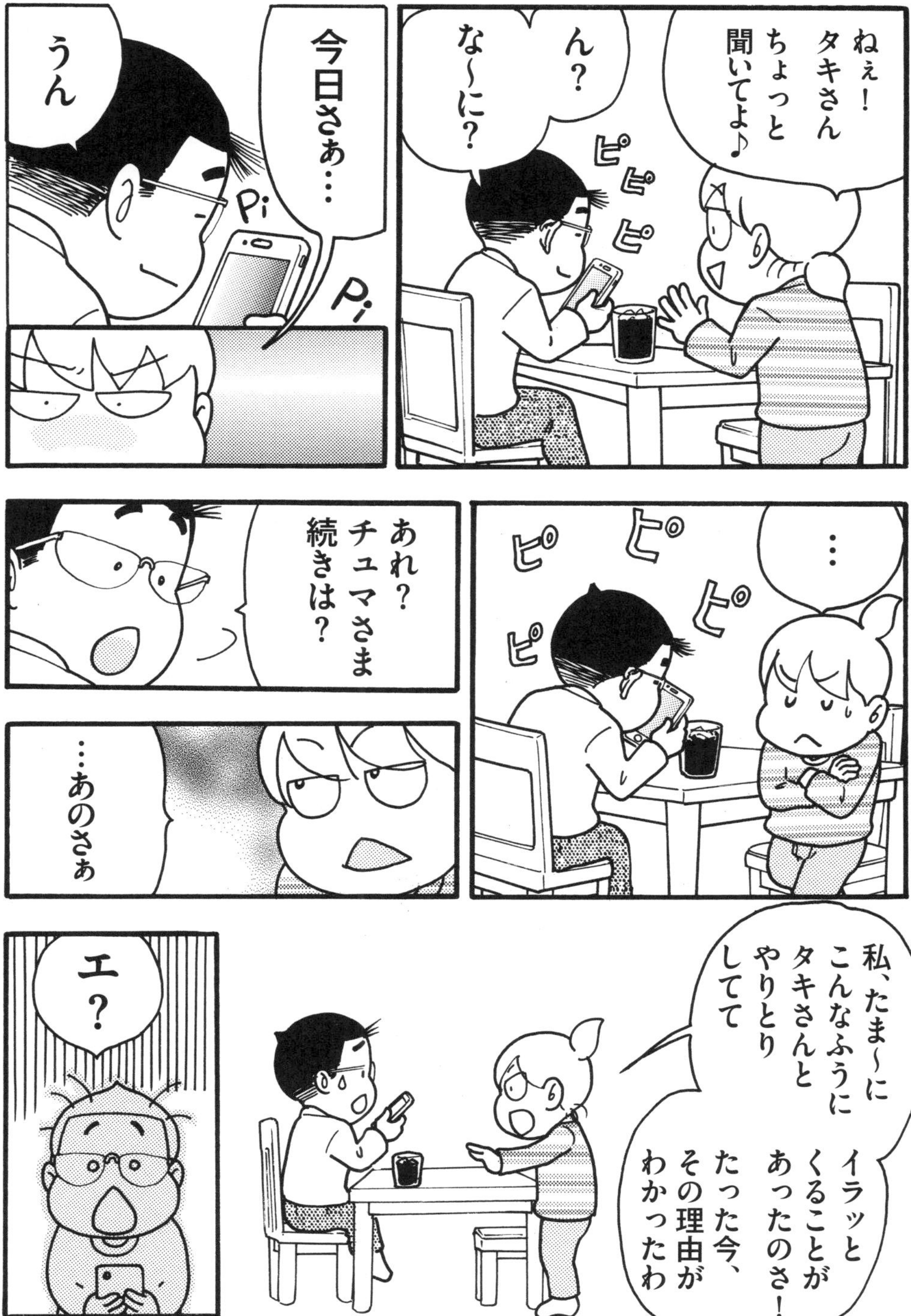
ねぇ！タキさんちょっと聞いてよ♪
ん？な〜に？
ピピピ
今日さぁ…
Pi
Pi
うん
…
ピ
ピ
ピ
ピ
あれ？チュマさま続きは？
…あのさぁ
私、たま〜にこんなふうにタキさんとやりとりしてて
イラッとくることがあったのさ！たった今、その理由がわかったわ
エ？

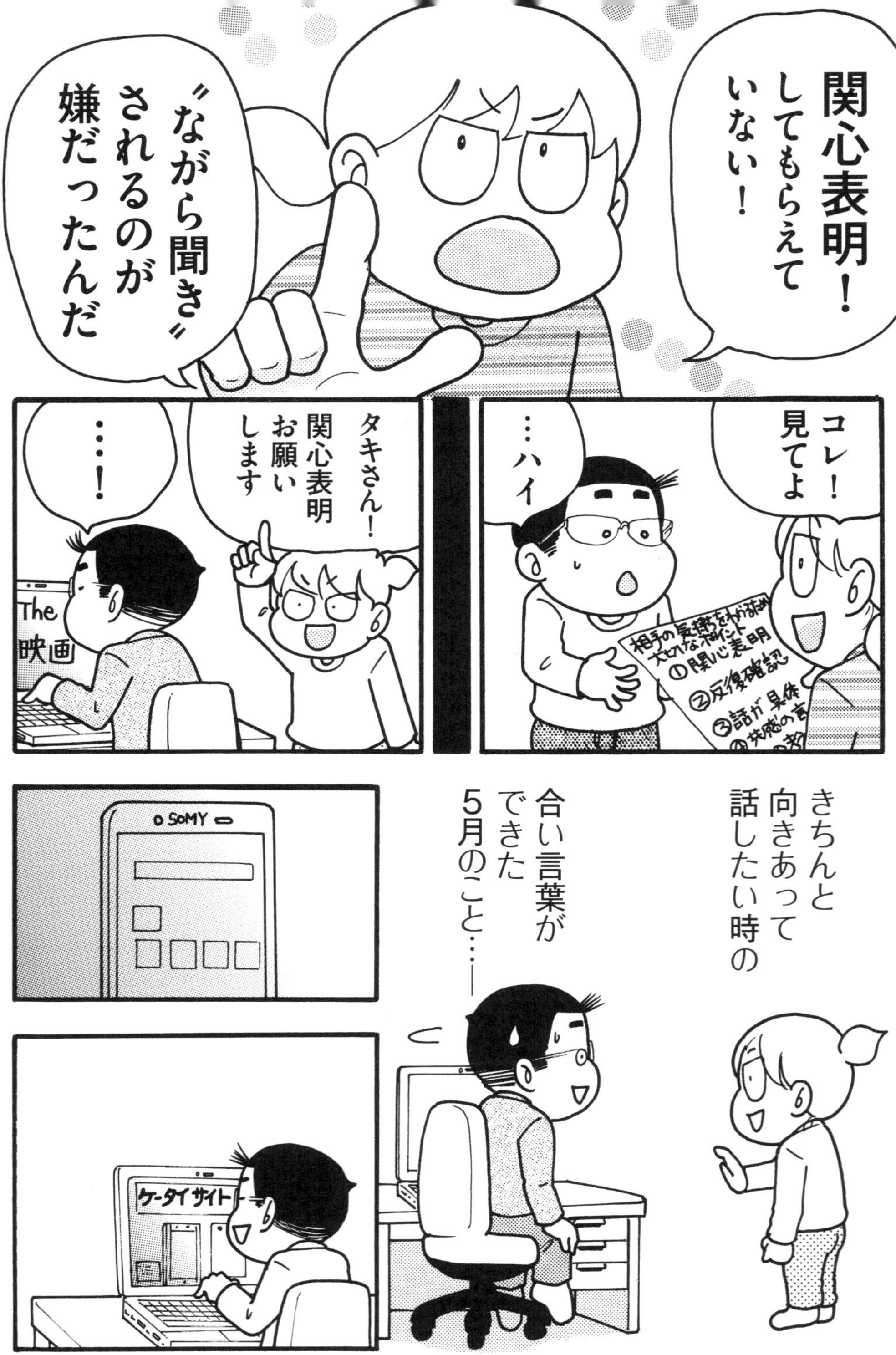

関心表明！
してもらえていない！
"ながら聞き"されるのが嫌だったんだ
コレ！見てよ
…ハイ
相手の気持ちをわかるための大切なポイント
①関心表明
②反復確認
③話が具体
④共感の言
タキさん！関心表明お願いします
…！
The映画
SOMY
きちんと向きあって話したい時の合い言葉ができた5月のこと…—
ケータイサイト

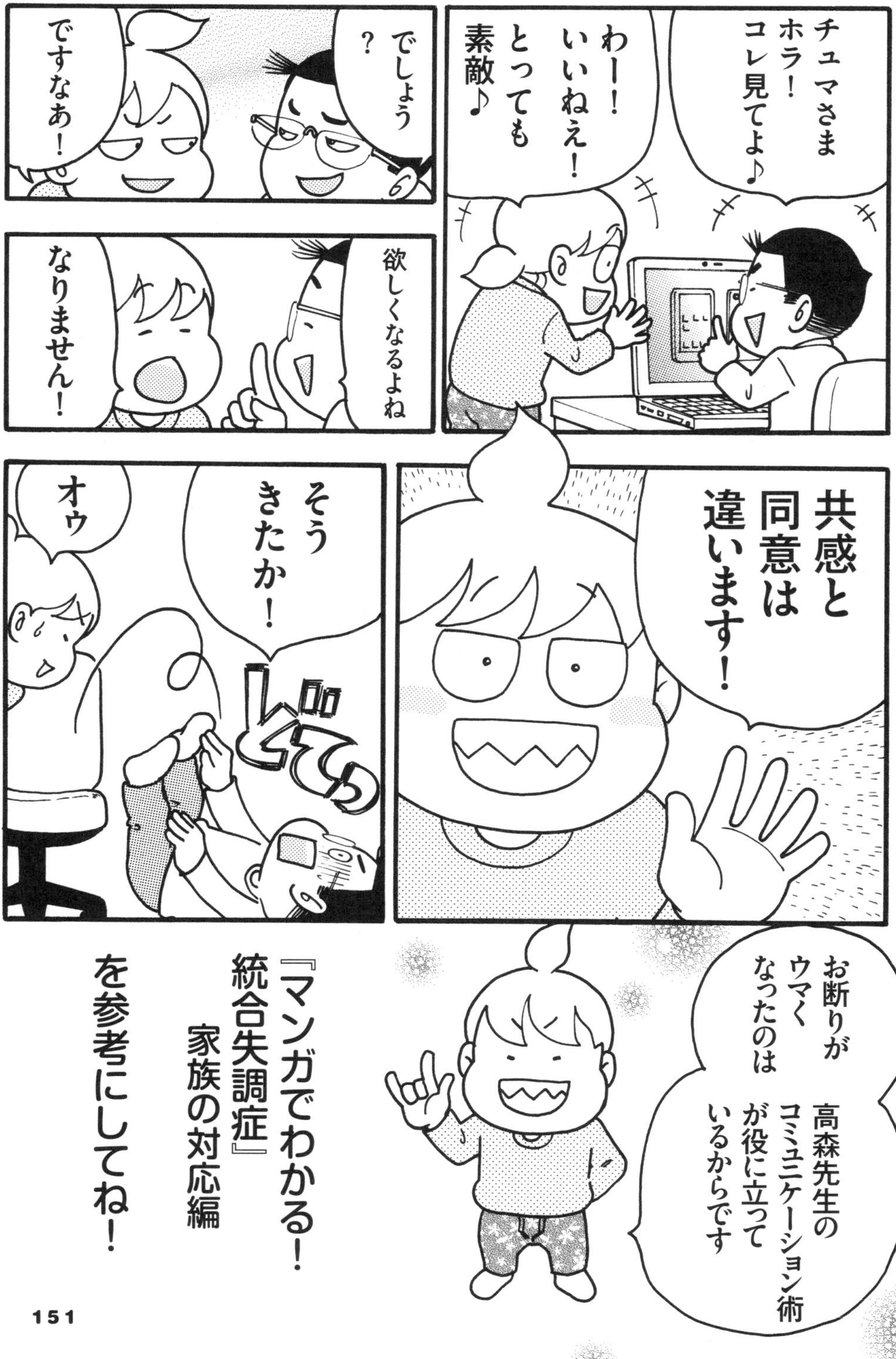
チュマさま
ホラ！
コレ見てよ♪
わー！
いいねえ！
とっても
素敵♪
でしょう？
ですなあ！
欲しくなるよね
なりません！
共感と
同意は
違います！
そう
きたか！
オウ
どてっ
お断りが
ウマく
なったのは
高森先生の
コミュニケーション術
が役に立って
いるからです
『マンガでわかる！
統合失調症』
家族の対応編
を参考にしてね！

# オシャレスイッチ

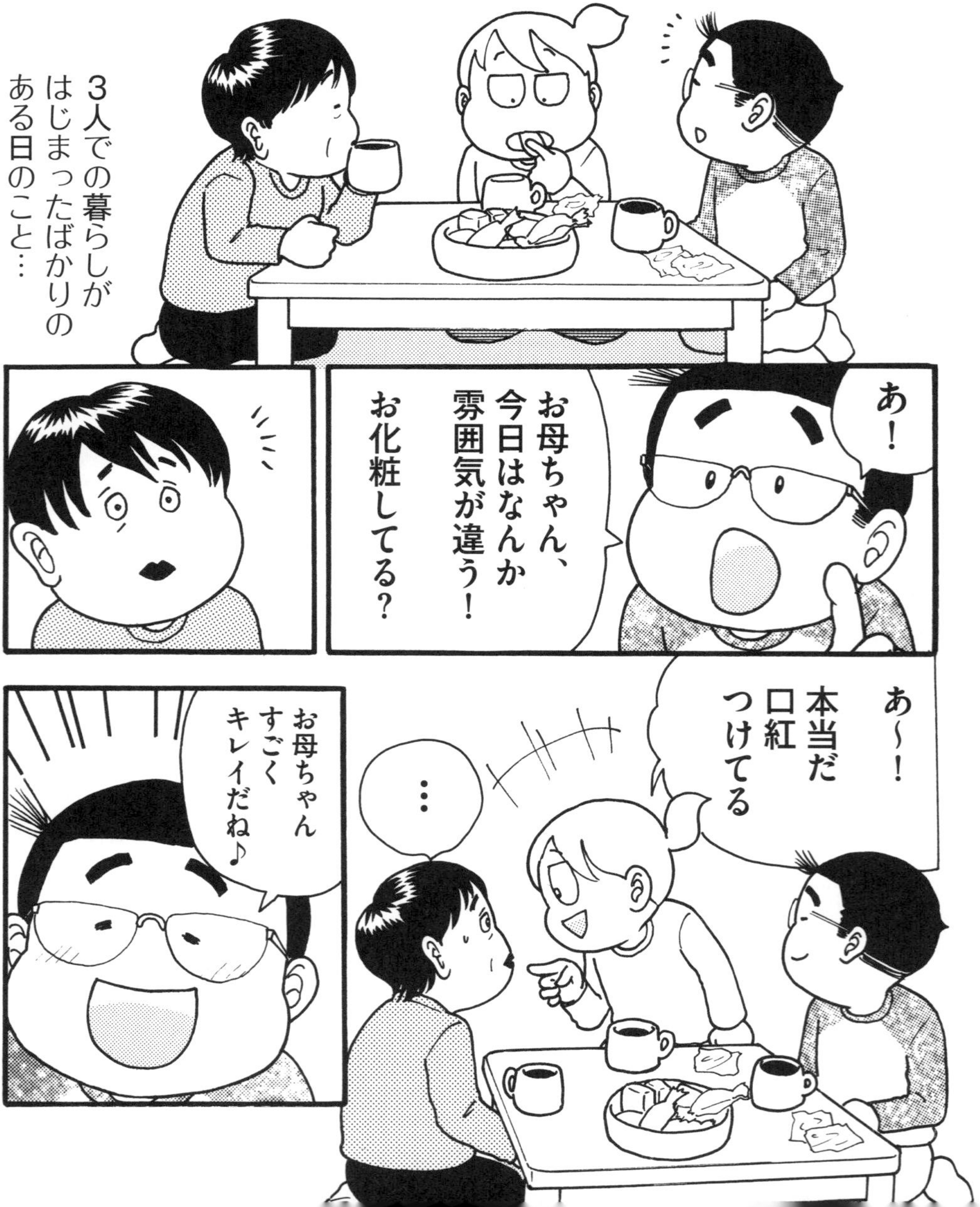
3人での暮らしが
はじまったばかりの
ある日のこと…
あ!
お母ちゃん、
今日はなんか
雰囲気が違う!
お化粧してる?
あ〜!
本当だ
口紅
つけてる
…
お母ちゃん
すごく
キレイだね♪

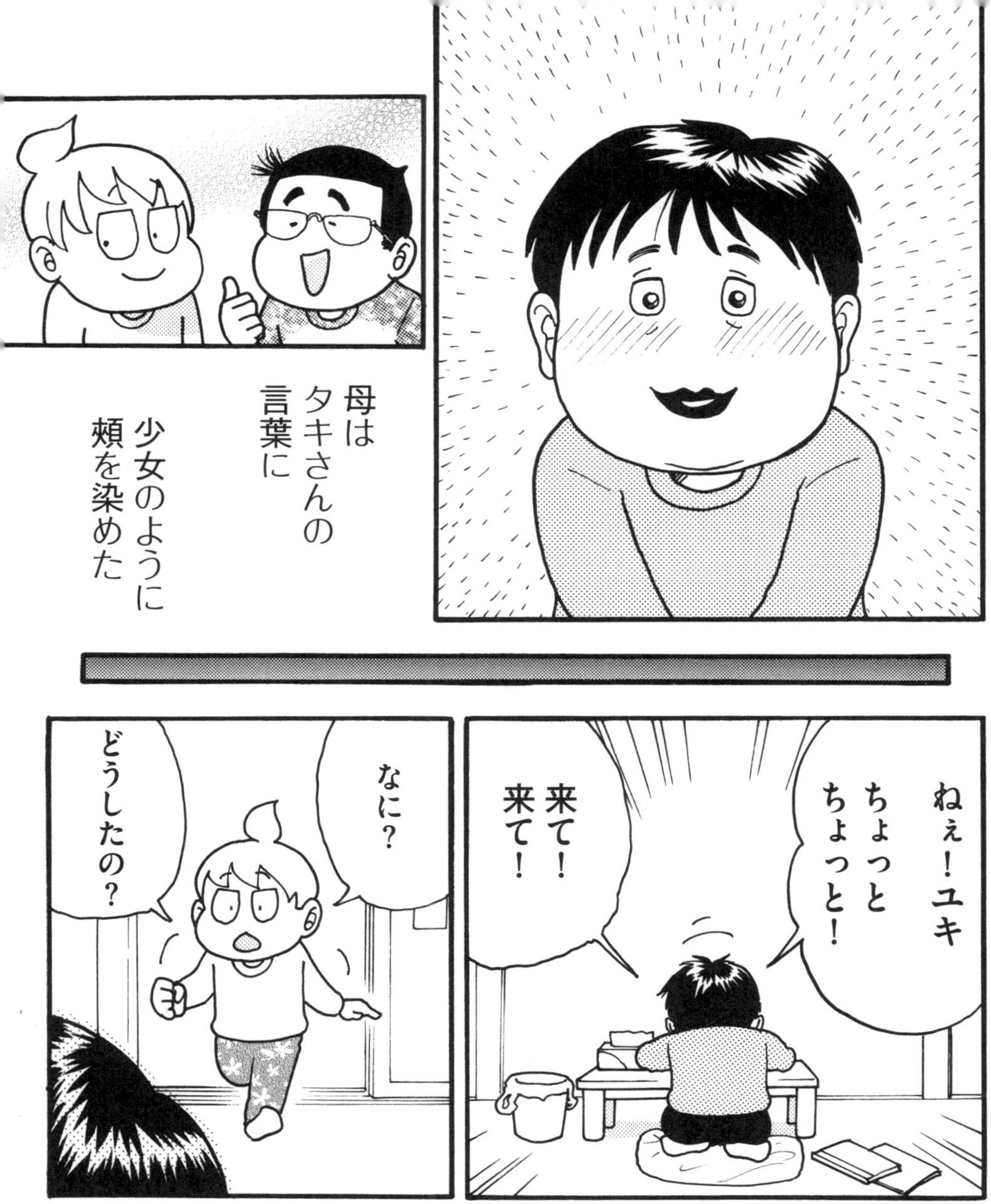
母は
タキさんの
言葉に
少女のように
頬を染めた
ねぇ！ユキ
ちょっと
ちょっと！
来て！
来て！
なに？
どうしたの？
くる

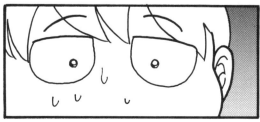

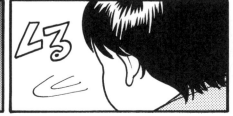

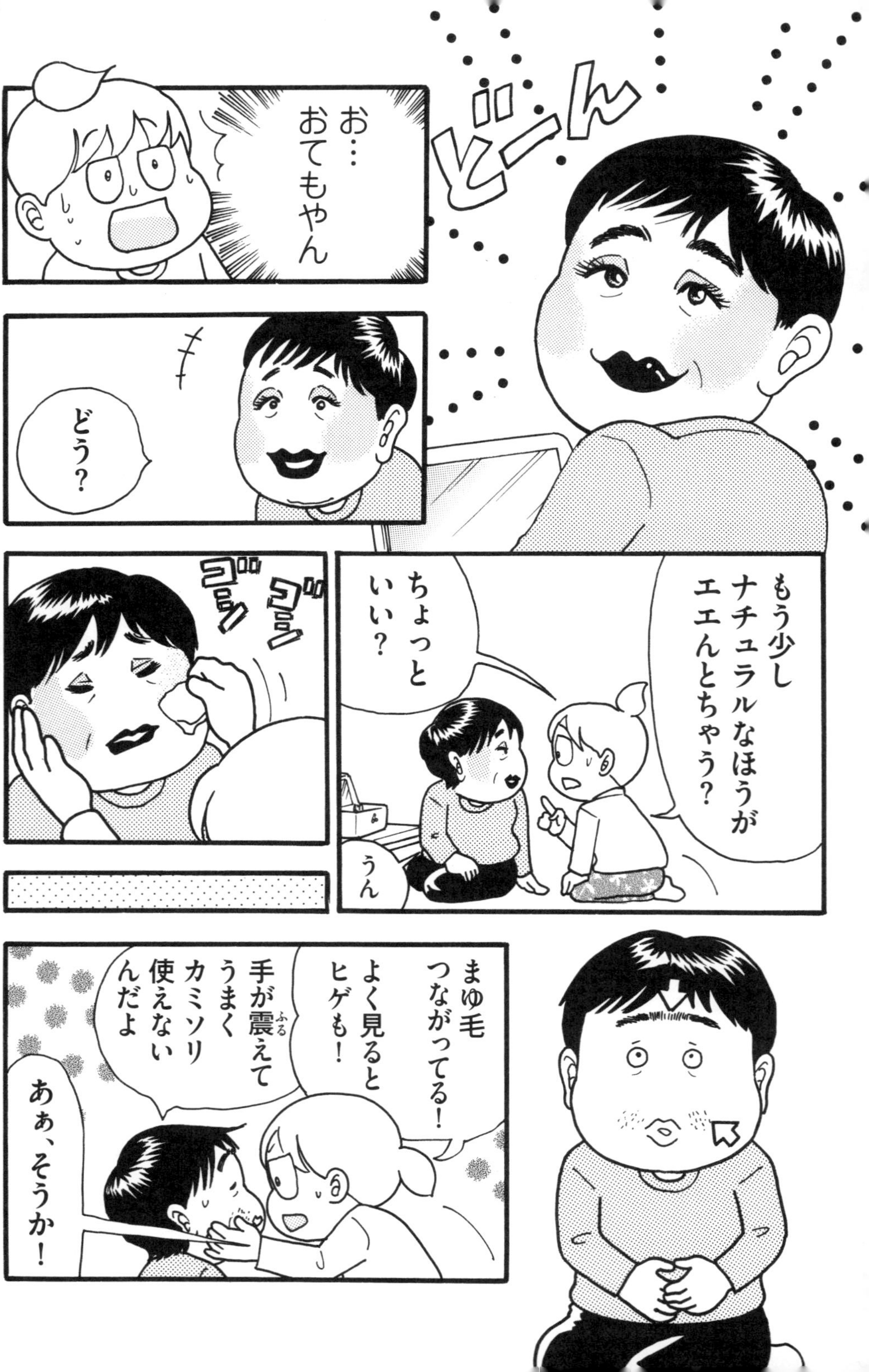
どーん
お…
おてもやん
どう?
もう少し
ナチュラルなほうが
エエんとちゃう?
ちょっと
いい?
うん
ゴシ
ゴシ
まゆ毛
つながってる!
よく見ると
ヒゲも!
手が震《ふる》えて
うまく
カミソリ
使えない
んだよ
あぁ、そうか!

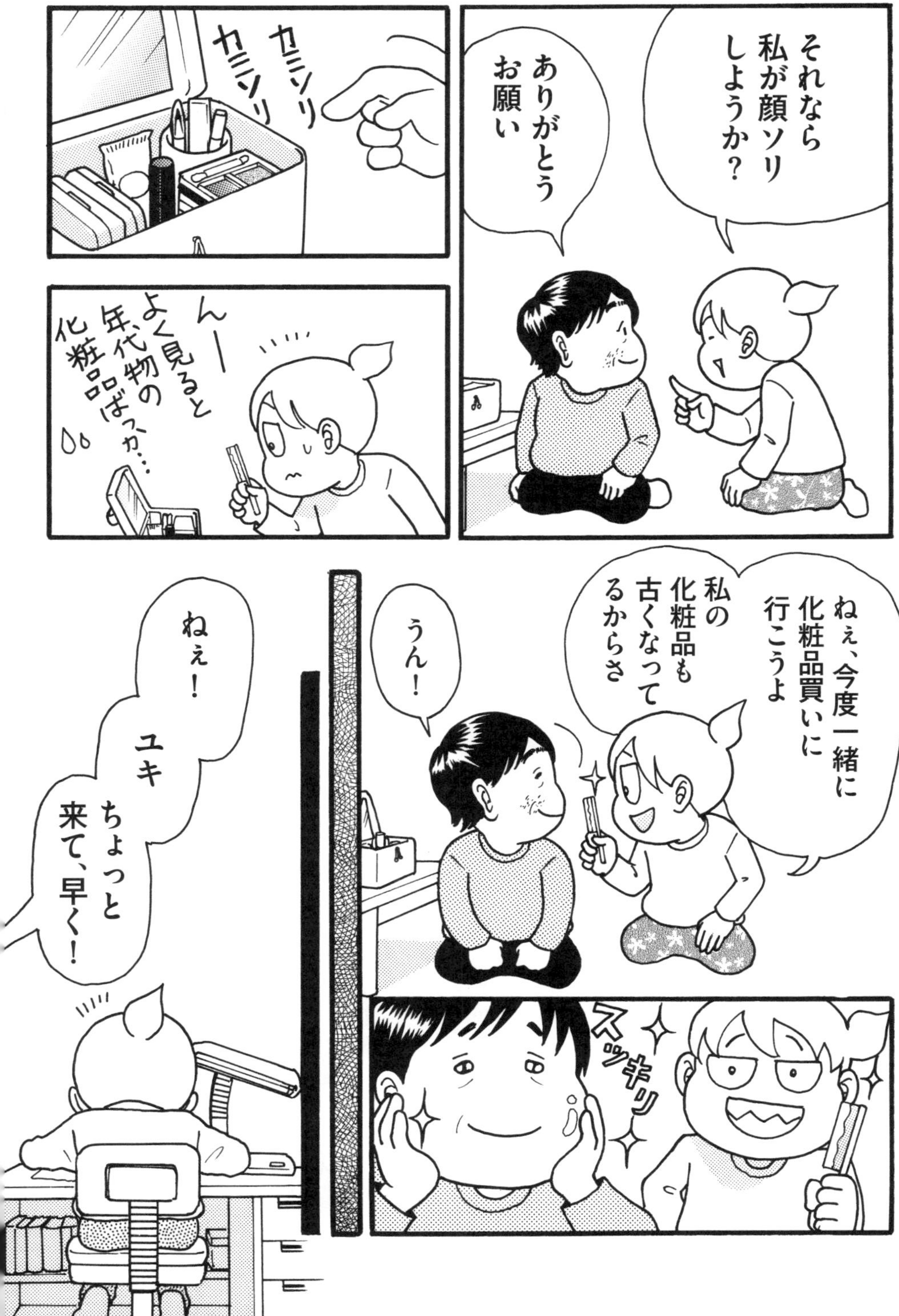
それなら
私が顔ソリ
しようか？
ありがとう
お願い
カミソリ
カミソリ
んー
よく見ると
年代物の
化粧品ばっカ…
ねぇ、今度一緒に
化粧品買いに
行こうよ
私の
化粧品も
古くなって
るからさ
うん！
スッキリ
ねぇ！
ユキ
ちょっと
来て、早く！

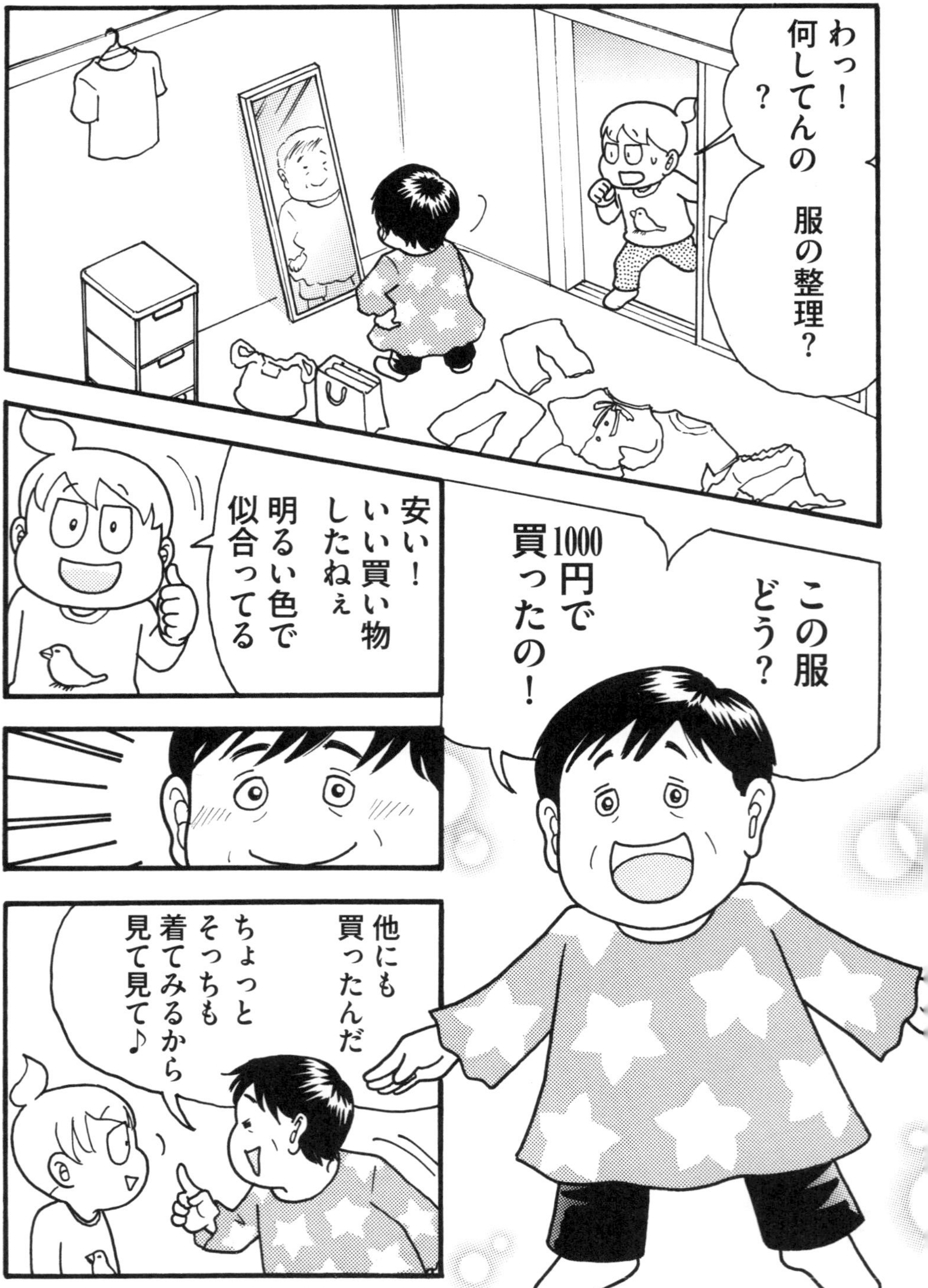
わっ！何してんの？
服の整理？
この服どう？
1000円で買ったの！
安い！いい買い物したねぇ明るい色で似合ってる
他にも買ったんだ
ちょっとそっちも着てみるから見て見て♪

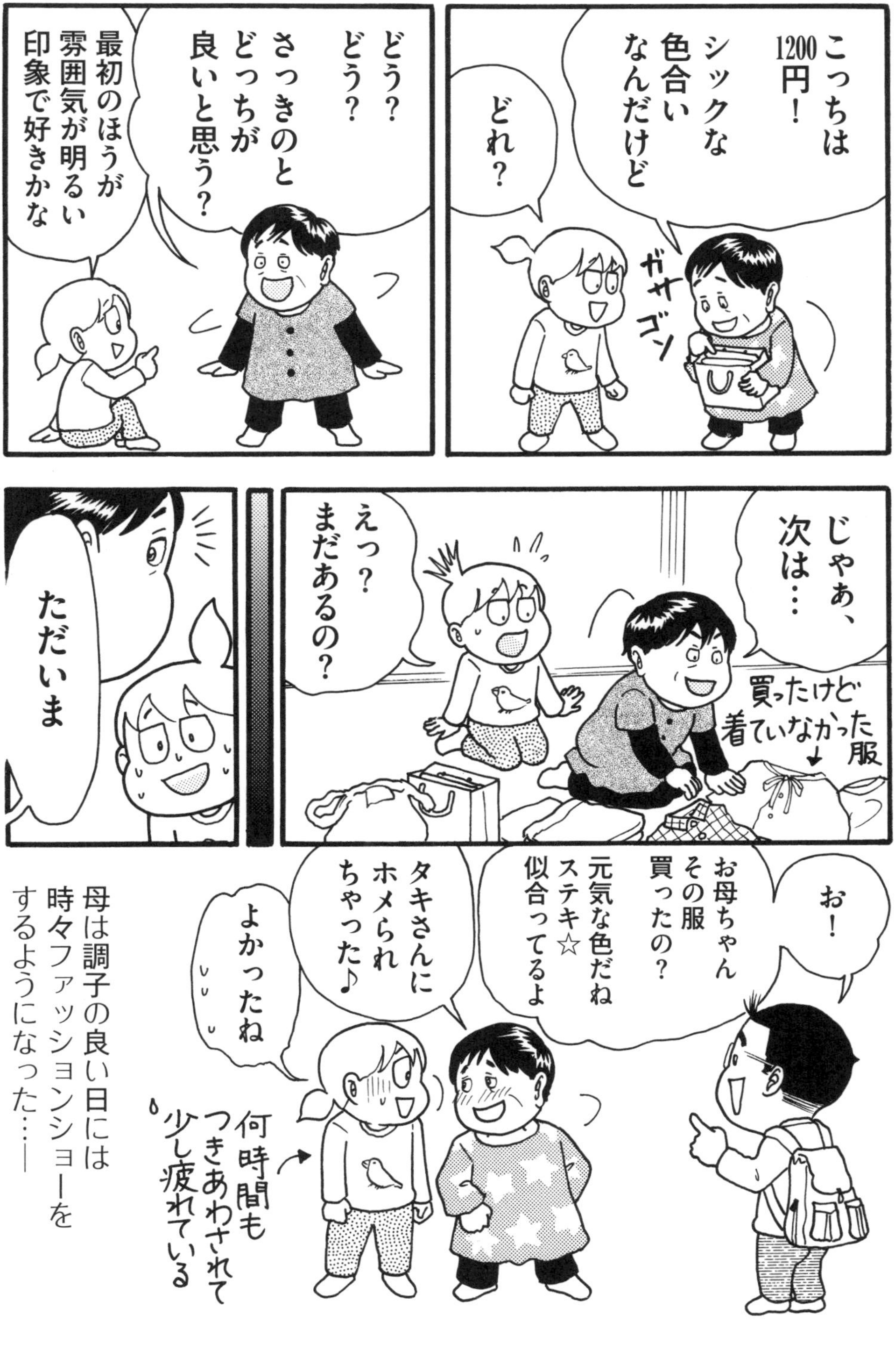

こっちは1200円！シックな色合いなんだけど
どれ？
ガサゴソ
どう？どう？さっきのとどっちが良いと思う？
最初のほうが雰囲気が明るい印象で好きかな
じゃあ、次は…
えっ？まだあるの？
買ったけど着ていなかった服
ただいま
お！
お母ちゃんその服買ったの？元気な色だねステキ☆似合ってるよ
タキさんにホメられちゃった♪
よかったね
何時間もつきあわされて少し疲れている
母は調子の良い日には時々ファッションショーをするようになった…—

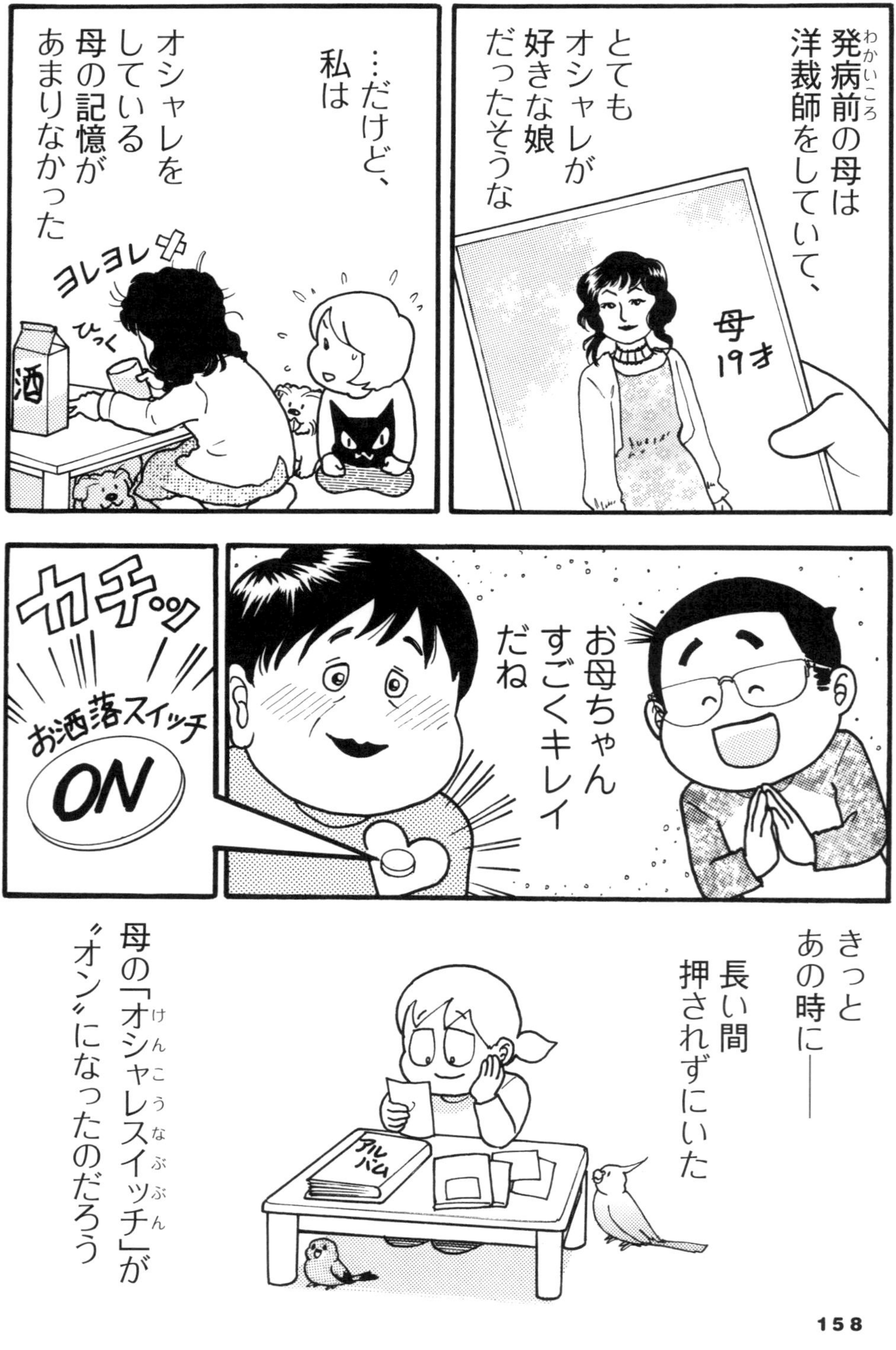
発病前《わかいころ》の母は洋裁師をしていて、
とてもオシャレが好きな娘だったそうな
母 19才
…だけど、私は
オシャレをしている母の記憶があまりなかった
ヨレヨレ
ひっく
酒
お母ちゃんすごくキレイだね
カチッ
お洒落スイッチ
ON
きっとあの時に――
長い間押されずにいた
母の「オシャレスイッチ《けんこうなぶぶん》」が“オン”になったのだろう
アルバム

# 10年後のご報告

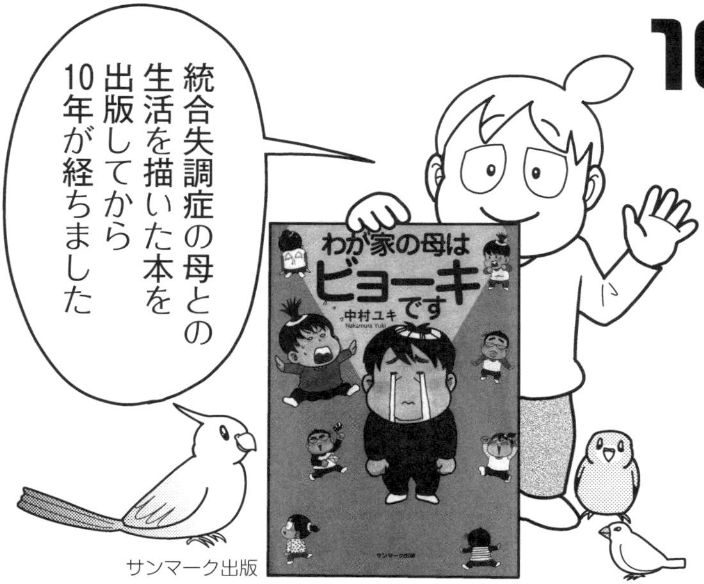
統合失調症の母との生活を描いた本を出版してから10年が経ちました
わが家の母はビョーキです
中村ユキ
Nakamura Yuki

サンマーク出版

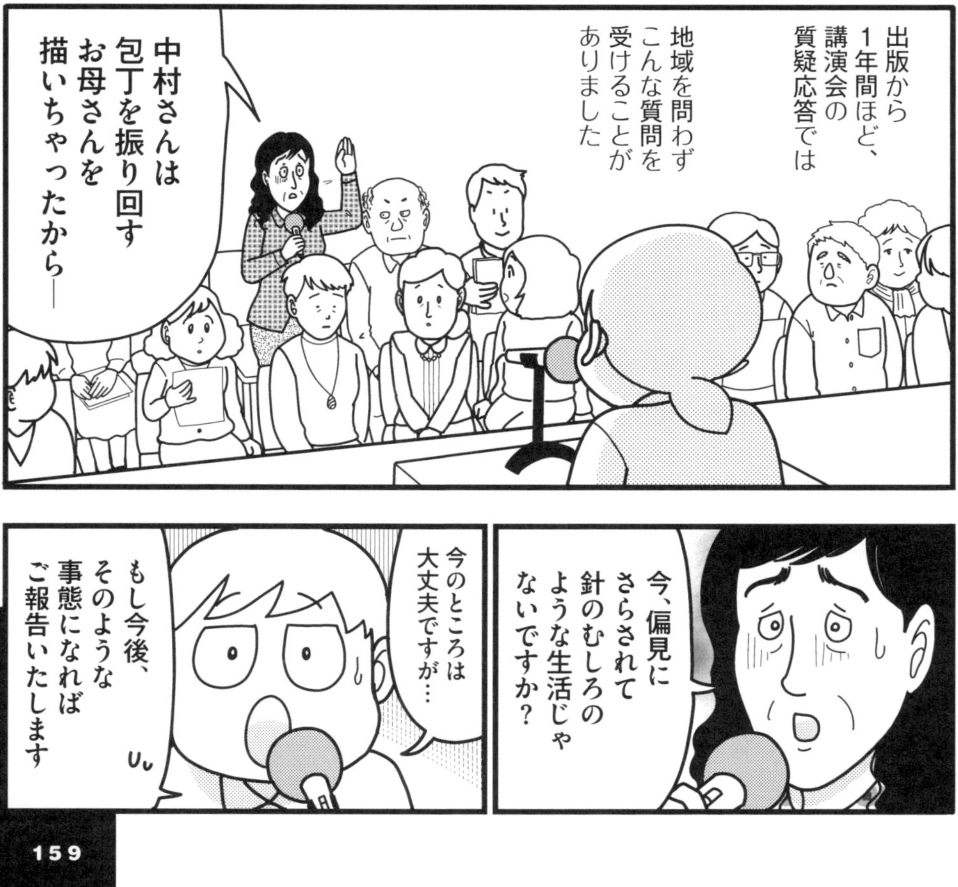
出版から1年間ほど、講演会の質疑応答では
地域を問わずこんな質問を受けることがありました
中村さんは包丁を振り回すお母さんを描いちゃったから——
今、偏見にさらされて針のむしろのような生活じゃないですか？
今のところは大丈夫ですが…
もし今後、そのような事態になればご報告いたします

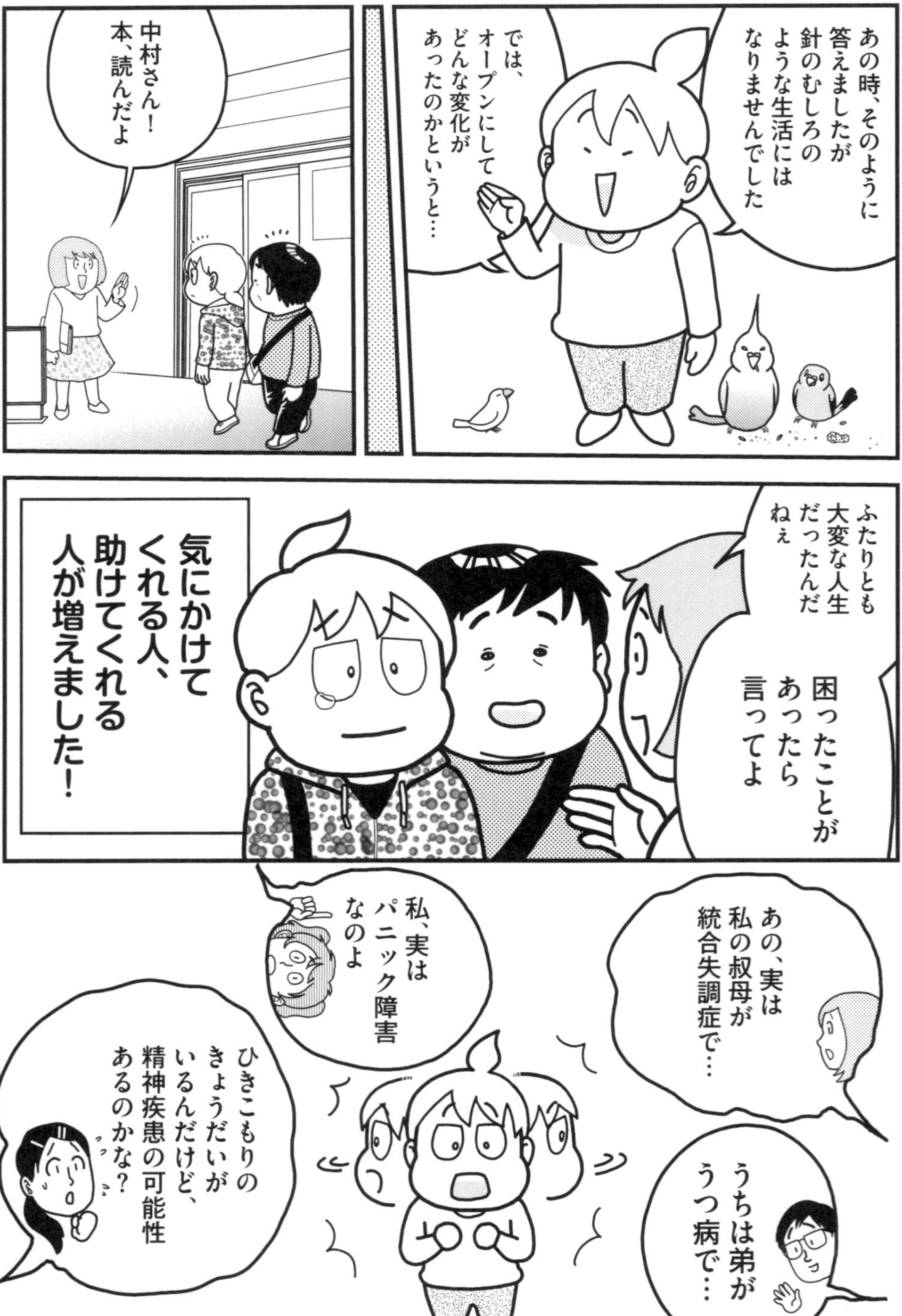

あの時、そのように答えましたが針のむしろのような生活にはなりませんでした
では、オープンにしてどんな変化があったのかというと…
中村さん！本、読んだよ
ふたりとも大変な人生だったんだねぇ
困ったことがあったら言ってよ
気にかけてくれる人、助けてくれる人が増えました！
あの、実は私の叔母が統合失調症で…
私、実はパニック障害なのよ
うちは弟がうつ病で…
ひきこもりのきょうだいがいるんだけど、精神疾患の可能性あるのかな？

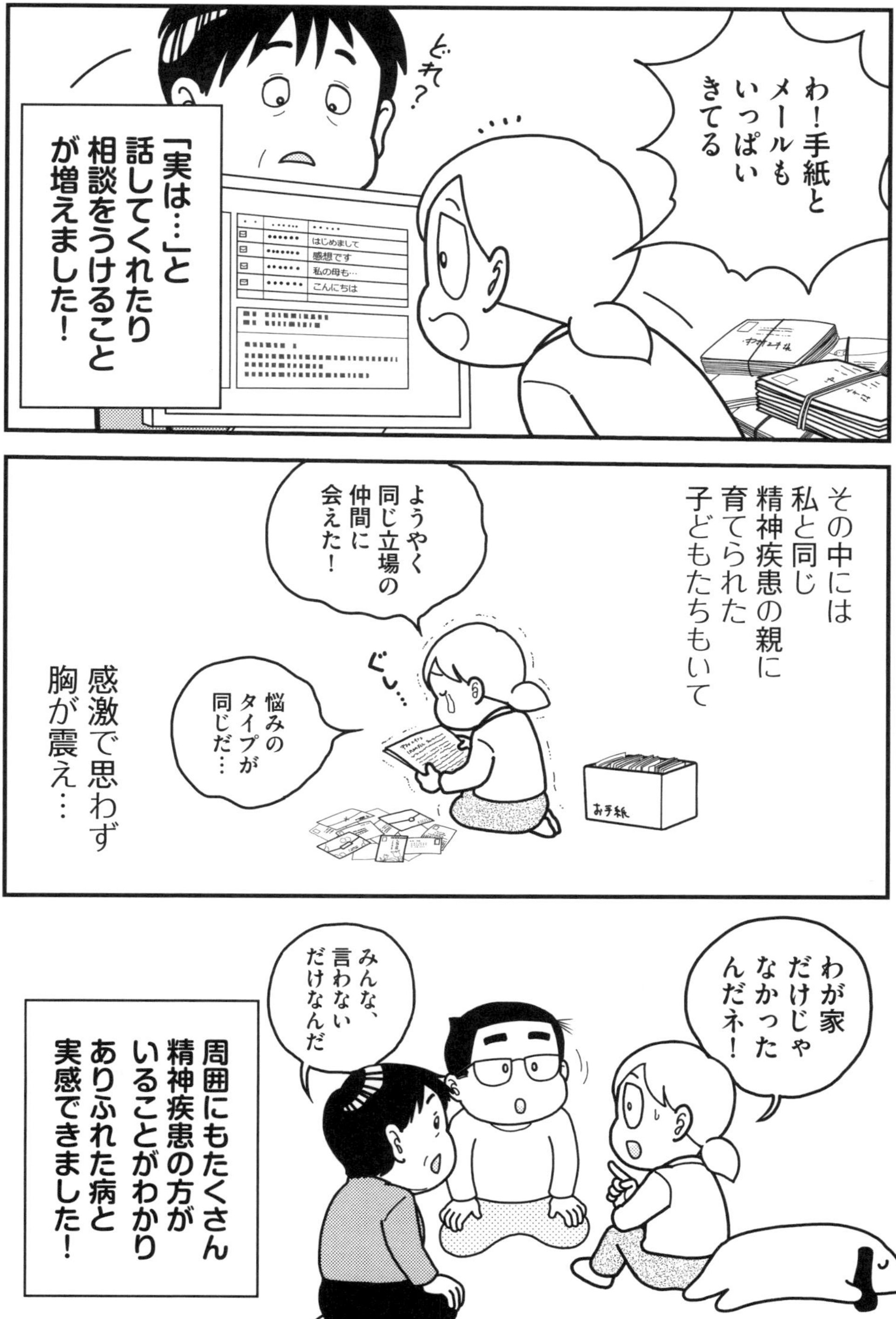
わ！手紙とメールもいっぱいきてる
どれ？
はじめまして
感想です
私の母も…
こんにちは
「実は…」と話してくれたり相談をうけることが増えました！
その中には私と同じ精神疾患の親に育てられた子どもたちもいて
ようやく同じ立場の仲間に会えた！
ぐし…
悩みのタイプが同じだ…
お手紙
感激で思わず胸が震え…
わが家だけじゃなかったんだネ！
みんな、言わないだけなんだ
周囲にもたくさん精神疾患の方がいることがわかりありふれた病と実感できました！

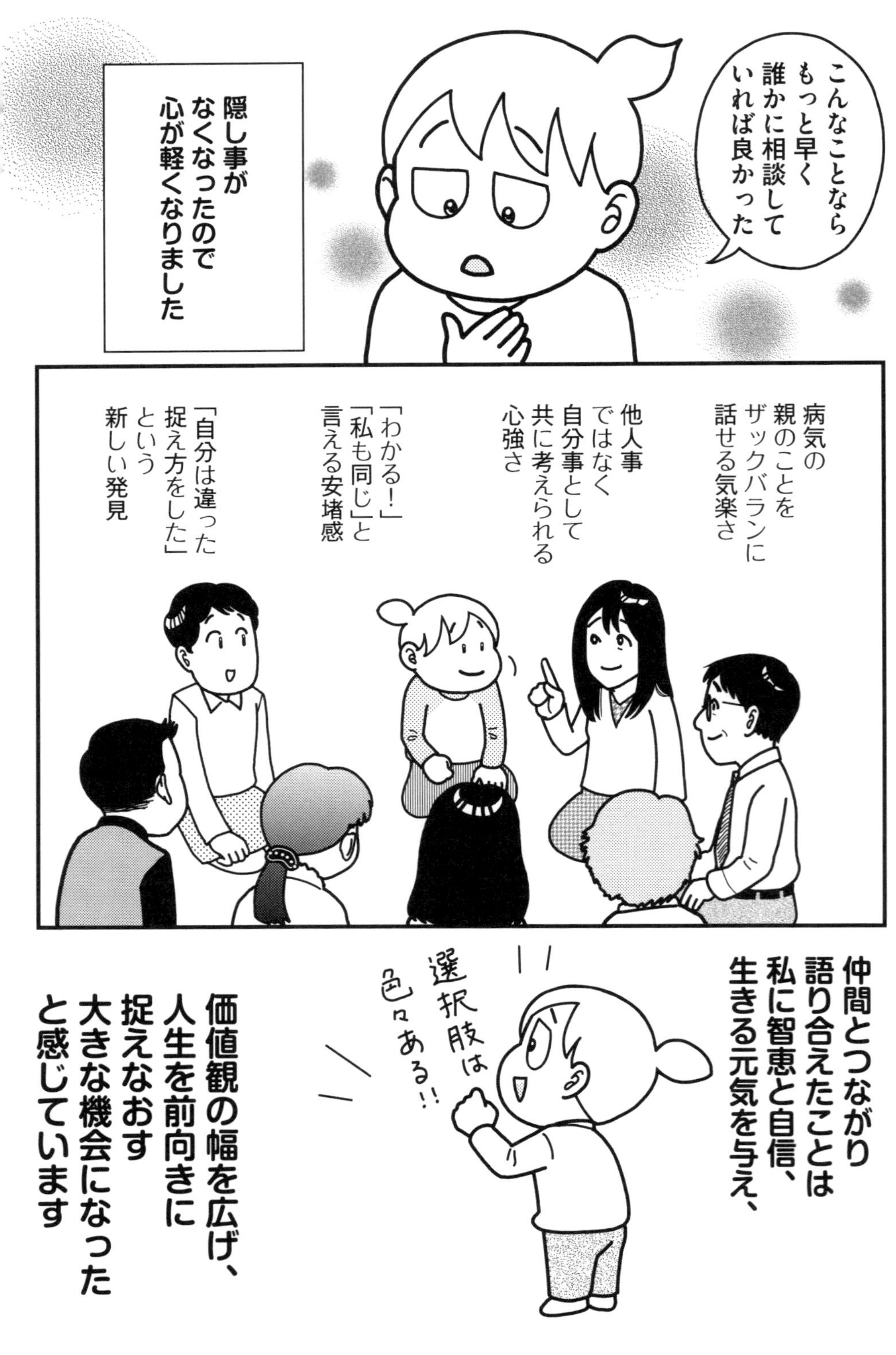
こんなことならもっと早く誰かに相談していれば良かった
隠し事がなくなったので心が軽くなりました
病気の親のことをザックバランに話せる気楽さ
他人事ではなく自分事として共に考えられる心強さ
「わかる！」「私も同じ」と言える安堵感
「自分は違った捉え方をした」という新しい発見
仲間とつながり語り合えたことは私に智恵と自信、生きる元気を与え、
選択肢は色々ある!!
価値観の幅を広げ、人生を前向きに捉えなおす大きな機会になったと感じています

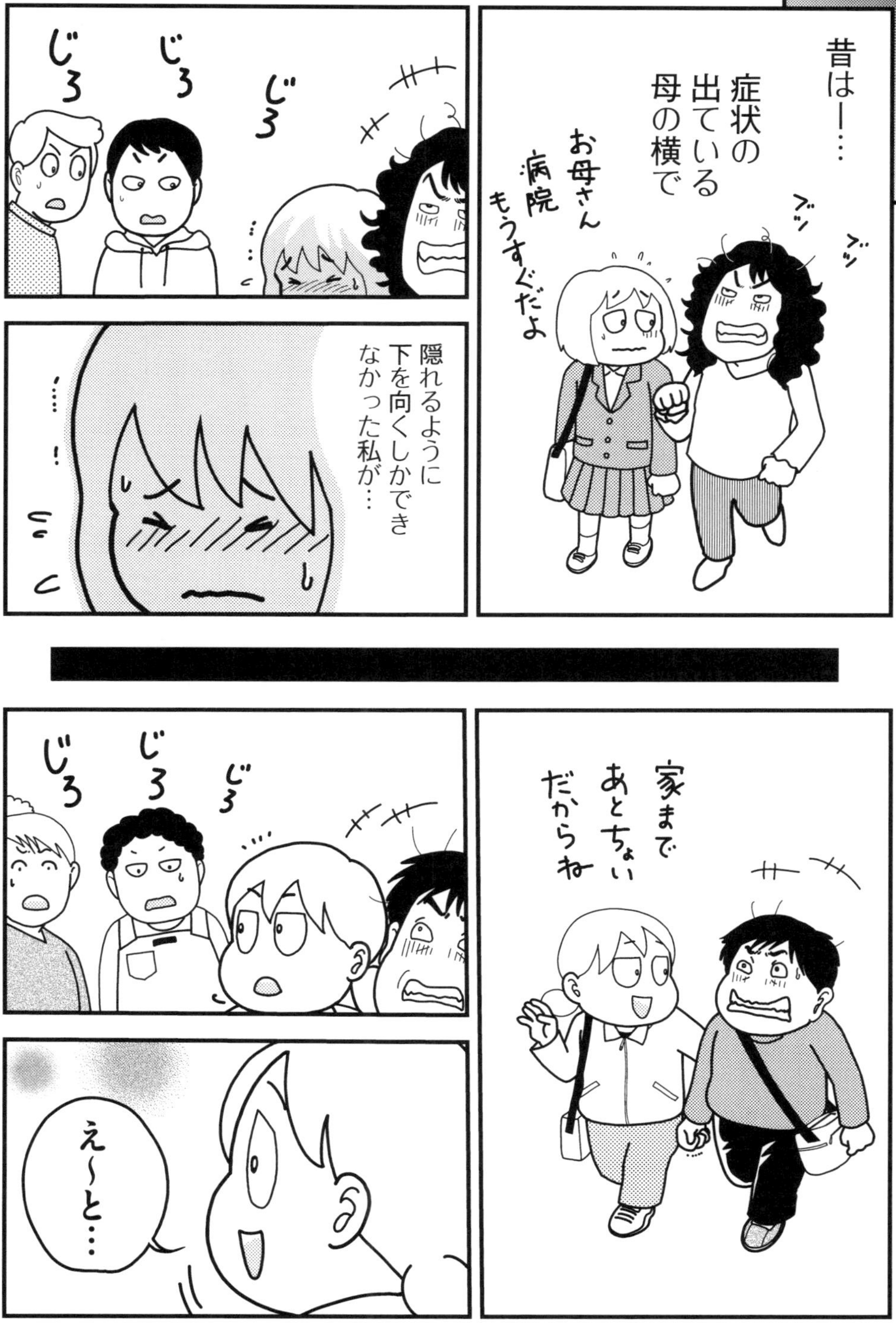

昔は―…
症状の出ている母の横で
お母さん 病院もうすぐだよ
ブツ
ブツ
じろ
じろ
じろ
隠れるように下を向くしかできなかった私が…
家まであとちょいだからね
じろ
じろ
じろ
え〜と…

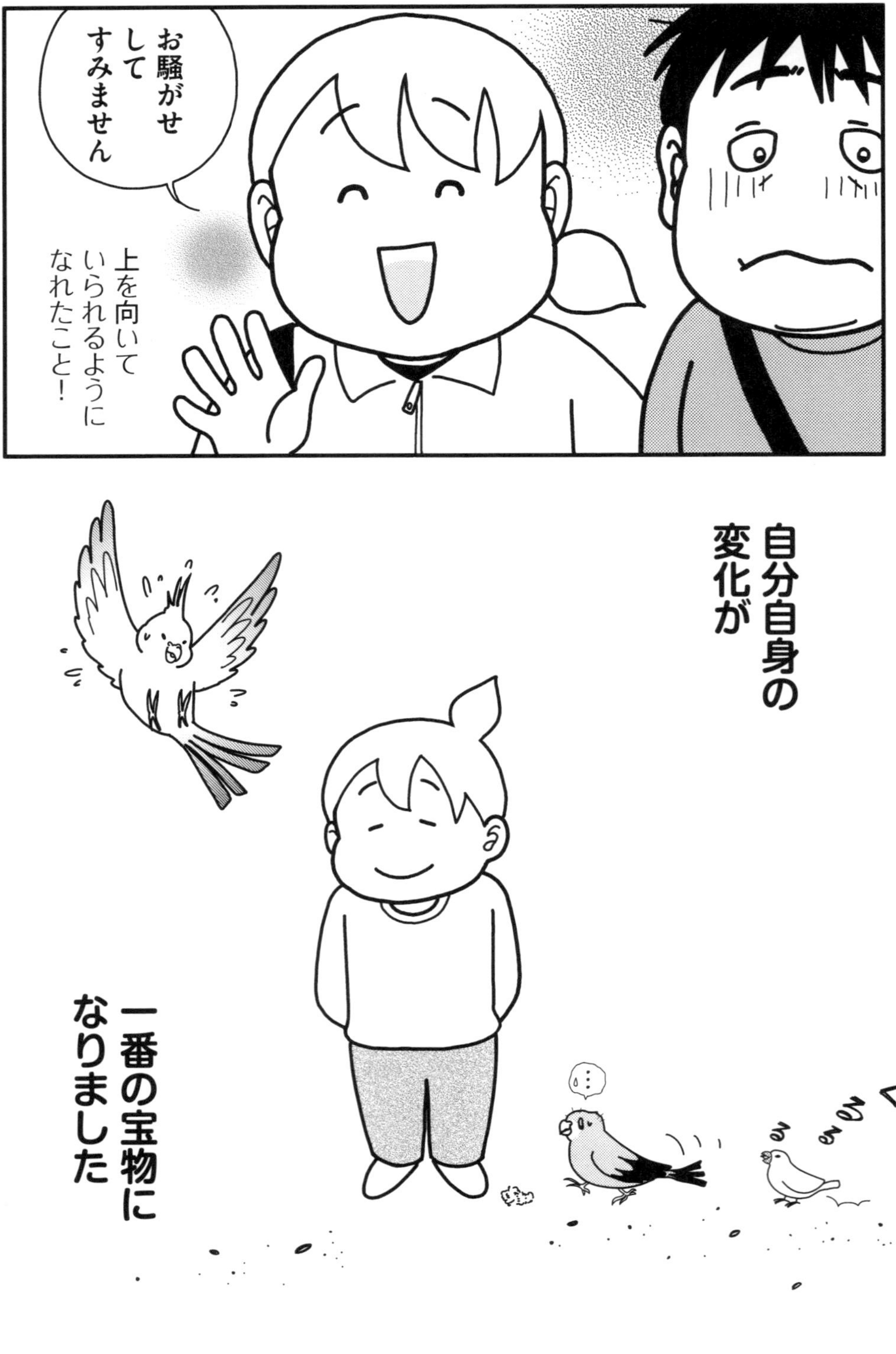
お騒がせしてすみません
上を向いていられるようになれたこと!
自分自身の変化が
一番の宝物になりました

# あとがき

母が亡くなってから、早いものでおよそ6年が経ちました。

この本は『統合失調症のひろば』と『急性期治療を再考する』（統合失調症のひろば編集部／編）という雑誌に掲載されたマンガに描きおろしを加えた内容ですが、3ページから始まる「毎日がてんやわんや」は、母がボロボロの状態でICUに居る時に母の回復を祈りながら描いたものなので、久しぶりに読み返してみると当時の記憶がよみがえってきました。

大晦日《おおみそか》に手術を受け、年明けにも手術を受けることになりましたが、両目とも失明する可能性があったため、私は目が見えるうちに少しでも顔を見せておきたいと連日病院に通っていました。

「リハビリできるかは今後の回復と本人の心の状態次第ですが、お母さんのような患者さんのリハビリを受けてくれる精神科のある総合病院は99・9％ないでしょう」

ICUの主治医からそう断言され、これからどうなるのだろうと苦悩する毎日。

統合失調症者の家族として36年間ともに歩んだ私ですが、36年目にして大ピンチに遭遇。幸い、通院先の精神科病院でリハビリも含めた身体障がいの対応もしてくださることになり、様々な問題が発生しつつも周囲の人たちの力を借りながら、母は9か月で自宅に戻れるまでになりました。この間、娘である私もたくさんの「人薬」に支えてもらいました。母のことで生きるのをあきらめた21歳の孤独だった時とは違い、厳しい現状の中でも「一緒に考えてくれる人がいるという安心感」は、絶望から人を救うのだと実感し、手を差し伸べてくれた周りの人たちにとても感謝しました。

「希望」とこれからの生活への「覚悟」を胸に退院日を決めて、『ひろば』2号の入稿をした後に突然の母の急逝……。まさかこんなに早く母との別れが来るとは思いもせず、これからまた一緒に頑張っていこうとの思いは宙に浮いたままになり。現実を受け入れつつも、心のどこかにポッカリと穴があいたような感覚はいまだに残っていて、ゆっくりとその穴をふさぐ作業の途中にいます。でも、とても穏やかな心境です。

それはきっと、最期が「感謝」で終わることができたからだと思っています。

これからの精神科医療と制度がもっと利用者の要望に合ったものとなり、誰にとっても希望を与えるものとなりますようにと心から願っています。

ありがとうございました。

この本を手にとってくださったみなさまに感謝をこめて。

2019年6月　中村ユキ

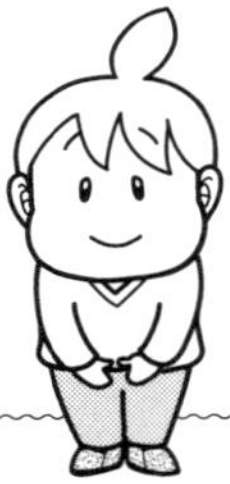

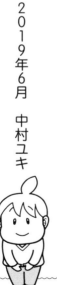

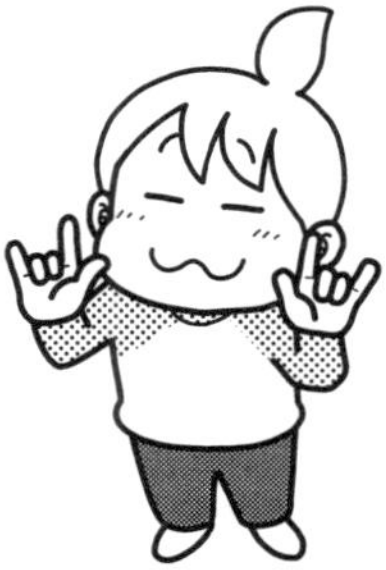

**中村ユキ**(なかむら・ゆき)
1973年埼玉県生まれの大阪育ち。猪突猛進タイプの双子座O型。百貨店を退職して上京、マンガ家となる。その後、知人の紹介で入ったアシスタント先の先輩であるタキと結婚。特技は長時間のマシンガントークと引っ越し。著書に『わが家の母はビョーキです』『わが家の母はビョーキです2(家族の絆編)』(ともにサンマーク出版)『マンガでわかる!統合失調症』『マンガでわかる!統合失調症 家族の対応編』(ともに日本評論社)がある。


# てんやわんやの
# トーシツ・ライフ

2019年7月31日　第1版第1刷発行

著　者　中村ユキ

発行所　株式会社 日本評論社
〒170-8474 東京都豊島区南大塚3-12-4
電話 03-3987-8621[販売]-8595[編集]
振替 00100-3-16

装　丁　岩元 萌(オクターヴ)

印　刷　港北出版印刷株式会社

製　本　株式会社難波製本

検印省略


 ISBN978-4-535-98485-1 Printed in Japan